Weiterbildung Anästhesiologie

H. Forst
T. Fuchs-Buder
A. R. Heller
M. Weigand

Weiterbildung Anästhesiologie

CME-Beiträge aus: Der Anaesthesist

2015

Mit 70 größtenteils farbigen Abbildungen und 33 Tabellen

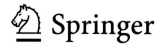 Springer

Prof. Dr. H. Forst
Klinik für Anästhesiologie
und operative Intensivmedizin
Klinikum Augsburg
Augsburg, Deutschland

Prof. Dr. T. Fuchs-Buder
Centre Hospitalier Universitaire de Nancy
Hopitaux de Brabois
Vandoeuvre-Les-Nancy, Frankreich

Prof. Dr. A. R. Heller
Klinik für Anästhesiologie und Intensivtherapie
Universitätsklinikum Carl Gustav Carus
Dresden, Deutschland

Prof. Dr. M. Weigand
Anästhesiologische Klinik
Universitätsklinikum Heidelberg
Heidelberg, Deutschland

ISBN 978-3-662-49558-2   ISBN 978-3-662-49559-9 (eBook)
DOI 10.1007/978-3-662-49559-9

Auszug aus: Der Anaesthesist, Springer-Verlag 2015

Die Deutsche Nationalbibliothek verzeichnet diese Publikation in der Deutschen Nationalbibliografie;
detaillierte bibliografische Daten sind im Internet über http://dnb.d-nb.de abrufbar.

Springer

Umschlaggestaltung: deblik Berlin

Gedruckt auf säurefreiem und chlorfrei gebleichtem Papier

Springer ist Teil von Springer Nature
Die eingetragene Gesellschaft ist Springer-Verlag GmbH Berlin Heidelberg

Inhaltsverzeichnis

Korrespondierende Autoren

Prof. Dr. P. Friederich
Klinik für Anästhesiologie, Operative Intensivmedizin
und Schmerztherapie
Städtisches Klinikum München
Klinikum Bogenheusen
Englschalkingerstr. 77
81925 München

Dr. G. Gerresheim
Klinik für Anästhesiologie und Intensivmedizin
Kliniken des Landkreises Neumarkt i. d. OPf.
Nürnbergerstr. 12
92318 Neumarkt

Prof. Dr. C.-A. Greim
Klinik für Anästhesiologie, Intensiv- und Notfallmedizin
Klinikum Fulda
Pacelliallee 4
36037 Fulda

Dr. S. E. Huttmann
Lungenklinik Köln-Merheim
Kliniken der Stadt-Köln GmbH
Ostmerheimerstr. 200
51109 Köln

Dr. T. A. Juratli
Klinik und Poliklinik für Neurochirurgie
Universitätsklinikum Dresden
Fetscherstr. 74
01307 Dresden

Dr. H. Pich, DESA, EDIC
Klinik für Anästhesiologie und Intensivtherapie
Universitätsklinikum Dresden
Fetscherstr. 4
01307 Dresden

M. Regner, MBA
Klinik für Anästhesiologie und Intensivtherapie
Universitätsklinikum Dresden
Fetscherstr. 74
01307 Dresden

Dr. E. Schieb
Klinik für Anästhesiologie, Intensiv- und Notfallmedizin
Klinikum Fulda
Pacelliallee 4
36037 Fulda

Dr. G. Schüpfer
Klinik für Anästhesiologie, Internsivmedizin, Rettungs-
und Schmerzmedizin
Luzerner Kantonsspital
CH-6000 Luzern 16

C. Silbereisen
Ludwig-Maximilians-Universität
Marchioninistr. 15
81377 München

Anaesthesist 2015 · 64:73–84
DOI 10.1007/s00101-014-2383-y
Online publiziert: 20. Dezember 2014
© Springer-Verlag Berlin Heidelberg 2014

Redaktion
H. Forst · Augsburg
T. Fuchs-Buder · Nancy
A. Heller · Dresden
M. Weigand · Heidelberg

C. Silbereisen · F. Hoffmann
Ludwig-Maximilians-Universität, München

Kindernotfall im Notarztdienst

Zusammenfassung

Kindernotfälle sind eine seltene, aber gefürchtete Einsatzindikation im Notarztdienst. Durch die speziellen Krankheitsbilder im Kindesalter, die besondere kindliche Anatomie sowie die Notwendigkeit der gewichtsadaptierten Dosierung von Medikamenten besteht bei der Behandlung von Kindern eine hohe kognitive und emotionale Belastung. Im Notfall können standardisierte Algorithmen ein strukturiertes diagnostisches und therapeutisches Vorgehen erleichtern. Ziel dieser Arbeit ist es, eine standardisierte Vorgehensweise für die häufigsten Kindernotfälle zu vermitteln. In Deutschland zählen Atemwegsprobleme, Krampfanfälle und Analgesie nach Trauma oder Verbrühungen zu den häufigsten Einsatzindikationen. Im Folgenden werden praktische diagnostische und therapeutische Tipps für diese Notfallsituationen dargestellt.

Schlüsselwörter

Atemweg · Krampfanfall · Trauma · Schmerz · Reanimation

Lernziele

Nach Lektüre dieses Beitrags
- sind Sie in der Lage, die dominierenden kindlichen Krankheitsbilder im Notarztdienst zu benennen,
- können Sie beim respiratorischen Notfall mithilfe eines Algorithmus eine differenzierte Diagnose stellen,
- wissen Sie, wie Sie beim kindlichen Trauma mit und ohne i.v.-Zugang eine wirksame Schmerztherapie durchführen,
- können Sie unkomplizierte und prolongierte Krampfanfälle beim Kind einordnen und therapieren,
- kennen Sie die entscheidenden Unterschiede der Kinder- und Erwachsenenreanimation.

Hintergrund

Das Meldebild „Kindernotfall" sorgt bei Notarzt und Rettungsdienstpersonal regelmäßig für Anspannung und eine erhöhte **emotionale Belastungssituation**. Der Grund liegt in den Besonderheiten der Behandlung pädiatrischer Patienten: Die Seltenheit der Kindernotfälle (6% der Gesamteinsätze) verhindert, dass allein aus der präklinischen Tätigkeit eine Routine aufgebaut werden kann [1]. Ein anderes Erkrankungsspektrum als beim Erwachsenen, die Unterschiede in Anatomie und Physiologie sowie der wachsende Organismus des Kindes erfordern eine individuelle

Aufgrund der Seltenheit der Kindernotfälle kann aus der präklinischen Tätigkeit keine Routine aufgebaut werden

gewichtsadaptierte Medikamentendosierung und Kenntnisse in der Auswahl des geeigneten Materials (z. B. Tubusgröße). Bei hohem Sauerstoffverbrauch, hoher alveolärer Ventilation und somit schnellerer respiratorischer Dekompensation herrscht häufig erheblicher **Zeitdruck**. Zeit und Aufmerksamkeit erfordert schließlich auch die Einbeziehung der Eltern in die Behandlung.

Während im Säuglingsalter, bedingt durch enge Atemwege und Infektionsanfälligkeit, respiratorische Notfälle – meist viraler Genese – dominieren, kommt es im Kleinkindalter überwiegend zu neurologischen Notfallsituationen. Bei zunehmender Mobilität des Kindes und Teilnahme am Straßenverkehr stellt im Schulalter das Trauma die führende Einsatzursache dar (◘ **Abb. 1**).

Respiratorische Notfälle

Akute Atemnot gehört zu den häufigsten pädiatrischen Notfallsituationen und stellt ein potenziell lebensbedrohliches Krankheitsbild dar. Infolgedessen sind Erkennung, Beurteilung und Behandlung von Atemnot bei Kindern eine sehr häufig geforderte Fähigkeit und eine wichtige **präventive Maßnahme** [2]. Aufgrund des geringen Durchmessers der kindlichen Atemwege, häufiger Atemwegsinfektionen mit Schleimhautschwellung und dem höheren Sauerstoffbedarf im Vergleich zu Erwachsenen sind Kinder in besonderer Weise für das Auftreten von Atemnot prädisponiert. Es reicht deshalb oftmals die Beseitigung der respiratorischen Störung aus, um die akute Gefahrensituation zu

Kinder sind in besonderer Weise für das Auftreten von Atemnot prädisponiert

Pediatric emergencies in the emergency medical service

Abstract
Out-of-hospital pediatric emergencies occur rarely but are feared among medical personnel. The particular characteristics of pediatric cases, especially the unaccustomed anatomy of the child as well as the necessity to adapt the drug doses to the little patient's body weight, produce high cognitive and emotional pressure. In an emergency standardized algorithms can facilitate a structured diagnostic and therapeutic approach. The aim of this article is to provide standardized procedures for the most common pediatric emergencies. In Germany, respiratory problems, seizures and analgesia due to trauma represent the most common emergency responses. This article provides a practical approach concerning the diagnostics and therapy of emergencies involving children.

Keywords
Airway · Seizure · Trauma · Pain · Resuscitation

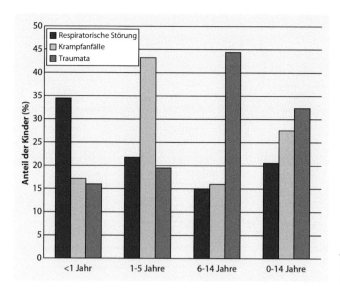

Abb. 1 ◀ Altersabhängige Verteilung der Kindernotfälle. (Adaptiert nach [1])

überwinden. Im anderen Fall kommt es als Folge der respiratorischen Hypoxie im Kindesalter zum **Herz-Kreislauf-Stillstand**, der rasches Handeln erfordert. In der diagnostischen Einordnung ist die Unterteilung von Krankheiten mit inspiratorischem Stridor, exspiratorischem Stridor oder Giemen zusammen mit dem Alter des Kindes richtungweisend für die Verdachtsdiagnose und damit das präklinische Prozedere (◘ **Abb. 2**). Beim bewusstseinsklaren Kind ist möglichst wenig invasiv vorzugehen, da zusätzliche Aufregung zur Dekompensation führen kann.

Beim bewusstseinsklaren Kind ist möglichst wenig invasiv vorzugehen

Pseudokrupp (viraler Krupp)

Ohne zuvor ernsthaft krank gewirkt zu haben, wacht das Kind typischerweise nachts mit inspiratorischem Stridor und bellendem Husten auf. Ursächlich ist eine viral bedingte laryngeale und subglottische Schleimhautschwellung, daher wird synonym der Begriff „viraler Krupp" verwendet. Eine Impfung ist nicht verfügbar; rezidivierende Anfälle sind möglich. Die prädisponierte Altersgruppe sind Kinder zwischen einem und 4 Jahren, da bei engen Atemwegen die Widerstandserhöhung durch das Schleimhautödem (◘ **Abb. 3**) besonders wirksam ist (Gesetz von Hagen-Poiseuille). Ein **milder Pseudokruppanfall** kann durch die abschwellende Wirkung kalter Luft (Balkon, Sitzen vor kalter Dusche) und eines Steroids beherrscht werden – im deutschsprachigen Raum sind Zäpfchen (Prednison oder Prednisolon 100 mg, z. B. Rectodelt®, Klismacort®) üblich.

Typischerweise wacht das Kind nachts mit inspiratorischem Stridor und bellendem Husten auf

Bei einem schwerwiegenden Anfall mit Dyspnoezeichen (Tachypnoe, Einziehungen) oder Ruhestridor verschafft in der Regel die Inhalation von purem Adrenalin 1:1000, 3–5 ml eine schnelle Linderung der Atemnot. In diesem Fall sollte immer eine **Überwachung** in einer Kinderklinik erfolgen.

Bei einem schwerwiegenden Anfall verschafft die Inhalation von purem Adrenalin schnelle Linderung

Therapieempfehlung: Pseudokrupp. Kalte Luft, 100 mg Prednison (Rectodelt®) rektal, bei Ruhestridor/Dyspoe 4 ml Adrenalin 1:1000 (4 mg) unverdünnt über Verneblermaske

Epiglottitis

Da gegen den Erreger *Haemophilus influenzae* im Rahmen der sog. Sechsfachimpfung (bzw. Fünffachimpfung ohne Hepatitis B) bereits ab dem 3. Lebensmonat geimpft wird, ist die Epiglottitis zu einer echten **Rarität** geworden. Durch die signifikante Schwellung der Epiglottis (◘ **Abb. 4**) droht die komplette Verlegung der Atemwege. Die Leitsymptome sind beim fiebernden, kranken Kind inspiratorischer Stridor ohne Husten, aufrechte Sitzhaltung mit vorgeschobenem Unterkiefer (analog Esmarch-Handgriff) sowie Speichelfluss aufgrund des erschwerten Schluckakts. Maßnahmen am Kind (z. B. Inspektion des Rachens, i.v.-Zugang) sind zu unterlassen; es erfolgt der schnellstmögliche Transport auf dem Schoß eines Elternteils in eine Kinderklinik mit Bronchoskopiebereitschaft. Bei drohender oder eingetretener Dekompensation ist meist eine sanfte Maskenbeatmung, sogar im Sitzen, möglich. Auf eine Laryngoskopie und Intubation sollte präklinisch verzichtet werden.

Maßnahmen am Kind sind zu unterlassen

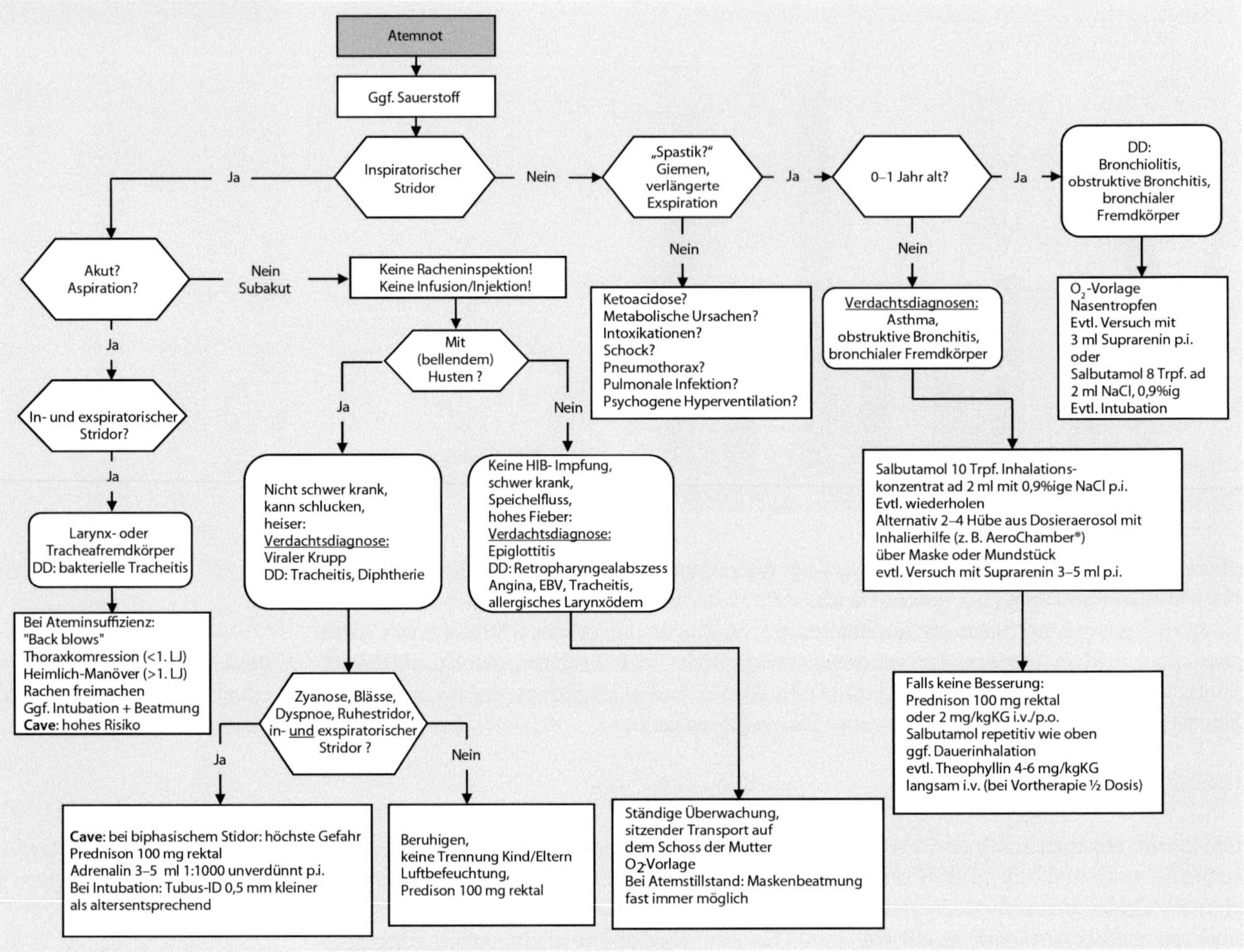
Atemnot
Ggf. Sauerstoff
Inspiratorischer Stridor
Ja
Nein
„Spastik?" Giemen, verlängerte Exspiration
Ja
0–1 Jahr alt?
Ja
DD: Bronchiolitis, obstruktive Bronchitis, bronchialer Fremdkörper
Akut? Aspiration?
Nein Subakut
Keine Racheninspektion! Keine Infusion/Injektion!
Nein
Ketoacidose? Metabolische Ursachen? Intoxikationen? Schock? Pneumothorax? Pulmonale Infektion? Psychogene Hyperventilation?
Nein
Verdachtsdiagnosen: Asthma, obstruktive Bronchitis, bronchialer Fremdkörper
O2-Vorlage Nasentropfen Evtl. Versuch mit 3 ml Suprarenin p.i. oder Salbutamol 8 Trpf. ad 2 ml NaCl, 0,9%ig Evtl. Intubation
Ja
Mit (bellendem) Husten ?
Ja
Nein
In- und exspiratorischer Stridor?
Ja
Nicht schwer krank, kann schlucken, heiser: Verdachtsdiagnose: Viraler Krupp DD: Tracheitis, Diphtherie
Keine HIB- Impfung, schwer krank, Speichelfluss, hohes Fieber: Verdachtsdiagnose: Epiglottitis DD: Retropharyngealabszess Angina, EBV, Tracheitis, allergisches Larynxödem
Salbutamol 10 Trpf. Inhalationskonzentrat ad 2 ml mit 0,9%ige NaCl p.i. Evtl. wiederholen Alternativ 2–4 Hübe aus Dosieraerosol mit Inhalierhilfe (z. B. AeroChamber®) über Maske oder Mundstück evtl. Versuch mit Suprarenin 3–5 ml p.i.
Larynx- oder Tracheafremdkörper DD: bakterielle Tracheitis
Bei Ateminsuffizienz: "Back blows" Thoraxkomression (<1. LJ) Heimlich-Manöver (>1. LJ) Rachen freimachen Ggf. Intubation + Beatmung Cave: hohes Risiko
Zyanose, Blässe, Dyspnoe, Ruhestridor, in- und exspiratorischer Stridor ?
Ja
Nein
Falls keine Besserung: Prednison 100 mg rektal oder 2 mg/kgKG i.v./p.o. Salbutamol repetitiv wie oben ggf. Dauerinhalation evtl. Theophyllin 4-6 mg/kgKG langsam i.v. (bei Vortherapie ½ Dosis)
Cave: bei biphasischem Stidor: höchste Gefahr Prednison 100 mg rektal Adrenalin 3–5 ml 1:1000 unverdünnt p.i. Bei Intubation: Tubus-ID 0,5 mm kleiner als altersentsprechend
Beruhigen, keine Trennung Kind/Eltern Luftbefeuchtung, Predison 100 mg rektal
Ständige Überwachung, sitzender Transport auf dem Schoss der Mutter O2Vorlage Bei Atemstillstand: Maskenbeatmung fast immer möglich

Abb. 2 ▲ Algorithmus zur Differenzialdiagnose respiratorischer Notfälle beim Kind. *DD* Differenzialdiagnose, *EBV* Epstein-Barr-Virus, *HIB Haemophilus influenzae* Serotyp B, *ID* Innendurchmesser, *LJ* Lebensjahr (Aus [2])

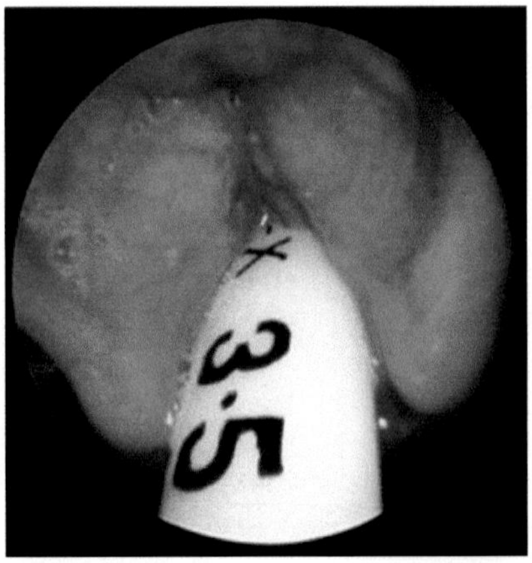

Abb. 3 ▲ Pseudokrupp, massive Schleimhautschwellung, Zustand nach Intubation. (Mit freundlicher Genehmigung von T. Nicolai)

Therapieempfehlung: Epiglottitis. Präklinisch keine invasiven Maßnahmen, schonender Transport. Bei Dekompensation/Apnoe: Maskenbeatmung in sitzender Position, Intubation in der Klinik.

Fremdkörperaspiration

Typisch ist die akute Dyspnoe mit Husten im Anschluss an Nahrungsaufnahme oder Spielen mit kleinen Gegenständen

Typisch ist die akute Dyspnoe mit Husten im Anschluss an Nahrungsaufnahme oder Spielen mit kleinen Gegenständen. Ein waches, verständiges Kind sollte zum kräftigen Husten ermuntert werden. Rückenschläge erfolgen erst bei ineffektivem Husten oder drohender Erschöpfung (◘ **Abb. 5**). Nach Erfolglosigkeit kann bei Kindern über einem Jahr auch das **Heimlich-Manöver** angewendet werden.

Verliert das Kind das Bewusstsein, wird nach **CPR-Algorithmus** weiterverfahren (CPR: „cardiopulmonary resuscitation"). Hoch sitzende Fremdkörper können evtl. durch direkte Laryngoskopie entdeckt und mithilfe der Magill-Zange entfernt werden. Bei tiefsitzendem Fremdkörper und unmöglicher Beatmung sollte versucht werden, den Fremdkörper mithilfe eines Tubus mit Führungsstab aus der Trachea in einen Hauptbronchus vorzuschieben und über den nach tracheal zurückgezogenen Tubus die andere Lunge zu beatmen.

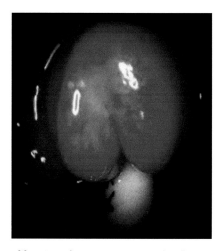

Abb. 4 ▲ Epiglottitis mit massiver Schwellung und Rötung. (Mit freundlicher Genehmigung von T. Nicolai)

Asthma bronchiale

Die konsequente präklinische Behandlung eines schweren Asthmaanfalls hat höchste Priorität. Warnzeichen sind:
- Zyanose,
- fehlendes oder kaum wahrnehmbares Atemgeräusch,
- „silent lung" (Folge einer kompletten Obstruktion mit Überblähung durch Ventilmechanismus),
- periphere Sauerstoffsättigungswerte <92% trotz Inhalationstherapie und
- Vigilanzstörungen des Kindes.

Die konsequente präklinische Behandlung eines schweren Asthmaanfalls hat höchste Priorität

Stützpfeiler der Therapie sind Oberkörperhochlagerung, Sauerstoffgabe und die hochdosierte, inhalative Applikation von β_2-Sympathikomimetika [5]. Hierzu werden 10 Trpf. **Salbutamolinhalationskonzentrat** (=2,5 mg) auf 2 ml 0,9%ige NaCl-Lösung oder 1 bis 2 Fertiginhalate über eine Maske oder ein Inhaliergerät vernebelt. Alternativ können konsekutiv bis zu 12 Hübe Dosieraerosol über eine Inhalierhilfe (z. B. AeroChamber®) über Maske oder Mundstück verabreicht werden. Hierbei sollte nach jeweils 2 Hüben eine 5-minütige Pause eingelegt werden. Eine Überdosierung inhalativer β_2-Sympathikomimetika ist nicht möglich; in der Regel wird zu zurückhaltend dosiert.

Zusätzlich werden **Steroide** (Prednsion/Prednisolon 100 mg rektal oder 2 mg/kgKG i.v./p.o.) verabreicht. Zur Therapiebeurteilung sollte die Sauerstoffsättigung evaluiert werden, die 20 min nach Inhalation mit Salbutamol ≥92% betragen sollte. Bei Nichtansprechen oder schwerem Verlauf sollte Salbutamol repetitiv oder sogar kontinuierlich verabreicht werden. Ist eine β_2-Sympathikomimetika-Inhalation nicht möglich, kann im Notfall auch die s.c.-Applikation von Terbutalin (0,005–0,01 mg/kgKG) erfolgen. In seltenen Fällen kann – gerade bei Kleinkindern – ein Therapieversuch mit inhalativem Suprarenin (3–5 ml unverdünnt) durchgeführt werden. Eine präklinische i.v.-Verabreichung von Theophyllin wird kontrovers diskutiert, kann aber beim therapienaiven Patienten versucht werden, da in diesem Fall das Erreichen eines toxischen Spiegels unwahrscheinlich ist.

Eine Überdosierung inhalativer β_2-Sympathikomimetika ist nicht möglich

Zur Therapiebeurteilung sollte die Sauerstoffsättigung evaluiert werden

Therapieempfehlung: Asthmaanfall.
- Sauerstoff,
- β_2-Sympathikomimetika inhalativ hochdosiert in diesem Fall: „Viel hilft viel": z. B. Salbutamol 10 Trpf. auf 2 ml 0,9%iger NaCl-Losung inhalativ,
- Prednisolon 2 mg/kgKG i.v.

Intubation von Kindern im Rettungsdienst

Bei mit konservativen Maßnahmen nichtzubeherrschender respiratorischer Insuffizienz, aber auch bei anderen Indikationen (Z. B. Verlust der Schutzreflexe, schweres Trauma, drohende Verlegung der Atemwege) ist die endotracheale Intubation indiziert. Auch im Rettungsdienst sind die Prinzipien einzuhalten, die sich in letzter Zeit in der Kinderanästhesie durchgesetzt haben: Es empfiehlt sich, ab einem Gewicht von 3 kg einen **gecufften Tubus** einzusetzen [6]. Zum einen ist eine Umintubation wegen Undichtigkeit nicht erforderlich, zum anderen ist ein höherer Aspirationsschutz gewährleistet, denn es muss von einem nichtnüchternen Kind ausgegangen werden. Genau wie innerklinisch hat im Rahmen der „rapid sequence induction" (RSI) die Oxygenierung während der Narkoseeinleitung höhere Priorität als der Aspirationsschutz, sodass beim Kind das Unterlassen der Zwischenbeatmung bis zum Wirkungseintritt des Relaxans obsolet ist [7].

Neben Succinylcholin steht auf fast allen Rettungsmitteln mittlerweile Rocuronium zur Verfügung. Um optimale Bedingungen zu schaffen, sollte auf die **Relaxierung** vor einer Intubation nicht verzichtet werden.

Die Oxygenierung hat höhere Priorität als der Aspirationsschutz

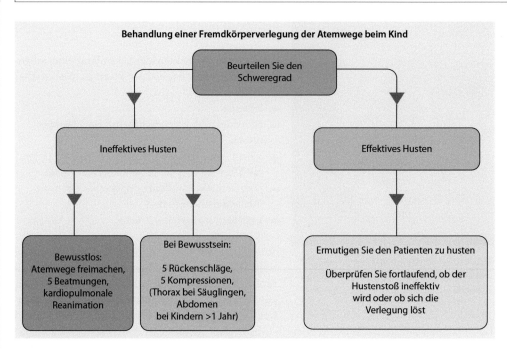

Abb. 5 ▲ Behandlung einer Fremdkörperverlegung der Atemwege beim Kind. (Nach [3], Abbildung aus [4] mit freundlicher Genehmigung des European Resuscitation Council)

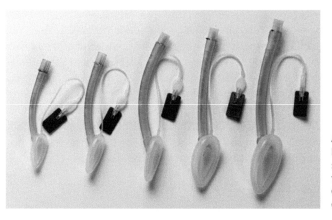

Abb. 6 ◄ Larynxmasken (hier von LMA®) in Größen für alle Altersklassen sollten auf den Rettungsmitteln verfügbar sein. (Mit freundlicher Genehmigung der Teleflex Medical GmbH, Athlone, Irland)

Vorschlag zur präklinischen Narkoseeinleitung von Kindern.
- In unmittelbarer Reihenfolge, zügige Injektionen von:
  - Propofol (3 mg/kgKG),
  - Fentanyl (2 µg/kgKG),
  - Rocuronium (0,9 mg/kgKG),
- zirka 30 s sanfte Zwischenbeatmung,
- Intubation.

Wichtige Hilfsmittel. *Respiratorischer Notfall:*
Verneblermaske: Im Gegensatz zu einer herkömmlichen Sauerstoffmaske enthält diese eine Verneblereinheit. Der Sauerstofffluss (im Heimgebrauch auch mit Druckluft aus kleinem Kompressor anwendbar) bewirkt das Zerstäuben der eingefüllten Flüssigkeit in Aerosolform und somit das Erreichen der tiefen Atemwege.
Schwieriger Atemweg:
Larynxmaske: Allerdings nicht in allen Rettungsmitteln verfügbar, kann die Larynxmaske in der passenden Größe (**◘ Abb. 6**) auch beim kindlichen Notfall lebensrettend sein. Misslingt die endotracheale Intubation, bietet die Larynxmaske bei geringer Invasivität, leichter Platzierbarkeit und hoher Erfolgsquote eine Rückfallebene, um die Oxygenierung des Kindes bis zum Erreichen der Zielklinik zu gewährleisten. Die erhöhte Aspirationsgefahr ist in diesem Fall zu vernachlässigen.

Die Larynxmaske in der passenden Größe kann beim kindlichen Notfall lebensrettend sein

Neurologische Notfälle

Krampfanfälle

Tonisch-klonische Krampfanfälle kommen im Kindesalter häufig vor. Bei jedem Anfall im Kindesalter sollten folgende Ursachen in Betracht gezogen werden:
- infektionsassoziierter Krampfanfall,
- metabolische Störung,
- Elektrolytentgleisung,
- Intoxikation oder
- zerebrales Trauma.

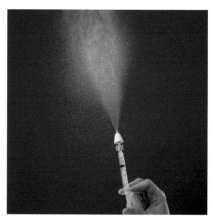

Abb. 7 ▲ Mucosal Atomization Device (MAD®; Fa. LMA®. (Mit freundlicher Genehmigung der Teleflex Medical GmbH, Athlone, Irland)

Die häufigste Ursache ist der Infektionskrampf („Fieberkrampf"); typischerweise sind Kinder im Alter von 6 Monaten bis 6 Jahren betroffen. Häufig treten Infektionskrämpfe während des raschen Fieberanstiegs auf. Da diese Anfälle zumeist selbstlimitierend sind, befinden sich die Kinder beim Eintreffen des Notarztes fast immer im **postiktalen Zustand**. Trotz tiefer Bewusstlosigkeit ist in diesem Fall meist keine Intubation nötig.

> Häufig treten Infektionskrämpfe während des raschen Fieberanstiegs auf

Eine lange Anfallsdauer ist assoziiert mit einer verschlechterten Ansprechrate der medikamentösen Therapie und einem schlechteren klinischen Outcome. Bei einem über 5–10 min anhaltenden Krampfanfall muss daher von einem nicht mehr spontan sistierenden Krampfanfall ausgegangen werden, der wie ein Status epilepticus behandelt werden muss.

> Bei einer Dauer über 5–10 min muss von einem nicht mehr spontan sistierenden Krampfanfall ausgegangen werden

Während des Anfalls und in der postiktalen Phase ist bei hypoxämischen Kindern die Gabe von Sauerstoff indiziert. Das therapeutische Vorgehen beim Krampfanfall besteht in der medikamentösen Anfallsdurchbrechung. Hierfür stehen Benzodiazepine als Medikamente der ersten Wahl zur Verfügung. Diese können bei nichtvorhandenem i.v.-Zugang ohne Zeitverlust zunächst intransal verabreicht werden. Vorteil der nasalen Applikation mit dem **Mucosal Atomization Device** (MAD®, ❏ **Abb. 7**) ist die sehr schnelle Resorption der Substanz aufgrund der feinen Zerstäubung und der großflächigen, gefäßreichen Nasenschleimhaut [8]. Ebenfalls schnell wirksam ist die bukkale Gabe der 5-mg/ml-Midazolam-Lösung.

> Zur Anfallsdurchbrechung stehen Benzodiazepine als Medikamente der ersten Wahl zur Verfügung

Bei rektaler Applikation käme es im Vergleich zur nasalen oder oralen Gabe zu einem verzögerten Wirkungseintritt. Weiterhin besteht die Gefahr der verminderten oder sogar fehlenden Resorption durch Absetzen von Stuhl. Daher kommt der Anwendung von Rektiolen zur Therapie eines Krampfanfalls mittlerweile immer weniger Bedeutung zu. Selbst bei der initialen Gabe durch Eltern von Kindern mit bekannter Epilepsie oder wiederholten Infektionskrämpfen setzt sich zunehmend die bukkale Applikation von Midazolam (Buccolam®) durch.

> Der Anwendung von Rektiolen zur Therapie eines Krampfanfalls kommt immer weniger Bedeutung zu

Bei persistierendem Anfall sollte zur weiteren Therapie ein Zugang zur frühzeitigen i.v.-Verabreichung von Benzodiazepinen etabliert werden [9] Des Weiteren müssen die **Nebenwirkungen** der wiederholten Benzodiazepingabe antizipiert und ggf. therapiert werden; dies kann ohne Zugang problematisch werden.

Bei frustranen venösen Punktionsversuchen muss zur Anfallsunterbrechung frühzeitig ein i.o.-Zugang gelegt werden. In der Gruppe der Benzodiazepine sind Lorazepam und Midazolam aufgrund des schnelleren Wirkungseintritts und der besseren Ansprechrate im Vergleich zu Diazepam als Therapie der Wahl anzusehen. Nach spätestens 10–15 min und Fortbestehen des Krampfanfalls trotz 2-maliger i.v.-Gabe von Benzodiazepinen sollten Medikamente anderer Substanzklassen zum Einsatz kommen [10]. Präklinisch sind hierbei häufig **Phenobarbital** und seltener Phenytoin verfügbar. Aufgrund der fehlenden Atemdepression und der hohen Effektivität bei Status epilepticus stellen Levetiracetam und Valproat hervorragende Alternativen dar, die in Zukunft möglicherweise auch im präklinischen Bereich Anwendung finden werden.

> Bei frustranen venösen Punktionsversuchen muss frühzeitig ein i.o.-Zugang gelegt werden

Bei weiterhin persistierendem Krampfanfall trotz Benzodiazepingabe und Anwendung einer weiteren Substanzklasse sollte die Indikation zur Intubationsnarkose und kontrollierten Beatmung gestellt werden. Hierbei kann zudem die anfallsdurchbrechende Wirkung von Thiopental oder Propofol genutzt werden.

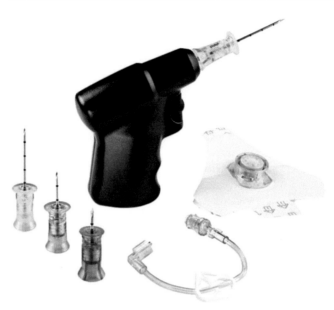

Abb. 8 ◄ Batteriebetriebener Bohrer EZ-IO® (Fa. Vidacare®). (Mit freundlicher Genehmigung der Teleflex Medical GmbH, Athlone, Irland)

Therapieempfehlungen. *Zustand nach Fieberkrampf:*
- Fiebersenkung mit Paracetamolsuppositorien (20 mg/kgKG) oder Ibuprofensuppositorien 10 mg/kgKG,
- kein Benzodiazepin, wenn Krampfanfall bereits vorüber.

Persistierender Krampfanfall (stufenweise):
1. Midazolam (0,3 mg/kgKG) über Nasenapplikator, dann i.v.-Zugang legen,
2. Midazolam (0,1 mg/kgKG) i.v.,
3. nach Verfügbarkeit Phenobarbital (10 mg/kgKG) i.v. oder Phenytoin (10 mg/kgKG) i.v.,
4. Thiopental (3 mg/kgKG) i.v. oder Propofol (2 mg/kgKG) mit Intubation.

Wichtiges Hilfsmittel. Mucosal Atomization Device (MAD®, ◘ **Abb. 7**). Im Gegensatz zu einer Verneblermaske entsteht die Triebkraft für das Zerstäuben des gewählten Medikaments nicht durch den Sauerstofffluss, sondern durch das Ausdrücken einer aufgesetzten Spritze. Hierbei sind möglichst kleine Volumina, d. h. möglichst hochkonzentrierte, nichtverdünnte Zubereitungen zu wählen.

> **Möglichst hochkonzentrierte Zubereitungen sind zu wählen**

Der MAD wird für die erste **schnelle Medikamentengabe** in der Therapie von Krampfanfällen eingesetzt, aber auch in der Schmerztherapie, wenn noch kein i.v.-Zugang zur Verfügung steht. Innerklinisch kann der MAD für die Prämedikation von nichtnüchternen Kindern eingesetzt werden, die eine orale Medikamentengabe verweigern.

Trauma beim Kind

Traumatologische Notfälle machen ca. ein Drittel aller Kindernotfälle im Notarztdienst aus; zu den häufigsten Einsatzindikationen gehören Verbrühungen und banale Extremitätenverletzungen [11]. Die zielgerichtete, adäquate und zeitnah eingeleitete **Schmerztherapie** hat auch im Kindesalter Priorität. Die Frage der Verabreichungsart von Medikamenten, das Legen eines i.v.-Zugangs und die gewichtsadaptierte Medikamentendosierung stellt Notärzte regelmäßig vor große Herausforderungen. Venen sind bei Kindern häufig schlecht sichtbar, und Agitiertheit, Abwehrbewegungen, Unruhe oder vorangehende Kühlung bei Verbrühungen erschweren das Legen eines i.v.-Zugangs. In diesen Situationen kommt der intranasalen Verabreichung von Analgetika ein hoher Stellenwert zu. Falls notwendig, kann nach initialer nichtinvasiver Schmerztherapie später beim ruhigeren, schmerzfreien Kind ein i.v.-Zugang etabliert werden.

> **Traumatologische Notfälle machen ca. ein Drittel aller Kindernotfälle im Notarztdienst aus**

> **Der intranasalen Verabreichung von Analgetika kommt hoher Stellenwert zu**

Am Unfallort, aber auch in Ambulanz und Schockraum sind die Grundsätze in der Traumatherapie analog zum Erwachsenen einzuhalten: Evaluation nach dem **„ATLS-Primary Survey"** (ABCDE-Schema), mit besonderer Beachtung einer adäquaten Schmerztherapie und Stressabschirmung beim Kind. In Ausnahmefällen kann bei starken, nichtkontrollierbaren Schmerzen oder Kreislaufinstabilität auch das Legen eines i.o.-Zugangs (◘ **Abb. 8**) notwendig werden.

Daten zur Schmerztherapie bei Kindern zeigen signifikante Defizite im prähospitalen Management. Kinder erhalten hierbei bei gleichem Verletzungsmuster deutlich weniger Analgetika als Erwachsene [12].

In Deutschland stehen Notärzten üblicherweise die Analgetika der World-Health-Organisation(WHO)-Stufe III Fentanyl, Piritramid und Morphin zur Verfügung.

Vorschlag zur initialen Therapie bei starken Schmerzen. Fentanyl (2 μg/kgKG) über Nasenapplikator, dann i.v.-Zugang legen und nach Wirkung titrieren,

alternativ: wenn zusätzlich sedierende, abschirmende Wirkung erwünscht:

Ketamin (4 mg/kgKG) + Midazolam (0,2 mg/kgKG), gemischt über Nasenapplikator, dann i.v.-Zugang legen und nach Wirkung titrieren. *Cave*: Die neurologische Beurteilbarkeit ist nach Gabe von Ketamin stark erschwert.

Wichtiges Hilfsmittel. Intraossärer Bohrer. Gelingt beim dringend indizierten i.v.-Zugang die Anlage nicht innerhalb von 60 s, ist aufgrund der hohen Erfolgsrate und der schnellen Anwendung ein i.o.- Zugang zu etablieren [4]. Bevorzugter Punktionsort ist die mediale Fläche der proximalen Tibia unterhalb der Epiphysenfuge. Aufgrund der einfachen Bedienbarkeit ist auf den Fahrzeugen der intraossare Bohrer (EZ-IO®; ◘ **Abb. 8**) am weitesten verbreitet.

> Bevorzugter Punktionsort ist die mediale Fläche der proximalen Tibia unterhalb der Epiphysenfuge

Unterschiede zur Reanimation Erwachsener

Da ein Herz-Kreislauf-Stillstand beim Kind vorwiegend hypoxisch bedingt ist, wird mehr Gewicht auf die Beatmung gelegt. So erfolgen zunächst **5 initiale Beatmungshübe**, bevor im Rhythmus 15 Kompressionen zu 2 Beatmungen weiterverfahren wird. Die Unterscheidung zwischen Kind und Erwachsenem wird über das Vorliegen von Pubertätszeichen getroffen. Nur im Rahmen der Reanimation von Neugeborenen unmittelbar nach der Geburt ist das Verhältnis 3:1 anzuwenden [3]. Adrenalin wird mit 0,01 mg/kgKG dosiert. Um Berechnung und Applikation zu vereinfachen, wird 1 mg Adrenalin mit 9 ml 0,9%iger NaCl-Lösung (1 ml +9 ml) in einer 10-ml-Spritze aufgezogen und jeweils 1 ml der Mischung/10 kgKG verabreicht. Eine **Defibrillation** wird mit 4 J/kgKG und wie beim Erwachsenen möglichst über Klebeelektroden durchgeführt.

> Adrenalin wird mit 0,01 mg/kgKG dosiert

Fazit für die Praxis

- Aufgrund der Seltenheit von Kindernotfällen ist es kaum möglich, Routine allein aus der präklinischen Praxis zu gewinnen.
- Daher empfiehlt sich der Einsatz von Hilfsmitteln wie Algorithmen und Dosierungstabellen.
- Beim respiratorischen Notfall ist ein nichtinvasives Vorgehen anzustreben.
- Übung im Umgang mit Materialien wie dem Nasenapplikator (MAD®), dem Intraossären Bohrer oder der Larynxmaske kann die therapeutischen Möglichkeiten des Notarztes beim kindlichen Trauma, beim neurologischen Notfall und beim schwierigen Atemweg entscheidend erweitern.

Korrespondenzadresse

Dr. C. Silbereisen
Ludwig-Maximilians-Universität
Marchioninistr. 15, 81377 München
clemens.silbereisen@med.uni-muenchen.de

Einhaltung ethischer Richtlinien

Interessenkonflikt. C. Silbereisen und F. Hoffmann geben an, dass kein Interessenkonflikt besteht.

Dieser Beitrag beinhaltet keine Studien an Menschen oder Tieren.

Literatur

1. Eich C (2009) Characteristics of out-of-hospital pediatric emergencies attended by ambulance- and helicopter-based emergency physicians. Resuscitation 80(8):888–892
2. Hoffmann F, Nicolai T (2009) Algorithmus zum Vorgehen bei häufigen respiratorischen Notfällen im Kindesalter. Notfall Rettungsmed 12:576–582
3. Biarent D, Bingham R, Eich C et al (2010) European Resuscitation Council guidelines for resuscitation 2010. Section 6. Pediatric life support. Resuscitation 81:1364–1388
4. Biarent D, Bingham R, Eich C et al (2010) Lebensrettende Maßnahmen bei Kindern ("paediatric life support"). Sektion 6 der Leitlinien zur Reanimation 2010 des European Resuscitation Council. Notfall Rettungsmed 13:635–664
5. Mannix R, Bachur R (2007) Status asthmaticus in children. Curr Opin Pediatr 19:281–287
6. Weiss M, Dullenkopf A, Fischer JE et al (2009) Prospective randomized controlled multi-centre trial of cuffed or uncuffed endotracheal tubes in small children, Br J Anaesth 103(6):867–873
7. Schmidt J, Strauß JM, Becke K et al (2007) Handlungsempfehlung zur Rapid-Sequence-Induction im Kindesalter Wissenschaftlicher Arbeitskreis Kinderanästhesie der Deutschen Gesellschaft für Anästhesiologie und Intensivmedizin (DGAI). Anaesth Intensivmed 48:S88–S93
8. Wolfe TR, Braude DA (2010) Intranasal medication delivery for children: a brief review and update. Pediatrics 126:532–537
9. Merkenschlager A (2011) Algorithmus zum Vorgehen beim kindlichen Koma. Notfall Rettungsmed 14:535–542
10. Abend NS, Gutierrez-Colina AM, Dlugos DJ (2010) Medical treatment of pediatric status epilepticus. Semin Pediatr Neurol 17:169–175
11. Hoffmann F, Deanovic D (2011) Präklinische Schmerztherapie bei Kindern und Jugendlichen. Notfall Rettungsmed 14:549–553
12. Annetzberger P (2008) Grundlagen und Praxis der Schmerztherapie beim kindlichen Notfall. Notarzt 24: 117–123

Anaesthesist 2015 · 64:159–174
DOI 10.1007/s00101-014-2337-4
Online publiziert: 23. Januar 2015
© Springer-Verlag Berlin Heidelberg 2015

Redaktion
H. Forst · Augsburg
T. Fuchs-Buder · Nancy
A. Heller · Dresden
M. Weigand · Heidelberg

T.A. Juratli[1] · S.E. Stephan[2] · A.E. Stephan[3] · S.B. Sobottka[1]
[1] Klinik und Poliklinik für Neurochirurgie, Carl Gustav Carus Universitätsklinikum, Technische Universität Dresden
[2] Freiberuflicher Notarzt, Köln
[3] Klinik für Anästhesiologie, Universitätsklinikum Heidelberg

Akutversorgung des Patienten mit schwerem Schädel-Hirn-Trauma

Zusammenfassung

Hintergrund. Das Schädel-Hirn-Trauma (SHT) ist weltweit eine der führenden Ursachen für Tod und bleibende neurologische Schäden. Dabei haben die sekundären Hirnschädigungen einen wesentlichen Anteil an der erhöhten Morbidität und Letalität der Patienten.

Methode. Der Schwerpunkt dieser Arbeit liegt auf aktuellen evidenzbasierten Konzepten der präklinischen Behandlung von Patienten mit schwerem SHT mit dem Ziel, sekundäre Hirnschäden zu verhindern bzw. zu minimieren.

Ergebnisse und Diskussion. Besondere Bedeutung hat die Vermeidung bzw. Behandlung von Hypoxie, Hypotonie und Hyperkapnie. Die Indikation zur präklinischen Intubation sollte kritisch und im Rahmen einer Einzelfallentscheidung gestellt werden. Da grundsätzlich von einer schwierigen Intubation auszugehen ist, muss ein alternatives Verfahren zur Atemwegssicherung vorhanden sein. Bei hämodynamischer Instabilität eignet sich die Kombination von Ketamin und Benzodiazepinen zur Narkoseeinleitung. Zur neuromuskulären Blockade wird entweder ein schnell wirksames nichtdepolarisierendes Muskelrelaxans oder Succinylcholin verwendet. Bei erhöhtem intrakraniellem Druck („intracranial pressure", ICP) ist

T.A. Juratli und S.E. Stephan haben zu gleichen Teilen zur Erstellung des Manuskripts beigetragen.

eine Osmotherapie mit Mannitol oder hypertoner Kochsalzlösung indiziert. Wann immer möglich sollte ein überregionales Traumazentrum bevorzugt werden. Die bei isoliertem SHT häufig auftretenden Gerinnungsstörungen sollten durch eine „Point-of-care"-Diagnostik zügig erkannt und therapiert werden.

Schlussfolgerung. Die präklinisch begonnene konsequente Therapie von Hypoxie, Hyperkapnie und Hypotonie ist für die neurologische Prognose des SHT Patienten von elementarer Bedeutung. Die Indikation zur Intubation sollte anhand einer Einzelfallentscheidung gestellt werden. Als Zielklinik sollte ein überregionales Traumazentrum gewählt werden.

Schlüsselwörter

Präklinische Notfallversorgung · Intrakranieller Druck · Intubation · Hirnschaden · Koagulopathie

Lernziele

Nach der Lektüre dieses Beitrags …
- **sind Sie in der Lage, die pathophysiologischen Abläufe im Rahmen eines Schädel-Hirn-Traumas (SHT) nachzuvollziehen und diese auf den klinischen Einsatz zu übertragen.**
- **können Sie das optimale präklinische Management des SHT beschreiben.**
- **wissen Sie, warum die Prognose des Patienten wesentlich durch sekundäre zerebrale Schäden bestimmt wird.**
- **fühlen Sie sich sicher darin, die geeigneten Maßnahmen zur frühzeitigen und konsequenten Therapie von sekundären zerebralen Schäden einzuleiten.**

Einleitung

Das SHT ist weltweit eine der führenden Todesursachen

Das Schädel-Hirn-Trauma (SHT) ist weltweit eine der führenden Ursachen für Tod und bleibende neurologische Schäden. Über viele Jahre waren Verkehrsunfälle mit Abstand die häufigste Ursache

Acute treatment of patients with severe traumatic brain injury

Abstract

Background. Traumatic brain injury (TBI) is a leading cause of death and permanent disability and a common and important global problem. The contribution of secondary posttraumatic brain damage to overall disability in TBI is significant, underlining the importance of prompt and comprehensive treatment for affected patients.

Methods. This article focuses on current concepts of prehospital and emergency room management of patients with severe TBI to prevent secondary brain injuries.

Results and discussion. Preclinical prevention and treatment of hypoxia, hypotension and hypercarbia are essential, as they affect the long-term outcome in TBI patients. Prehospital intubation should be critically weighed and in the context of an individual decision. In general, prehospital intubation is more difficult than in the clinical setting. The combination of ketamine and benzodiazepines are commonly used to induce anesthesia before intubation in hemodynamic instable patients. The choice of a muscle relaxant for anesthesia induction is either a non-depolarizing neuromuscular blocking agent or succinylcholine. Administration of mannitol or hypertonic saline is effective to rapidly decrease intracranial pressure. Whenever possible the final destination for transport of TBI patients should be a level I center with round the clock neurosurgical expertise. Trauma-induced coagulopathy should be recognized and immediately treated using a point-of-care testing.

Conclusion. Hypoxia, hypotension and hypercarbia should strictly be avoided to improve survival and neurological outcome in patients with severe TBI. The prehospital decision to intubate must be made on a case by case basis at the accident site. A level I trauma center should be the destination for this patient group.

Keywords

Prehospital emergency care · Intracranial pressure · Intubation · Brain damage · Coagulopathy

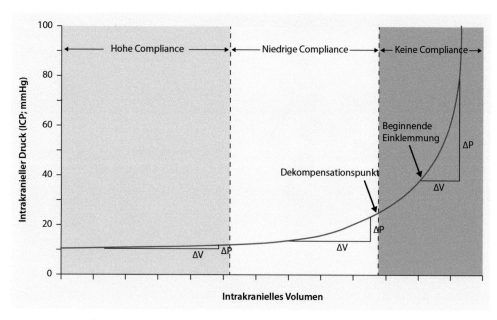

Abb. 1 ▲ Kurve zur Änderung der Druckverhältnisse bei Volumenzunahme intrakraniell mit konsekutiver Einklemmung bei unaufhaltsamem Hirndruckanstieg

für ein SHT. Aufgrund des veränderten Freizeitverhaltens beobachtet man allerdings in den letzten Jahren eine zunehmende Bedeutung von Unfällen im Freizeit- und Hobbybereich (Statistisches Bundesamt, Ergebnisse der amtlichen Statistik zum Verletzungsgeschehen 2011). In der Bundesrepublik mussten im Jahr 2012 254.594 Patienten aller Altersklassen wegen einer intrakraniellen Verletzung im Krankenhaus behandelt werden. Damit hat sich die Zahl der stationär behandelten SHT Patienten im Vergleich zum Jahr 2000 (228.655 Fälle) um 10,1% erhöht (Statistisches Bundesamt, Ergebnisse der amtlichen Statistik 2012). Das SHT ist seither der häufigste **neurologische Einweisungsanlass** und damit häufiger als ischämische Hirninsulte, degenerative Hirnerkrankungen oder Tumoren des zentralnervösen Systems. Weiterhin stellt das SHT in Deutschland die häufigste Todesursache bei Patienten unter 45 Jahren dar [1].

Physiologische und pathophysiologische Besonderheiten

Der intrakranielle Raum ist durch seine knöcherne Begrenzung ein fest vorgegebener Raum mit einem Gesamtvolumen von ca. 1600 ml. Dieser wird in die folgenden 3 Kompartimente unterteilt:
- Hirnsubstanz (ca. 1200–1300 ml),
- Liquor (ca. 150 ml) sowie
- arterielles und venöses Blut (ca. 150 ml).

Die **Monroe-Kellie-Hypothese** besagt, dass die Summe der 3 Komponenten innerhalb der Schädelhöhle stets gleich bleiben muss, um den intrakraniellen Druck konstant zu halten („intracranial pressure", ICP; [2, 3]). Kommt es zu einer Volumenzunahme einer dieser 3 Kompartimente oder tritt eine zusätzliche Raumforderung auf, wird dies durch eine Volumenreduktion zuerst des Liquor- und anschließend des Blutkompartiments ausgeglichen. Die intrakranielle Druck-Volumen-Kurve (◘ **Abb. 1**) steigt zunächst flach an [2, 3]. Initial wird eine Volumenzunahme noch problemlos kompensiert. Der ICP ist dabei normal bis leicht erhöht. Sind die Reserveräume aufgebraucht, steigt der ICP exponentiell an, sodass bereits geringe Volumenzunahmen zu einem überproportionalen Druckanstieg führen. Klinisch zeigt sich der Beginn einer intrakraniellen Hypertension neben der Vigilanzminderung häufig durch begleitende Kopfschmerzen und Übelkeit. Kann ein ICP-Anstieg nicht mehr kompensiert werden, kommt es zur Verlagerung von Mittelhirn und Brücke im Tentoriumschlitz (obere Einklemmung) und der Kleinhirntonsillen im Foramen magnum (untere Einklemmung). Klinisch resultieren Bewusstlosigkeit, ipsilaterale Mydriasis mit Lichtstarre und „Cushing"-Trias [4]. Zu Letzterer zählen eine arterielle Hypertonie, eine relative Bradykardie und respiratorische Störungen im Sinne einer Cheyne-Stokes- bzw. periodischen Atmung. Wird die Raumforde-

Eine Raumforderung wird durch eine Volumenreduktion zuerst des Liquor- und anschließend des Blutkompartiments ausgeglichen

Bei aufgebrauchten Reserveräumen führen bereits geringe Volumenzunahmen zu einem überproportionalen ICP-Anstieg

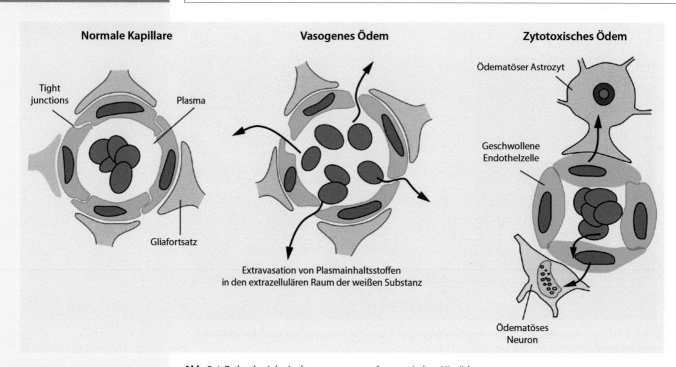

Normale Kapillare

Tight junctions

Plasma

Gliafortsatz

Vasogenes Ödem

Extravasation von Plasmainhaltsstoffen in den extrazellulären Raum der weißen Substanz

Zytotoxisches Ödem

Ödematöser Astrozyt

Geschwollene Endothelzelle

Ödematöses Neuron

Abb. 2 ▲ Pathophysiologie des vasogenen und zytotoxischen Hirnödems

Der ICP entspricht dem Druck innerhalb des knöchernen Gehirnschädels

rung nicht schnellst möglich behoben bzw. der Hirndruck gesenkt, kommt es in der Folge zur **Dezerebration** (Entkopplung des Hirnstamms vom Großhirn) mit Strecksynergismen der Extremitäten.

Der ICP entspricht dem Druck innerhalb des knöchernen Gehirnschädels. Die Normwerte des ICP sind abhängig vom Alter des Patienten. Bei Erwachsenen beträgt der ICP <10–15 mmHg. Bei Kindern hingegen sind ICP-Werte von 3–7 mmHg normwertig. Der ICP ist nur durch **invasive Techniken**, wie beispielsweise durch eine Hirndrucksonde oder durch eine extraventrikuläre Drainage in absoluten Werten messbar. Die Anlage sollte unter sterilen Bedingungen geschehen und erfolgt meist im OP oder bei eingeschränkter Transportfähigkeit des Patienten im Schockraum bzw. auf der Intensivstation. Dabei wird über eine kleine Bohrlochtrepanation, meist rechtsseitig frontal präkoronar und parasagittal, die Dura mit einer kleinen Inzision eröffnet. Die Hirndrucksonde wird 3 cm intraparenchymatös platziert und an der Haut fixiert. Die externe Ventrikeldrainage wird 5–6 cm in das Vorderhorn des Seitenventrikels platziert und mit einem externen Drainagesystem verbunden.

Eine weitere wichtige Kenngröße ist der zerebrale Perfusionsdruck (CPP). Er lässt sich durch die Differenz von mittlerem arteriellem Blutdruck („mean arterial pressure", MAP) und mittlerem ICP: CPP = MAP−ICP errechnen.

Zerebraler Perfusionsdruck CPP = MAP−ICP

Der CPP beträgt bei gesunden Erwachsenen >50 mmHg und bestimmt den zerebralen Blutfluss („cerebral blood flow", CBF) sowie damit auch die zerebrale Sauerstoffversorgung. Unter physiologischen Bedingungen wird die Hirndurchblutung über einen weiten Bereich des systemischen Blutdrucks (50–150 mmHg) konstant gehalten. Diese Fähigkeit des Gehirns, durch Kaliberänderung der Gefäße die zerebrale Durchblutung konstant zu halten, nennt man **zerebrale Autoregulation** [5]. Besonders problematisch wird die Aufrechterhaltung eines suffizienten CPP, wenn im Rahmen eines schweren SHT die zerebrale Autoregulation gestört ist. Hierbei kommt es bei jedem Anstieg des MAP zu einem Anstieg des zerebralen Blutvolumens und damit auch des ICP [5].

Schädigungsformen und -mechanismen

Primäre und sekundäre Schäden

Beim schweren SHT muss zwischen primären und sekundären zerebralen Schäden unterschieden werden. Primäre Schäden entstehen unmittelbar durch das **Trauma** und sind therapeutisch nicht beeinflussbar. Sie entstehen als Folge der Hirngewebskompression, Zerreißung der weißen und grauen Substanz sowie der Blutungen durch Verletzung der intrakraniellen Gefäße und können sowohl fokal als auch diffus auftreten.

Tab. 1 Intubationskriterien gemäß der S3-Leitlinie „Polytrauma/Schwerverletzten-Behandlung". (Nach [14])

Intubationskriterien
– Apnoe oder Schnappatmung
– Hypoxie (S_pO_2 <90%) trotz O_2-Gabe und nach Ausschluss eines Spannungspneumothorax
– Schweres Schädel-Hirn-Trauma (GCS <9)
– Traumaassoziierte hämodynamische Instabilität (systolischer Blutdruckwert <90 mmHg)
– Schweres Thoraxtrauma mit respiratorischer Insuffizienz (Atemfrequenz >29/min)

GCS Glasgow Coma Scale, S_pO_2 pulsoxymetrisch gemessene Sauerstoffsättigung.

Nach der primären Schädigung kommt es im Verlauf zu sekundären Schäden, die von dem Schweregrad des initialen Traumas abhängen und oft wesentlich über das Schicksal der Patienten entscheiden. Sekundäre Veränderungen nach einem SHT sind auf eine Kaskade zahlreicher komplexer biochemischer und zellulärer Signalwege zurückzuführen und resultieren letztlich im **Zelluntergang** [6]. Sie beinhalten insbesondere die zerebrale Ischämie, die Hypoxie, das Hirnödem mit fakultativem Hirndruck, eine Inflammationsreaktion sowie eine verzögerte Zellschädigung mit Nervenzelltod und traumabedingten Koagulopathien.

Auf detaillierte Ausführungen zur Pathophysiologie der Zellschädigung wird an dieser Stelle bewusst verzichtet und auf weiterführende Literatur verwiesen.

> **Sekundäre Schäden entscheiden oft wesentlich über das Schicksal der Patienten**

Hirnödem

Pathophysiologisch unterscheidet man beim SHT ein vasogenes von einem **zytotoxischen Hirnödem** (◘ **Abb. 2**). Das vasogene Hirnödem entsteht durch eine pathologisch erhöhte Permeabilität der Blut-Hirn-Schranke. Diese kann sowohl direkt durch das mechanische Trauma als auch durch Freisetzung von **inflammatorischen Mediatoren** bedingt sein (Bradykinin, Histamin, Arachidonsäure, Interleukine etc.; [7]). Es kommt zur Extravasation von Plasmainhaltsstoffen in den Extrazellularraum der weißen Substanz ([8]; ◘ **Abb. 2**). Das zytotoxische Hirnödem ist meist Folge einer Hypoxie. Es resultiert ein Einstrom von Wasser in die Glia- und Nervenzellen.

Steigt der ICP in den pathologischen Bereich, kann das Hirngewebe durch 2 Mechanismen geschädigt werden: Einerseits erfolgt eine Schädigung durch die sich entwickelnde **Ischämie**, andererseits erfolgt eine **Kompression des Hirnparenchyms** mit konsekutivem Zelluntergang.

> **Das vasogene Hirnödem entsteht durch eine pathologisch erhöhte Permeabilität der Blut-Hirn-Schranke**

Präklinisches Vorgehen bei Patienten mit einem schweren Schädel-Hirn-Trauma

Sofortmaßnahmen

Oberste Priorität hat bei der Versorgung von Patienten mit SHT die Vermeidung bzw. Therapie von Hypoxie, Hyperkapnie und Hypotonie (**„letale Trias"**). Diese gehen mit einem schlechteren klinischen Outcome einher [9, 10]. In einer Studie von Stocchetti et al. [11] konnte gezeigt werden, dass bei hirnverletzten Patienten mit einer dokumentierten Sauerstoffsättigung <60% die Letalität auf bis zu 50% ansteigt. Die enorme Bedeutung der Hypotonie auf das Outcome der SHT-Patienten wird in einer Arbeit von Chesnut et al. deutlich. Hier war bereits ein einmaliger Abfall des systolischen Blutdrucks <90 mmHg mit einer Verdopplung des Letalitätsrisikos vergesellschaftet [9]. Demzufolge sind die unmittelbare Erkennung und sofortige Beseitigung aller Zustände, die eine Hypoxie oder eine Hypotonie verursachen, essenziell (ABC-Regel, A: „airway", B: „breathing", C: „circulation"; [12]). Dies beinhaltet insbesondere das Freimachen bzw. Freihalten der Atemwege und die Gabe von O_2 per Gesichtsmaske. Ein Absinken der arteriellen Sauerstoffsättigung <90% ist zwingend zu vermeiden [13].

> **Die sofortige Beseitigung aller eine Hypoxie oder eine Hypotonie verursachenden Zustände ist essenziell**

Indikation zur Intubation

In der S3-Leitlinie „Polytrauma/Schwerverletzten-Behandlung" sind klare Empfehlungen für die Notfallnarkose, das Atemwegsmanagement und die Beatmung in der Präklinik ausgesprochen worden (◘ **Tab. 1**). Allerdings wird an gleicher Stelle auch auf das Fehlen qualitativ hochwertiger Studien hingewiesen [14]. Eine Übersichtsarbeit aus dem Jahr 2009 kommt zu dem Ergebnis, dass für die präklinische tracheale Intubation beim SHT kein evidenzbasierter Nutzen gezeigt werden kann. Gleichzeitig findet eine präklinische Intubation oftmals unter erschwerten Bedingungen statt. Die Häufigkeit des Auftretens der Grade III und IV in der **Cormack-Lehane-Klassifikation** wird im prä-

> **Für die präklinische tracheale Intubation beim SHT konnte kein evidenzbasierter Nutzen gezeigt werden**

klinischen Bereich mit 19,2% angegeben, verglichen mit 6,1% im innerklinischen Bereich [15, 16]. Festzuhalten ist auch, dass frustrane Intubationsversuche und unerkannte Fehlintubationen eine große Gefahr für den Patienten darstellen und zu erheblichen Sekundärschäden sowie Tod des Patienten führen können [17, 18, 19, 20]. Zusammenfassend ist es schwierig, eine generelle Empfehlung zur präklinischen Intubation auszusprechen. Nach Meinung der Autoren ist jedoch eine drohende oder bestehende Hypoxämie eine zwingende Intubationsindikation, während es unter bestimmten Voraussetzungen statthaft ist, einen bewusstseinsgetrübten Patienten mit einem Wert von 8 in der Glascow Coma Scale (GCS) bei erhaltenen Schutzreflexen und suffizienter Spontanatmung nicht vor Ort zu intubieren. Dies betrifft beispielsweise die Konstellation aus schwierigem Atemweg, unerfahrenem Notarzt sowie kurzer Transportzeit bei hämodynamischer Stabilität und suffizienter Oxygenierung.

Die Hypoxämie ist eine zwingende Intubationsindikation

Narkoseeinleitung und Intubation

Ist die Indikation zur Intubation gestellt, muss zunächst eine **Notfallnarkose** eingeleitet werden. Die während der Narkose als Minimum geforderte Überwachung des Patienten [Elektrokardiogramm (EKG), Blutdruckmessung, Pulsoxymetrie] sollte etabliert und nach Intubation um eine Kapnographie ergänzt werden [21]. Vor der Narkoseeinleitung ist, sofern in der betreffenden Situation vertretbar, eine Präoxygenierung bis zu 4-min-Dauer durchzuführen [14]. Die Narkoseeinleitung soll als „rapid sequence induction" (RSI, [14]) erfolgen. Falls der Verdacht auf eine Verletzung der Halswirbelsäule besteht, sollte durch einen Helfer eine „Inline"-Stabilisierung während der Intubation vorgenommen

Möglichst eine Präoxygenierung bis zu 4-min-Dauer durchführen

Tab. 2 Klassifizierung des Schädel-Hirn-Traumas mithilfe der Glasgow Coma Scale (GCS; [44])	
Schweregrad	**Glasgow Coma Scale (Punkte)**
Leicht	13–15
Mittel	9–12
Schwer	3–8
Antwortverhalten/Reaktion in den einzelnen Komponenten	**Score**
Augenöffnen	
Spontan	4
Auf Aufforderung	3
Auf Schmerzreiz	2
Kein Augenöffnen	1
Beste sprachliche Antwort	
Voll orientiert, prompt	5
Verwirrt, desorientiert	4
Verworren, unangemessen	3
Unverständliche Laute	2
Keine	1
Beste motorische Reaktion	
Adäquat auf Aufforderung	6
Gezielte Abwehr auf Schmerzreiz	5
Ungezielte Abwehr, Massenbewegungen	4
Beugesynergismen auf Schmerzreiz	3
Strecksynergismen auf Schmerzreiz	2
Keine Bewegung	1

men werden [22]. Abhängig vom Verletzungsmuster und der persönlichen Erfahrung des Arztes können verschiedene Medikamente (beispielsweise Opiate, Ketamin, Midazolam, Propofol, Thiopental) zum Einsatz kommen. Insbesondere bei der Anwendung von Propofol und Barbituraten muss allerdings auf die negativ-inotrope Wirkung und den möglichen Blutdruckabfall geachtet werden. Barbiturate wie Thiopenthal sind in hohen Dosen in der Lage, den Hirndruck zu senken [23]. Allerdings kommt eine Übersichtsarbeit aus dem Jahr 2012 zum Schluss, dass es im Rahmen der Anwendung von Barbituraten beim akuten SHT keine Evidenz für eine Verbesserung des Outcome der Patienten gibt [24]. Dies wird darauf zurückgeführt, dass durch die Blutdrucksenkung der günstige Effekt auf den ICP aufgehoben wird [24]. Daher bietet sich insbesondere bei hämodynamisch instabilen Patienten die Kombination von Benzodiazepinen und **Ketamin** an [21, 25]. Wurde Ketamin noch vor wenigen Jahren beim SHT kritisch beurteilt, stehen nunmehr die positiven hämodynamischen Aspekte sowie potenzielle neuroprotektive Effekte im Vordergrund [25, 26]. Auf Etomidat sollte verzichtet werden, da dessen Anwendung bei Traumapatienten mit der erhöhten Wahrscheinlichkeit eines „acute respiratory distress syndrome" (ARDS) sowie von Multiorganversagen behaftet und auch eine einmalige Gabe mit Nebennierenrindeninsuffizienz assoziiert ist [27, 28]. Zur präklinischen Muskelrelaxierung wird Succinylcholin bevorzugt. Ist dieses nicht vorhanden, kann die Gabe eines nichtdepolarisierenden Muskelrelaxans erfolgen [29]. Ein kompletter Verzicht auf Muskelrelaxanzien verringert die Wahrscheinlichkeit einer erfolgreichen Intubation erheblich [30]. Husten, Würgen oder Pressen als Folge einer nichtausreichenden Narkosetiefe können deletäre Folgen haben und müssen sicher vermieden werden.

Insbesondere bei der Anwendung von Propofol und Barbituraten muss auf den möglichen Blutdruckabfall geachtet werden

Zur präklinischen Muskelrelaxierung wird Succinylcholin bevorzugt

Tab. 3 Wichtigste Zielgrößen und Therapieoptionen bei Patienten mit Schädel-Hirn-Trauma[a]. (Modifiziert nach [44])

Organsystem	Zielgrößen	Maßnahmen
Atmung	S_aO_2 >90%	Intubation (wenn GCS ≤8 Punkte)
	p_aO_2 >60 mmHg	Druckkontrollierte Beatmung (PEEP maximal 10–15 mbar)
	p_aCO_2 35–38 mmHg	Engmaschige Kontrolle des p_aCO_2
Kreislauf	CPP >60 mmHg	Volumengabe und vasoaktive Substanzen
	SAP >90 mmHg	
	$S_{zv}O_2$ >70%	
	Hb 10 g/dl, 6,2 mmol/l (HKT 30%)	Erythrozytenkonzentrate
Neurostatus	ICP <20 mmHg	Oberkörperhochlagerung 30° Tiefe Sedierung/Narkose (TIVA) Osmotherapie (Mannitol 0,25–1 mg/kgKG, hypertone Kochsalzlösungen) Moderate Hyperventilation (p_aCO_2 ca. 30 mmHg) Barbiturate: 1. Methohexital: Zulassung zur Narkoseeinleitung (1–1,5 mg/kgKG) und Aufrechterhaltung (2–6 mg/kgKG/h) 2. Thiopental: Narkoseeinleitung (1,5–5 mg/kgKG) nicht für kontinuierliche Injektion zugelassen Operative Intervention (Liquordrainage, Hämatomausräumung, Dekompressionskraniektomie)
Notfalllaborbestimmung	Hb >10 g/dl, >6,2 mmol/l	Erythrozytenkonzentrat

CPP „cerebral perfusion pressure" (zerebraler Perfusionsdruck), *GCS* Glasgow Coma Scale, *Hb* Hämoglobin, *HKT* Hämatokrit, *ICP* „intracranial pressure" (intrakranieller Druck), p_aCO_2 arterieller Kohlenstoffdioxidpartialdruck, p_aO_2 arterieller Sauerstoffpartialdruck, *PEEP* „positive end-expiratory pressure" (positiver endexspiratorischer Druck), S_aO_2 arterielle Sauerstoffsättigung, *SAP* „systolic arterial pressure" (systolischer Blutdruck), $S_{zv}O_2$ zentralvenöse Sauerstoffsättigung, *TIVA* totale intravenöse Anästhesie.
[a]In Anlehnung an die Empfehlungen der Deutschen Gesellschaft für Anästhesiologie und Intensivmedizin (DGAI) 2011, Innerklinische Akutversorgung des Patienten mit Schädel-Hirn-Trauma.

Ein weiterer wichtiger Aspekt beim Atemwegsmanagement von SHT-Patienten ist das häufige Auftreten von begleitenden Frakturen des Gesichtsschädels. Mittelgesichtsfrakturen stellen einen unabhängigen Faktor für ein schwieriges Atemwegsmanagement dar [31, 32]. Bei dieser Patientengruppe ist im verstärkten Maß mit Blut, Erbrochenem oder sonstigen Flüssigkeiten im Mund-Rachen-Raum zu rechnen, die mit einer erschwerten Intubationssituation assoziiert sind. In dieser Situation soll grundsätzlich mit einem schwierigen Atemweg gerechnet werden. Neben einer leistungsstarken Absaugeinheit muss daher stets eine Alternative zur endotrachealen Intubation verfügbar sein [31]. Der Wechsel auf ein alternatives Verfahren zur Atemwegssicherung sollte nach maximal 3 frustranen Intubationsversuchen erfolgen [14]. Hier bietet sich eine **supraglottische Atemwegssicherung** mithilfe eines Larynxtubus oder einer Larynxmaske an, die inzwischen auch im präklinischen Bereich weite Verbreitung gefunden haben [33]. Eine eindeutige Empfehlung, welche supraglottische Atemwegshilfe in Notfallsituationen überlegen ist, lässt sich derzeit noch nicht abgeben [34]. Eine reine Maskenbeatmung kommt als Rückzugsstrategie in Betracht [20]. Bei der anschließenden (maschinellen) Beatmung sollte eine **Normoventilation** angestrebt werden [S_pO_2 ≥95%, arterieller Sauerstoffpartialdruck (p_aO_2) >100 mmHg, endtidaler Kohlenstoffdioxiddruck ($etCO_2$) ~35 mmHg; [35]]. Der Einsatz der Kapnographie ist dabei sowohl für die Lagekontrolle des Tubus als auch für die Steuerung der Beatmung unerlässlich [17, 36]. Zu beachten ist, dass bei Vorliegen von Ventilation-Perfusion-Störungen, wie z. B. im Rahmen eines begleitenden Thoraxtraumas, nach Aspiration oder schwerer hämodynamischer Instabilität anhand des endexspiratorischen CO_2 allenfalls eine eingeschränkte Aussage über eine Normoventilation möglich ist [36]. Es besteht häufig eine erhebliche **arterioalveoläre CO_2-Partialdruckdifferenz**, die dazu führt, dass auch bei einem normwertigen endexspiratorischen CO_2 eine Hypoventilation bestehen kann [37]. Daher sind die Beatmungsparameter stets auf Plausibilität zu prüfen. Das Auftreten einer präklinischen Hypo- oder Hyperkapnie bei SHT-Patienten war mit einer erhöhten Klinikletalität vergesellschaftet [38]. Bei Hyperven-

Mittelgesichtsfrakturen stellen einen unabhängigen Faktor für ein schwieriges Atemwegsmanagement dar

Der Einsatz der Kapnographie ist unerlässlich

Die Beatmungsparameter sind stets auf Plausibilität zu prüfen

Tab. 4 Einfluss der Anästhetika auf den intrakraniellen Druck *(ICP)* und auf das Krampfpotenzial. (Nach [63])

Substanz	Effekt auf ICP	Krampfpotenzial
Thiopental	↓↓	↓↓
Methohexital	↓↓	↓↓
Propofol	↓↓	↓↓
Ketamin	=/↑	(↓)
Midazolam	↓	↓↓
Opioide	=/↓	=
Succinylcholin	↑	=
Nichtdepolarisierende Relaxanzien	=	=

tilation (p_aCO_2 <35 mmHg) wird der ICP durch eine **zerebrale Vasokonstriktion** mit konsekutiver Reduzierung des zerebralen Blutvolumens reduziert [39]. Sie sollte im präklinischen Umfeld Patienten vorbehalten bleiben, die Anzeichen der zerebralen transtentoriellen Herniation aufweisen (einseitige oder doppelseitige Pupillenerweiterung, Strecksynergismen; [12, 40]). Ein prophylaktisches oder prolongiertes Hyperventilationsmanöver wird nicht empfohlen [41]. Auf Lachgas sollte bei der Versorgung von Patienten mit SHT generell verzichtet werden, da mit der zerebralen Vasodilatation eine Erhöhung des ICP einhergeht [42].

Volumenmanagement und Kreislauftherapie

Beim akuten SHT ist die Erhaltung eines adäquaten Blutdrucks von wesentlicher Bedeutung

Beim akuten SHT ist die Erhaltung eines adäquaten Blutdrucks von wesentlicher Bedeutung. Beim Erwachsenen sollte versucht werden, den MAP nicht unter 90 mmHg sinken zu lassen [13]. Insbesondere während der Narkoseeinleitung und -erhaltung ist eine engmaschige Überwachung der Vitalparameter daher unerlässlich. Gegebenenfalls ist eine Therapie mit Katecholaminen erforderlich. Durch ausreichende Volumenzufuhr bei Flüssigkeitsverlusten kann der CPP gesteigert und hierdurch eine ischämische Hirnschädigung vermindert werden. Der Volumenersatz sollte primär durch **isotonische Vollelektrolytlösungen** erfolgen [43]. Nur wenn im Rahmen eines akuten Blutverlusts die bestehende Hypovolämie nicht ausreichend behandelt werden kann, ist der Einsatz von Hydroxyethylstärke(HES)-haltigen Infusionslösungen indiziert (*Rote-Hand-Brief HES* vom 12.11.2013 – http://www.akdae.de/Arzneimittelsicherheit/RHB).

Diagnostik am Unfallort

Am Unfallort erfolgt die genaue Beurteilung des neurologischen Zustands des Patienten

Der unmittelbar posttraumatisch erhobene GCS-Wert definiert den Schweregrad des SHT

Am Unfallort erfolgt die genaue Beurteilung des neurologischen Zustands des Patienten. Dazu gehören die Einschätzung der Bewusstseinslage, des initialen GCS-Werts und die Überprüfung der Pupillomotorik. Zusätzlich erfolgt eine Beurteilung der motorischen Funktion der Extremitäten. Dabei ist besonders auf **Seitendifferenzen** zu achten. Der unmittelbar posttraumatisch erhobene GCS-Wert definiert den Schweregrad des SHT (◘ **Tab. 2**; [44]). Die GCS ist seit 1974 eine etablierte Skala zur Beurteilung von SHT-Patienten. In ihrer ursprünglichen Form wurde diese Skala konzipiert, um auf der Intensivstation für die Verlaufsbeobachtung von Patienten mit Bewusstseinsstörung ein möglichst objektives, leicht zu erhebendes Instrument zur Verfügung zu stellen [45]. Im Rahmen mehrerer Studien zeigte sich jedoch eine niedrige Sensitivität der GCS in Bezug auf die Dynamik der neurologischen Veränderungen oder die präzise Erfassung der SHT-Schwere. Ein weiterer Nachteile der GCS ist der ausgeprägte subjektive Interpretationsmöglichkeit [46], sodass die Einführung einer neuen Skala bzw. Erweiterung der GCS zur Beurteilung der SHT-Patienten von verschiedenen Fachgesellschaften diskutiert wird [47, 48, 49, 50]. Alternativ bietet sich die **Abbreviated Injury Scale** (AIS) oder die Kombination der GCS mit dem Pupillenstatus und mit in der Computertomographie (CT) festgestellten Veränderungen an.

Weitere wichtige Prädiktoren für das Outcome sind Alter und Pupillenstatus (initial und im Verlauf, [13]). In jedem Fall muss ein **systematischer Bodycheck** zum Ausschluss zusätzlicher Verletzungen durchgeführt werden.

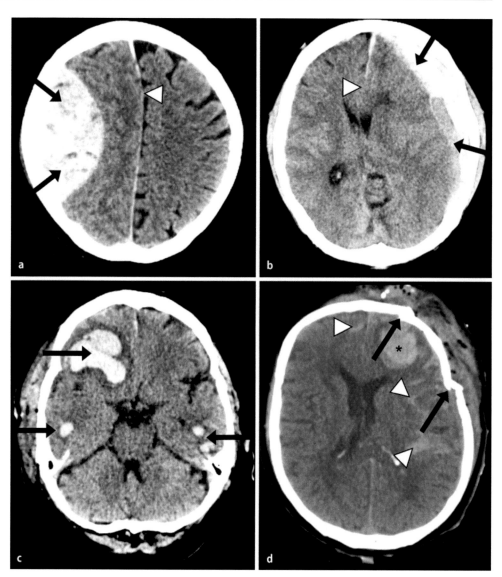

Abb. 3 ▲ a Raumforderndes Epiduralhämatom über der rechtsseitigen Konvexität *(Pfeile)* mit geringer Mittellinienverlagerung nach links *(Pfeilspitze)*. **b** Raumforderndes Subduralhämatom über der linksseitigen Konvexität *(Pfeile)* mit Mittellinienverlagerung nach rechts *(Pfeilspitze)*. **c** Rechtsseitige fronto- und beidseitige temporobasale Kontusionsblutungen *(Pfeile)* mit rechtsseitigem fronto- und linksseitigem temporobasalem Perifokalödem, extrakranielles rechtsseitiges temporales Weichteilhämatom. **d** Impressionsfraktur der linksseitigen frontalen und parietalen Schädelkalotte *(Pfeile)*, linksseitige frontale Kontusionsblutung *(Asteriskus)*, Subarachnoidalblutung v. a linksseitig insulär und rechtsseitig frontal *(Pfeilspitzen)*, außerdem geringe Mittellinienverlagerung nach rechts und ausgeprägtes extrakranielles linksseitiges frontotemporales Weichteilhämatom mit Fremdkörpern

Auswahl der Zielklinik

Die Wahl der Zielklinik richtet sich nach ihrer Entfernung und personeller sowie technischer Ausstattung. Im **Weißbuch Schwerverletztenversorgung** der Deutschen Gesellschaft für Unfallchirurgie werden lokale, regionale und überregionale Traumazentren unterschieden sowie entsprechende Anforderungen an diese formuliert. Im amerikanischen Raum werden Traumazentren in Level I–III eingeteilt; hierbei kommt Level I dem deutschen überregionalen Traumzentrum gleich. Wann immer es vom zeitlichen Rahmen her vertretbar ist, muss der Transport in ein überregionales Traumazentrum erfolgen (Level I, [14]). Studien aus den USA und den Niederlanden konnten zeigen, dass ein verzögerter Transfer in Traumazentren der Level I und II zu einer erheblich höheren Letalität und Morbidität führte [51, 52]. Zur Sicherstellung von möglichst **kurzen Transportzeiten** muss auf die frühzeitige Alarmierung des Flugrettungsdiensts geachtet werden [53].

Bei zeitlich vertretbarem Rahmen muss der Transport in ein überregionales Traumazentrum erfolgen

Transport

Der Patient sollte mit 30° erhöhtem Oberkörper und achsengerechter Lagerung des Kopfes transportiert werden

Der Transport sollte mit 30° erhöhtem Oberkörper und achsengerechter Lagerung des Kopfes durchgeführt werden [54]. Durch diese Maßnahmen verbessert sich der venöse Rückfluss, und das zerebrale Blutvolumen wird reduziert [54]. Voraussetzungen hierfür sind allerdings eine Normovolämie des Patienten und eine stabile Kreislaufsituation, da bei ausgeprägter Hypotension der CPP weiterabfallen kann. Diese Lagerungsmaßnahmen gewinnen insbesondere dann an Bedeutung, wenn Mannitol oder hypertone Kochsalzlösungen zur Hirndrucksenkung nicht verfügbar sind. Bei Verdacht auf eine Verletzung der Halswirbelsäule soll eine **Zervikalstütze** verwendet werden [14]. Dies ist jedoch eine Empfehlung ohne Evidenz [14]. Bei der Indikationsstellung ist zu berücksichtigen, dass die Anwendung von Zervikalstützen in mehreren Studien eine Erhöhung des ICP oder zumindest eine Behinderung des venösen Rückstroms bewirkt hat [55]. Zusätzlich sollte bei Verdacht auf eine Wirbelsäulenverletzung eine Immobilisierung per **Vakuummatratze** erfolgen.

Schockraummanagement

Atemwegs- und Blutdruckmanagement

Eine Hypotonie (systolischer Blutdruckwert <90 mmHg) oder eine Hypoxie (Sauerstoffsättigung <90% bzw. p_aO_2 <60 mmHg) sollten weiterhin vermieden bzw. rasch korrigiert werden. Der MAP sollte bei schwerem SHT über 90 mmHg gehalten werden (systolisch >120 mmHg, [56]). Des Weiteren ist die Vermeidung einer Hyperthermie von Bedeutung. Eine frühe **spontane Hypothermie** (<35°C) kann nach neueren Erkenntnissen die Entstehung von sekundären Hirnschäden reduzieren. Ein signifikanter Einfluss auf das Outcome der Patienten konnte bisher in Studien allerdings nicht belegt werden [57].

Der MAP sollte bei schwerem SHT über 90 mmHg gehalten werden

Eine Hypovolämie kann die sekundären Schäden verstärken

Eine Hypovolämie kann rasch zu einer Verminderung des CPP führen und damit die sekundären Schäden verstärken [56]. Bei der **Volumensubstitution** sollten keine hypotonen Flüssigkeiten oder Lösungen mit Glucose verwendet werden, da diese einerseits das posttraumatische Hirnödem verstärken und andererseits eine evtl. bestehende Laktatacidose aggravieren können [58, 59]. Die wichtigsten Zielgrößen und Therapieoptionen gemäß der Empfehlung der Deutschen Gesellschaft für Anästhesiologie und Intensivmedizin (DGAI) sind in ◘ **Tab. 3** zusammengefasst [60].

Sedierung und Relaxierung

Eine suffiziente Analgosedierung verhindert stress- und schmerzinduzierte Anstiege des ICP, senkt den Hirnstoffwechsel und ermöglicht die Weiterführung einer Beatmungstherapie (◘ **Tab. 4**). Dabei kann durch die Injektion von Barbituraten (Thiopental, Methohexital) eine Reduktion der zerebralen Aktivität und des ICP erzielt werden. Zur kontinuierlichen Gabe ist allerdings nur Methohexital zugelassen [61]. Eine **neuromuskuläre Blockade** kann als Ergänzung zu anderen Maßnahmen bei der Therapie des refraktären Hirndrucks zum Einsatz kommen. Indiziert ist dies bei anhaltenden Symptomen der zerebralen Einklemmung oder bei Vorhandensein einer invasiven ICP-Messung (in der Regel auf der Intensivstation) und therapierefraktären erhöhten ICP-Werten [62]. Dabei sollten nichtdepolarisierende Muskelrelaxanzien verwendet werden, da Succinylcholin durch die Erzeugung von muskulären Kontraktionen zu ICP-Erhöhungen führen könnte [29].

Durch die Injektion von Barbituraten kann eine Senkung des ICP erzielt werden

An dieser Stelle wird darauf hingewiesen, dass die Routinegabe von Glukokortikoiden bei SHT-Patienten obsolet ist. Grund ist die fehlende Hirndrucksenkung nach SHT bei gleichzeitig signifikant erhöhter Vierzehntagesletalität [64].

Die Routinegabe von Glukokortikoiden ist bei SHT-Patienten obsolet

Osmotherapie

Mannitol ist ein Osmodiuretikum, das in der Notfallbehandlung von SHT-Patienten mit Hirndrucksteigerung und beginnender zerebraler Einklemmungssymptomatik eingesetzt werden sollte. Bei Verdacht auf eine transtentorielle Herniation sollten innerhalb von 15 min 0,5–1 g/kgKG Mannitol 20% (entspricht 2,5–5 ml/kgKG) infundiert werden. Dies ist auch ohne Messung des ICP gerechtfertigt [65]. Für den Nutzen einer darüber hinausgehenden Anwendung in der Prähospitalphase gibt es jedoch keine Evidenz [65].

Alternativ ist die Anwendung von hypertonen Kochsalzlösungen möglich. Diese zeigen eine vergleichbare Effektivität bei der Reduktion des ICP und sind bei dem initialen SHT-Management als adäquater Ersatz von Mannitol zu betrachten [66]. In verschiedenen Studien mit hyperosmolaren Lösungen wurden NaCl-Konzentrationen von 1,7–30% als 250-ml-Bolus gegeben, um den ICP zu senken. Bis dato gibt es keine klare Evidenz, welche Konzentration und welche Menge den größten hirndrucksenkenden Effekt bewirken [67]. Das bisher am häufigsten eingesetzte HyperHAES® ist seit März 2014 aufgrund des Verzichts auf die Zulassungsverlängerung in Deutschland nicht mehr verfügbar. Alternativ sind mehrere hypertone Lösungen verfügbar (NaCl, 5,85%ig, als 20-ml-, NaCl, 10%ig, als 10-ml- und NaCl, 20%ig, als 10-ml-Lösung).

Die Applikation von hyperosmolaren Lösungen sollte im Schockraum idealerweise über einen zentralvenösen Zugang erfolgen. Bei schwierigen Venenverhältnissen ist präklinisch die Gabe über einen **i.o.-Zugang** (z. B. des EZ-IO®-Systems) möglich und zumindest hämodynamisch genau so wirksam wie die i.v.-Gabe [68]. Eine randomisierte Studie zur präklinischen Gabe von hypertonen Lösungen bei SHT-Patienten mit hypotoner Blutdrucklage ergab bisher keinen Anhalt für ein besseres neurologisches Outcome im Vergleich zu Patienten, die nur Ringer-Laktat-Lösung erhielten [69].

Zu beachten ist, dass exzessiv hohe Bolusgaben von hyperosmolaren Lösungen zu einem paradoxen ICP-Anstieg führen können. Dies wird v. a. bei gestörter zerebraler Autoregulation im Rahmen von schweren SHT beobachtet [70].

Gerinnungsmanagement

Traumainduzierte systemische Koagulopathien zählen zu den sekundären Schädigungen nach einem SHT [71, 72]. Dies gilt insbesondere bei zusätzlichem Vorliegen von Hirnkontusionen oder einem Subduralhämatom [71]. Es wird daher empfohlen, eine erweiterte Gerinnungsdiagnostik [Quick-Wert, partielle Thromboplastinzeit (PTT), Fibrinogen, D-Dimere und Faktor XIII] sowie engmaschige Laborkontrollen bei Patienten mit schwerem SHT (GCS ≤8, [73]) durchzuführen. Eine weitere Möglichkeit der schnellen **„Point-of-care"-Gerinnungsdiagnostik** bietet die Rotationsthrombelastometrie (ROTEM®) oder -grafie (ROTEG; [74]). Die ROTEM® bzw. ROTEG ist heutzutage der Goldstandard für die schnelle Detektion einer Hyperfibrinolyse mit der Möglichkeit der raschen Gabe von Antifibrinolytika [75].

Anhand einer aktuell publizierten prospektiven Studie konnte demonstriert werden, dass eine frühe **Hirnkontusionsprogression** in der CT (innerhalb der ersten 6 h nach Aufnahme) und das Auftreten einer traumabedingten Koagulopathie nach einem isolierten SHT mit einer signifikanten Verschlechterung des frühen und späten neurologischen Outcome der betroffenen Patienten verbunden sind [76]. Dieses Ergebnis unterstreicht die Wichtigkeit der adäquaten Diagnostik und v. a. der zeitnahen und konsequenten Korrektur von Gerinnungsstörungen bei Patienten mit Schädel-Hirn-Trauma. Eine besondere Gefahr geht von der Tatsache aus, dass viele SHT-Patienten bei der Einlieferung in die Klinik neurologisch unauffällig sind und sich erst im weiteren Verlauf bei mangelhafter Gerinnungsoptimierung durch Zunahme der Hirnkontusionen in ihrem klinischen Zustand verschlechtern [76]. In einer Arbeit von Juratli et al. [76] fanden sich ein 5-fach erhöhtes Risiko einer Hirnkontusionszunahme bei einer pathologischen Thrombozytenzahl (<100.000 mm³) bzw. ein 3-fach erhöhtes Risiko bei einem pathologischen **Fibrinogenspiegel** (2 g/l). Übereinstimmend mit der Empfehlung der S3-Leitlinien „Polytrauma/Schwerverletzten-Behandlung" und der Bundesärztekammer wird daher die rasche Substitution mit Thrombozytenkonzentraten (bei Unterschreiten von 100.000 mm³) und Fibrinogen (bei einem Spiegel <1,5–2 g/l bzw. bei Anhalt für eine Hypofibrinogenämie im ROTEM; [1, 14]) empfohlen. Ob durch die frühzeitige Gabe von Tranexamsäure die Zunahme von intrakraniellen Blutungen reduziert werden kann, wird derzeit im Rahmen der Studie Clinical Randomisation of an Antifibrinolytic in Significant Head Injury (CRASH-3) evaluiert. Zuvor hatte sich in der CRASH-2-Studie durch die Gabe von Tranexamsäure eine signifikante Reduktion der Letalität polytraumatisierter Patienten gezeigt [77].

Chirurgische Indikationsstellung

Die notfallmäßige neurochirurgische Versorgung von SHT-Patienten umfasst folgende 4 Indikationsgebiete:

- akute Epiduralhämatome

- akute Subduralhämatome,
- traumatische Hirnkontusionen,
- Impressionsfrakturen.

Akute Epiduralhämatome. Diese (◘ **Abb. 3a**) werden über eine **osteoplastische Trepanation** ausgeräumt, wenn eine der folgenden Konstellationen vorliegt:
- Der Patient hat einen GCS-Wert <9 mit einer Pupillenanisokorie (Notfall),
- oder das Hämatom ist dicker als eine Kalottenbreite (dringlich),
- oder fokale Defizite werden durch das Hämatom verursacht (dringlich).

Akute Subduralhämatome. Die adäquate Therapie der akuten Subduralhämatome (◘ **Abb. 3b**) besteht in der Regel in der sofortigen osteoklastischen Trepanation und Hämatomausräumung mit anschließender **Duraerweiterungsplastik** und Anlage einer Hirndruckmesssonde. Dieser Eingriff sollte bei allen betroffenen Patienten mit einem GCS-Wert <9 oder unabhängig vom GCS-Wert bei Hämatomen >1 cm oder Mittellinienverlagerung >5 mm im CT erfolgen.

Traumatische Hirnkontusionen sind meist multipel vorhanden

Traumatische Hirnkontusionen. Sie sind meist klein und multipel vorhanden mit Prädilektionsstellen an der Fronto- und Temporobasis (◘ **Abb. 3c**). Die Indikation zur Ausräumung einer Hirnkontusion wird selten gestellt und besteht nur bei großen und raumfordernden Blutungen v. a. bei Patienten mit einem GCS-Wert <9 oder Pupillenanisokorie. Bei Patienten mit einem GCS-Wert <9 und kleinen Kontusionen wird die Anlage einer Hirndruckmesssonde empfohlen.

Impressionsfrakturen. Offene und geschlossene Impressionsfrakturen (◘ **Abb. 3d**) werden notfallmäßig versorgt, wenn die Impression tiefer als eine Kalottenbreite ist oder eine **offene Duraverletzung** vorliegt.

Fazit für die Praxis

- Das SHT hat eine enorme klinische Relevanz. Es ist die häufigste Todesursache bei Patienten unter 45 Jahren. Die Anzahl stationärer Einweisungen steigt in den letzten Jahren kontinuierlich an.
- Bei der Pathogenese muss zwischen primären und sekundären zerebralen Schäden unterschieden werden. Die sekundären zerebralen Schäden bestimmen wesentlich die Prognose des Patienten und müssen daher frühzeitig sowie konsequent therapiert werden.
- Das präklinische Management des SHT stellt eine große Herausforderung für den Behandler dar. Besondere Bedeutung haben die Behandlungen der Hypoxie, der Hypotonie und der Hyperkapnie.
- Die Indikation zur präklinischen Intubation sollte kritisch und im Rahmen einer Einzelfallentscheidung gestellt werden. Ein zwingendes Intubationskriterium ist nach Ansicht der Autoren eine drohende oder bestehende Hypoxämie oder ein Verlust der Schutzreflexe. Dabei ist präklinisch grundsätzlich von einer schwierigen Intubation auszugehen. Daher muss stets ein alternatives Verfahren zur Atemwegssicherung vorhanden sein. Insbesondere die supraglottischen Atemwegssicherungen (Larynxtubus, Larynxmaske) haben hier großen klinischen Stellenwert erlangt.
- Aufgrund der negativ-inotropen Wirkungen von Propofol und Barbituraten sowie dem damit verbundenen Blutdruckabfall eignet sich insbesondere die Kombination von Ketamin und Benzodiazepinen zur Narkoseeinleitung bei hämodynamisch instabilen Patienten. Der Einsatz von Etomidat sollte aufgrund der begleitenden Nebenwirkungen auf die Nebennierenfunktion vermieden werden. Zur neuromuskulären Blockade wird entweder Succinylcholin oder ein schnell wirkendes nichtdepolarisierendes Muskelrelaxans verwendet.
- Bei erhöhtem ICP ist eine Osmotherapie mit Mannitol oder hypertoner Kochsalzlösung möglich. Die Routinegabe von Glukokortikoiden bei SHT-Patienten ist obsolet.
- Wann immer möglich bzw. zeitlich vertretbar, sollte ein überregionales Traumazentrum als Zielklinik bevorzugt werden. Ein verzögerter Transfer in Traumazentren der Level I und II hat in einer Studie in den USA zu einer erheblich höheren Letalität geführt.

- Auch bei isoliertem SHT werden häufig systemische Gerinnungsstörungen beobachtet. Diese sollten durch eine „Point-of-care"-Gerinnungsdiagnostik detektiert und zügig therapiert werden.
- Die Dringlichkeit der neurochirurgischen Intervention schwankt je nach Verletzungsmuster zwischen notfallmäßiger Operation und konservativer Versorgung.

Korrespondenzadresse

Dr. T.A. Juratli
Klinik und Poliklinik für Neurochirurgie, Carl Gustav Carus Universitätsklinikum, Technische Universität Dresden
Fetscherstr. 74, 01307 Dresden
tareq.juratli@uniklinikum-dresden.de

Danksagung. Die Autoren bedanken sich bei Dr. Mazen A. Juratli für die Unterstützung bei der Überarbeitung der Abbildungen.

Einhaltung ethischer Richtlinien

Interessenkonflikt. T.A. Juratli, S.E. Stephan, A.E. Stephan und S.B. Sobottka geben an, dass kein Interessenkonflikt besteht.

Dieser Beitrag beinhaltet keine Studien an Menschen oder Tieren.

Literatur

1. Rickels E, Wild K v, Wenzlaff P, Bock WJ (2006) Schädel-Hirn-Verletzung. Epidemiologie und Versorgung – Ergebnisse einer prospektiven Studie. Zuckschwerdt, Germering
2. Lassen NA, Christensen MS (1976) Physiology of cerebral blood flow. Br J Anaesth 48:719–734
3. Schaller B, Graf R (2005) Different compartments of intracranial pressure and its relationship to cerebral blood flow. J Trauma 59:1521–1531
4. Wan WH, Ang BT, Wang E (2008) The Cushing response: a case for a review of its role as a physiological reflex. J Clin Neurosci 15:223–228
5. Strandgaard S, Paulson OB (1984) Cerebral autoregulation. Stroke 15:413–416
6. Farkas O, Povlishock JT (2007) Cellular and subcellular change evoked by diffuse traumatic brain injury: a complex web of change extending far beyond focal damage. Prog Brain Res 161:43–59
7. Donkin JJ, Vink R (2010) Mechanisms of cerebral edema in traumatic brain injury: therapeutic developments. Curr Opin Neurol 23:293–299
8. Rabinstein AA (2006) Treatment of cerebral edema. Neurologist 12:59–73
9. Chesnut RM, Marshall SB, Piek J et al (1993) Early and late systemic hypotension as a frequent and fundamental source of cerebral ischemia following severe brain injury in the Traumatic Coma Data Bank. Acta Neurochir Suppl (Wien) 59:121–125
10. Choi SC, Muizelaar JP, Barnes TY et al (1991) Prediction tree for severely head-injured patients. J Neurosurg 75:251–255
11. Stocchetti N, Furlan A, Volta F (1996) Hypoxemia and arterial hypotension at the accident scene in head injury. J Trauma 40:764–767
12. Firsching R, Messing-Jünger M, Rickels E et al (2007) Schädel-Hirn-Trauma im Erwachsenenalter. http://www.awmf.org
13. Gabriel EJ, Ghajar J, Jagoda A et al (2002) Guidelines for prehospital management of traumatic brain injury. J Neurotrauma 19:111–174
14. Stürmer KM, Neugebauer E, Deutsche Gesellschaft für Unfallchirurgie (2011) S3-Leitlinie Polytrauma/Schwerverletzten-Behandlung. AWMF-Register-Nr. 012/019. http://www.awmf.org
15. el-Ganzouri AR, McCarthy RJ, Tuman KJ et al (1996) Preoperative airway assessment: predictive value of a multivariate risk index. Anesth Analg 82:1197–1204
16. Timmermann A, Eich C, Russo SG et al (2006) Prehospital airway management: a prospective evaluation of anaesthesia trained emergency physicians. Resuscitation 70:179–185
17. Byhahn C, Dörges V (2007) Präklinische Intubation. Notfall Rettungsmed 10:482–487
18. Russo SG, Zink W, Herff H et al (2010) Death due to (no) airway. Adverse events by out-of-hospital airway management? Anaesthesist 59:929–939
19. Goedecke A von, Herff H, Paal P et al (2007) Field airway management disasters. Anesth Analg 104:481–483
20. Goedecke A von, Keller C, Voelckel WG et al (2006) Mask ventilation as an exit strategy of endotracheal intubation. Anaesthesist 55:70–79
21. Paal P, Herff H, Mitterlechner T et al (2010) Anaesthesia in prehospital emergencies and in the emergency room. Resuscitation 81:148–154
22. Marquez J, McCurry K, Severyn DA et al (2008) Ability of pulse power, esophageal Doppler, and arterial pulse pressure to estimate rapid changes in stroke volume in humans. Crit Care Med 36:3001–3007
23. Colton K, Yang S, Hu PF et al (2014) Intracranial pressure response after pharmacologic treatment of intracranial hypertension. J Trauma Acute Care Surg 77:47–53
24. Roberts I, Sydenham E (2012) Barbiturates for acute traumatic brain injury. Cochrane Database Syst Rev 12:CD000033
25. Morris C, Perris A, Klein J et al (2009) Anaesthesia in haemodynamically compromised emergency patients: does ketamine represent the best choice of induction agent? Anaesthesia 64:532–539
26. Hudetz JA, Pagel PS (2010) Neuroprotection by ketamine: a review of the experimental and clinical evidence. J Cardiothorac Vasc Anesth 24:131–142
27. Jabre P, Combes X, Lapostolle F et al (2009) Etomidate versus ketamine for rapid sequence intubation in acutely ill patients: a multicentre randomised controlled trial. Lancet 374:293–300
28. Warner KJ, Cuschieri J, Jurkovich GJ et al (2009) Single-dose etomidate for rapid sequence intubation may impact outcome after severe injury. J Trauma 67:45–50
29. Murphy GS, Vender JS (2001) Neuromuscular-blocking drugs. Use and misuse in the intensive care unit. Crit Care Clin 17:925–942
30. Wang HE, Yealy DM (2006) How many attempts are required to accomplish out-of-hospital endotracheal intubation? Acad Emerg Med 13:372–377
31. Bernhard M, Matthes G, Kanz KG et al (2011) Emergency anesthesia, airway management and ventilation in major trauma. Background and key messages of the interdisciplinary S3 guidelines for major trauma patients. Anaesthesist 60:1027–1040
32. Combes X, Jabre P, Jbeili C et al (2006) Prehospital standardization of medical airway management: incidence and risk factors of difficult airway. Acad Emerg Med 13:828–834
33. Mann V, Mann ST, Alejandre-Lafont E et al (2013) Supraglottic airway devices in emergency medicine: impact of gastric drainage. Anaesthesist 62:285–292
34. Timmermann A (2011) Supraglottic airways in difficult airway management: successes, failures, use and misuse. Anaesthesia 66(Suppl 2):45–56

35. Scholz J, Sefrin P, Böttiger BW et al (2013) Notfallmedizin. Thieme, Stuttgart

36. Timmermann A, Brokmann JC, Fitzka R et al (2012) Measurement of carbon dioxide in emergency medicine. Anaesthesist 61:148–155

37. Helm M, Hauke J, Lampl L (2002) A prospective study of the quality of pre-hospital emergency ventilation in patients with severe head injury. Br J Anaesth 88:345–349

38. Dumont TM, Visioni AJ, Rughani AI et al (2010) Inappropriate prehospital ventilation in severe traumatic brain injury increases in-hospital mortality. J Neurotrauma 27:1233–1241

39. Grubb RL, Raichle ME, Eichling JO et al (1974) The effects of changes in PaCO2 on cerebral blood volume, blood flow, and vascular mean transit time. Stroke 5:630–639

40. Bratton SL, Chestnut RM, Ghajar J et al (2007) Guidelines for the management of severe traumatic brain injury. XIV. Hyperventilation. J Neurotrauma 24(Suppl 1):S87–S90

41. Muizelaar JP, Marmarou A, Ward JD et al (1991) Adverse effects of prolonged hyperventilation in patients with severe head injury: a randomized clinical trial. J Neurosurg 75:731–739

42. Tawfeeq NA, Halawani MM, Al-Faridi K et al (2009) Traumatic brain injury: neuroprotective anaesthetic techniques, an update. Injury 40(Suppl 4):S75–S81

43. Stiver SI, Manley GT (2008) Prehospital management of traumatic brain injury. Neurosurg Focus 25:E5

44. DGAI (2011) Innerklinische Akutversorgung des Patienten mit Schädel-Hirn-Trauma*. Aktualisierte Empfehlungen des Wissenschaftlichen Arbeitskreises Neuroanästhesie der Deutschen Gesellschaft für Anästhesiologie und Intensivmedizin. http://www.bda.de

45. Teasdale G, Jennett B (1974) Assessment of coma and impaired consciousness. A practical scale. Lancet 2:81–84

46. Bazarian JJ, Eirich MA, Salhanick SD (2003) The relationship between prehospital and emergency department Glasgow coma scale scores. Brain Inj 17:553–560

47. Chieregato A, Martino C, Pransani V et al (2010) Classification of a traumatic brain injury: the Glasgow Coma scale is not enough. Acta Anaesthesiol Scand 54:696–702

48. Gill M, Windemuth R, Steele R et al (2005) A comparison of the Glasgow Coma Scale score to simplified alternative scores for the prediction of traumatic brain injury outcomes. Ann Emerg Med 45:37–42

49. Green SM (2011) Cheerio, laddie! Bidding farewell to the Glasgow Coma Scale. Ann Emerg Med 58:427–430

50. Grote S, Böcker W, Mutschler W et al (2011) Diagnostic value of the Glasgow Coma Scale for traumatic brain injury in 18,002 patients with severe multiple injuries. J Neurotrauma 28:527–534

51. Hartl R, Gerber LM, Iacono L et al (2006) Direct transport within an organized state trauma system reduces mortality in patients with severe traumatic brain injury. J Trauma 60:1250–1256

52. Joosse P, Saltzherr TP, Lieshout WA van et al (2012) Impact of secondary transfer on patients with severe traumatic brain injury. J Trauma Acute Care Surg 72:487–490

53. Gries A, Lenz W, Stahl P et al (2014) On-scene times for helicopter services: influence of central dispatch center strategy. Anaesthesist 63:555–562

54. Schneider GH, Helden GH von, Franke R et al (1993) Influence of body position on jugular venous oxygen saturation, intracranial pressure and cerebral perfusion pressure. Acta Neurochir Suppl (Wien) 59:107–112

55. Mobbs RJ, Stoodley MA, Fuller J (2002) Effect of cervical hard collar on intracranial pressure after head injury. ANZ J Surg 72:389–391

56. Bratton SL, Chestnut RM, Ghajar J et al (2007) Guidelines for the management of severe traumatic brain injury. I. Blood pressure and oxygenation. J Neurotrauma 24(Suppl 1):S7–S13

57. Andrews PJ, Sinclair HL, Battison CG et al (2011) European Society of Intensive Care Medicine study of therapeutic hypothermia (32–35°C) for intracranial pressure reduction after traumatic brain injury (the Eurotherm3235Trial). Trials 12:8

58. Raslan A, Bhardwaj A (2007) Medical management of cerebral edema. Neurosurg Focus 22:E12

59. Smorenberg A, Ince C, Groeneveld AJ (2013) Dose and type of crystalloid fluid therapy in adult hospitalized patients. Perioper Med (Lond) 2:17

60. Baetgen R, Engelhard K, Hennes HJ et al (2009) Innerklinische Akutversorgung des Patienten mit Schädel-Hirn-Trauma. Anaesth Intensivmed 50:489–501

61. Hilbert P, Kern BC, Langer S et al (2011) Methohexital for treatment of intracranial hypertension. Anaesthesist 60:819–826

62. Juul N, Morris GF, Marshall SB et al (2000) Neuromuscular blocking agents in neurointensive care. Acta Neurochir Suppl 76:467–470

63. Roewer (2012) Neurochirurgie und Neuroradiologie. In: Roewer N, Thiel H, Wunder C (Hrsg) Anästhesie compact. Thieme, Stuttgart

64. Alderson P, Roberts I (2005) Corticosteroids for acute traumatic brain injury. Cochrane Database Syst Rev:CD000196

65. Bratton SL, Chestnut RM, Ghajar J et al (2007) Guidelines for the management of severe traumatic brain injury. II. Hyperosmolar therapy. J Neurotrauma 24(Suppl 1):S14–S20

66. Ichai C, Armando G, Orban JC et al (2009) Sodium lactate versus mannitol in the treatment of intracranial hypertensive episodes in severe traumatic brain-injured patients. Intensive Care Med 35:471–479

67. Strandvik GF (2009) Hypertonic saline in critical care: a review of the literature and guidelines for use in hypotensive states and raised intracranial pressure. Anaesthesia 64:990–1003

68. Dubick MA, Kramer GC (1997) Hypertonic saline dextran (HSD) and intraosseous vascular access for the treatment of haemorrhagic hypotension in the far-forward combat arena. Ann Acad Med Singapore 26:64–69

69. Cooper DJ, Myles PS, McDermott FT et al (2004) Prehospital hypertonic saline resuscitation of patients with hypotension and severe traumatic brain injury: a randomized controlled trial. JAMA 291:1350–1357

70. Ravussin P, Abou-Madi M, Archer D et al (1988) Changes in CSF pressure after mannitol in patients with and without elevated CSF pressure. J Neurosurg 69:869–876

71. Allard CB, Scarpelini S, Rhind SG et al (2009) Abnormal coagulation tests are associated with progression of traumatic intracranial hemorrhage. J Trauma 67:959–967

72. Talving P, Benfield R, Hadjizacharia P et al (2009) Coagulopathy in severe traumatic brain injury: a prospective study. J Trauma 66:55–61

73. Harhangi BS, Kompanje EJ, Leebeek FW et al (2008) Coagulation disorders after traumatic brain injury. Acta Neurochir (Wien) 150:165–175

74. Schöchl H, Solomon C, Traintinger S et al (2011) Thromboelastometric (ROTEM) findings in patients suffering from isolated severe traumatic brain injury. J Neurotrauma 28:2033–2041

75. Schöchl H, Frietsch T, Pavelka M et al (2009) Hyperfibrinolysis after major trauma: differential diagnosis of lysis patterns and prognostic value of thrombelastometry. J Trauma 67:125–131

76. Juratli TA, Zang B, Litz RJ et al (2014) Early hemorrhagic progression of traumatic brain contusions: frequency, correlation with coagulation disorders, and patient outcome: a prospective study. J Neurotrauma 31:1521–1527

77. Ker K, Kiriya J, Perel P et al (2012) Avoidable mortality from giving tranexamic acid to bleeding trauma patients: an estimation based on WHO mortality data, a systematic literature review and data from the CRASH-2 trial. BMC Emerg Med 12:3

Anaesthesist 2015 · 64:243–258
DOI 10.1007/s00101-015-0002-1
Online publiziert: 18. März 2015
© Springer-Verlag Berlin Heidelberg 2015

Redaktion
H. Forst · Augsburg
T. Fuchs-Buder · Nancy
A. Heller · Dresden
M. Weigand · Heidelberg

Olivier Tschudi · Guido Schüpfer
Klinik für Anästhesiologie, Intensivmedizin, Rettungs- und Schmerzmedizin,
Stab Medizin/OP-Management, Luzerner Kantonsspital, Luzern 16, Schweiz

Management für den Operationsbereich

Zusammenfassung

Unternehmen, in der heutigen Zeit so auch Krankenhäuser, müssen Kundennutzen stiften und als Voraussetzung hierfür nachhaltig Gewinn erwirtschaften. Management bedeutet in der Unternehmenswelt, ein Unternehmen oder Teile davon auf Dauer zu gestalten und zu steuern. Management ist nicht Machtausübung, sondern Funktion. Dieser Management-Begriff wird im vorliegenden Beitrag für den wichtigen Dienstleistungsbereich des OP exemplarisch entwickelt, und einzelne Funktionen wie beispielsweise die Ressourcensteuerung, die Kapazitätsplanung und die Materialwirtschaft werden vertiefend dargestellt. Einige OP-spezifische Management-Herausforderungen werden herausgearbeitet. Dabei wird klar, dass die ökonomische Logik der möglichst effizienten Abwicklung in keinem Gegensatz zu der ärztlichen Ethik steht, dem Patienten eine möglichst wirksame Behandlung unter Wahrung der größtmöglichen Sicherheit und Qualität zu ermöglichen. Der Beitrag will für medizinische Fachleute unter Betonung der professionsbasierten Kompetenzen eine Brücke zur Sprache und Welt der Betriebswirtschaft bauen und weckt hoffentlich Interesse sich weiterzuvertiefen.

Schlüsselwörter

Gewinn · Planung · Effizienz · Effektivität · Sicherheit · Operationssaal-Management · Operationssaal-Planung

Lernziele

Nach der Lektüre dieses Beitrags…
— **haben Sie die Grundzüge unternehmerischen Handelns und den Management-Begriff verstanden.**
— **sind Sie in der Lage, Funktionen des OP-Managements, wie beispielsweise die Ressourcensteuerung, Kapazitätsplanung und Materialwirtschaft, zu erklären.**
— **fühlen Sie sich sicher darin, die Sprache der Betriebswirtschaft in Ihre professionsbasierten medizinischen Kompetenzen zu integrieren.**

Ziele unternehmerischen Handelns

Krankenhäuser sind Leistungserbringer für Patienten und Abnehmer für Lieferanten. Es stellt sich daher zunächst die Frage: „Was ist der Zweck unternehmerischen Handelns?" Die hierfür am meisten gehörte, jedoch falsche Antwort lautet *Gewinn erwirtschaften*. Unternehmenszweck ist grundsätzlich das Stiften von Kundennutzen. Stiften Produkte oder Dienstleistungen keinen Nutzen, ist auch niemand bereit, dafür einen Preis zu bezahlen. Gewinnerwirtschaftung ist also nicht Unternehmenszweck, sondern ein Erfordernis. Erwirtschaftet ein Unternehmen auf Dauer keinen Gewinn, wird es untergehen, weil es sein Eigenkapital verbrennt oder in Liquiditätsnot gerät. Keinen Gewinn erwirtschaftet es, wenn es keinen oder keinen adäquaten Kundennutzen stiftet. Unternehmerisches Handeln hat die langfristige Sicherung der **Marktpräsenz** des Unternehmens zum Ziel. So werden langfristig Löhne, Steuern, Sozialabgaben etc. abgeführt. Krankenhäuser sind Unternehmen, die im Wettbewerb stehen. Zu deren Steuerung braucht es Management.

> Unternehmenszweck ist grundsätzlich das Stiften von Kundennutzen

Management

Management ist die **ordnende Kraft,** die aus Ressourcen Ergebnisse formt. Zunächst ist Management nicht Macht, sondern die Funktion, das Unternehmen oder Teile davon nachhaltig zu gestalten, zu steuern und zu entwickeln. Es geht um die Zukunftsfähigkeit von (heutigen) Management-Entscheidungen. Management bedeutet die Steuerung von komplexen, produktiven und sozialen Systemen. Nach einer anderen Definition geht es im Management um die **effektive Transformation** von Wissen, Intelligenz und Vorstellungkraft in (Kunden-)Nutzen. Management bewegt sich daher im Spannungsfeld von Strategie (des Unternehmens), Struktur und Kultur (◘ **Tab. 1**).

Manager sind Macher und an ihren Resultaten zu messen. Die Bewertung von Managementleistung erfolgt über die erreichten qualitativen und quantitativen Ziele. Ziele können als

> Management bedeutet die Steuerung von komplexen, produktiven und sozialen Systemen

> Ziele können als vorweggenommene Resultate gesehen werden

Management for the operating room

Abstract

Business companies, which in the current times also includes hospitals, must create customer benefits and as a prerequisite for this must sustainably generate profits. Management in the world of business means the formation and directing of a company or parts of a company on a permanent basis, whereby management in this context is not exercising power but function. This concept of management is exemplary developed in this article for the important services sector of the operating room (OR) and individual functions, such as resource control, capacity planning and materials administration are presented in detail. Some OR-specific management challenges are worked out. From this it becomes clear that the economic logic of the most efficient implementation possible is not a contradiction of medical ethics, enabling the most effective treatment possible for patients while safeguarding the highest possible levels of safety and quality. The article aims to build a bridge for medical specialists to the language and world of commerce, emphasizing the profession-based competence and hopefully to arouse interest to go into more detail.

Keywords

Profit · Planning · Efficiency · Effectiveness · Safety · OR-Management · OR-Planing

Tab. 1 Management-Funktionen
– Für Ziele^a sorgen
– Organisieren (Aufbau und Ablauf)
– Entscheiden
– Kontrollieren auf der Basis von Messungen und deren Beurteilung
– Mitarbeiter entwickeln
^aZiele sind vorweggenommene Resultate.

vorweggenommene Resultate gesehen werden. Dabei legen Manager nicht blind darauf los, sondern priorisieren ihr Tun in **Aktionsplänen,** die sich an der Strategie ausrichten. In Aktionsplänen werden die Beiträge zum Unternehmenserfolg, die zu erwartenden Ergebnisse und Fristen definiert. Manager übernehmen Verantwortung für ihre Entscheidungen.

Strategie ist die Festlegung eines Unternehmensziels und die Definition des Wegs dorthin. Sie soll die Überlebensfähigkeit des Unternehmens sichern. In der Strategie werden Ziele, Mittel und Maßnahmen definiert. Ziele werden durch Mitteleinsatz zeitgerecht in Resultate umgewandelt. Eine quantifizierte Strategie wird **Businessplan** genannt.

Struktur bedeutet zunächst die Aufbauorganisation. In der Aufbauorganisation werden Hierarchiestufen, Dienstwege und Kompetenzen geregelt. Die Aufbauorganisation wird in einem Organigramm dargestellt. Struktur umfasst aber auch die Ablauforganisation, die alle Prozessabläufe beinhaltet. Grundsätzlich sind die Abgrenzung der Aufgaben, Verantwortung und Kompetenzen der Mitarbeiter in konzertierter Form wichtig.

Kultur umfasst in diesem Zusammenhang alle impliziten und expliziten Werte, Denkhaltungen und Normen, die ins Unternehmen eingebracht werden. Es geht also nicht nur um offen geteilte Werte, sondern um deren Gesamtheit.

Management bedeutet nicht das Beherrschen von Methoden der Betriebswirtschaftslehre, sondern es bedeutet Unternehmensführung. Führung heißt, Fähigkeiten zur Wirkung zu bringen, weil Raum dafür gegeben wird. Gutes Management ist nicht herrschen, sondern sich als Teil derer zu verstehen, die mithandeln, mitdenken und mitgehen sollen [1]. Zur Steuerung von Unternehmen werden insbesondere mehrdimensionale integrierte Management-Systeme verwendet. Manager werden durch andere wirksam. Sie haben **Verantwortung** für die eigene Leistung, für ihre Mitarbeiter und das Unternehmen. Verantwortung basiert auf Ethik und Charakter [2].

Konstruktive Verbindung von ökonomischen und medizinischen Wertvorstellungen

Regulatorische Maßnahmen haben in Deutschland und in der Schweiz den Wettbewerbsdruck in der Krankenhausindustrie beträchtlich erhöht. In den letzten Jahren haben sich Krankenhäuser zu Unternehmen entwickeln müssen. Gefordert wird wirtschaftlicher Erfolg als Voraussetzung für Investitionen in gute Medizin (wie dies beispielsweise der Chef des größten deutschen Klinikkonzerns fordert [3]). Intensiv-, Notfallstationen und der OP-Bereich sind wichtige **Dienstleistungszentren,** die auch große Kostenblöcke darstellen. In diesen Bereichen entscheidet sich der wirtschaftliche Unternehmenserfolg an Patientenzufriedenheit und Behandlungsqualität. So ist der Ruf nach effektiver und effizienter Führung verständlich [4].

Erforderlich ist eine durchgreifende Prozessbeherrschung über die Schranken der Professionen hinweg. Rund ein Drittel der Gesamtkosten eines Krankenhauses oder 25–60 % der Fallkosten fallen im OP-Bereich an. Damit steht der OP-Bereich im wesentlichen Fokus einer Krankenhausleitung. Mit wirksamem Management kann die OP-Produktivität kontinuierlich gesteigert und gleichzeitig die Versorgungssicherheit dank zufriedener Teams gewährt werden. Dazu braucht es einen verantwortlichen (unabhängigen) **OP-Manager,** der mit den beteiligten Berufsgruppen die Schlüsselthemen zum Nutzen der Patienten und Teams adressiert. Qualität und Wirtschaftlichkeit aller Krankenhausbereiche werden entscheiden, ob ein Leistungserbringer langfristig im Markt verbleibt.

Aufgaben

Das OP-Management ist eine Führungsfunktion für einen der Kernprozesse im Krankenhaus. Es stellt eine konstruktive Verbindung von ökonomischen und medizinischen Wertvorstellungen dar, die nicht gegensätzlich zu sehen sind. Medizinisch gesehen gilt es, dem Patienten eine effektive Behandlung zukommen zu lassen, die ökonomisch gesehen effizient, also ohne Verschwendung zu erfolgen hat. Verkürzt formuliert gilt es, die richtigen Dinge aus Sicht der Medizin (aus Sicht der Wirtschaftswissenschaften) richtig zu tun [5]. Ein OP-Management muss durch ein von der obersten Unternehmensleitung getragenes **OP-Statut** verankert und legitimiert werden [6, 7].

Die Aufgabe umfasst viele wichtige Teilaufgaben mit einem langfristigen Horizont (◘ **Tab. 2**), die sich in einem typisch unternehmerischen Spannungsfeld befinden (◘ **Abb. 1**).

Davon abzugrenzen ist die **OP-Koordinationsfunktion**. Zwar wird im OP täglich unter besonderen Anforderungen gearbeitet. Alle Tage rund um die Uhr gilt es, Personal zu planen, OP zuzuweisen und das richtige Material zur richtigen Zeit bereitzustellen. Es ist nicht die Rolle des OP-Managements die OP-Koordination im Alltag zu übernehmen, sondern diese durch die Implementierung von Regeln zu strukturieren und zu lenken. Das OP-Management schließt Informationslücken und strukturiert die Abläufe sinnvoll, indem die richtigen Informationen zur richtigen Zeit zur Verfügung gestellt werden.

Im Folgenden werden die Felder und Ziele des OP-Managements aus der Perspektive der Patienten, Geschäftsführung, Benutzer, Mitarbeiter und Materialwirtschaft sowie die Rolle der Anästhesie erörtert.

> **Die OP-Koordination wird durch die Implementierung von Regeln strukturiert**

Tab. 2 Aufgaben des OP-Managements

Ressourcensteuerung
Personal
Personalbedarfsrechnung, einschließlich „skill mix"
Personaleinsatzplanung
Personalentwicklung (fachlich und Führung)
Personalgewinnung, -qualifikation und -bindung
Material und Logistik
Sortimentsgestaltung
Beschaffung (Lieferantenevaluation, -führung, Bestellwesen)
Lagerhaltung
Logistik (Versorgung und Entsorgung)
Medizintechnische Geräte
Beschaffung
Schulung (Gerätepass)
Wartung
Instrumente und Sterilgutversorgung
Sieblogistik
Sieboptimierung
Information und Kommunikation an
Mitarbeiter
Fachabteilungen
Vorgesetzte
Plattform für Informationsaustausch und Kommunikation
Kapazitätsplanung und -management
Leistung- und Prozess-Controlling
„Reporting"
Prozessoptimierungen
Investitions- und Bauplanung
Qualitäts- und Risiko-Management

Unterschiedliche Perspektiven

Patienten

Aus Sicht der Patienten beziehen sich die Aufgaben des OP-Managements auf:

- Patientensicherheit,
- respektvollen Umgang im OP, einschließlich Wahrung der Intimsphäre, und
- Termintreue.

> **Als ein Mittel für die Verbesserung der Patientensicherheit haben sich Checklistensysteme bewährt**

Als Mittel für die Patientensicherheit haben sich Checklistensysteme wie beispielsweise der WHO (http://www.who.int/patientsafety/safesurgery/ss_checklist/en/) oder „Surpass" (*surgical patient safety system*) bewährt [8, 9, 10, 11]. Bei der Einschleusung, vor der Anästhesieeinleitung und vor dem Schnitt werden durch die beteiligten Berufsgruppen verschiedene Aspekte (z. B. Patientenidentifikation, Seitenangabe, Seitenmarkierung, Verfügbarkeit der angeforderten Implantate oder Allergien) anhand einer Checkliste überprüft. Checklisten zur Förderung der Patientensicherheit entfalten ihre volle Wirkung v. a. dann, wenn Sinn und Zweck von den jeweils betroffenen Berufsgruppen akzeptiert und sie im Alltag gelebt werden [12, 13]. Dies kann erreicht werden, wenn die Teams an der Entwicklung von Checklisten maßgebend beteiligt sind und bei der Umsetzung kein administrativer Zusatzaufwand, beispielsweise durch eine unnötige Paralleldokumentation, verursacht wird [10]. Im Idealfall sind Checklisten in den **informatikunterstützten Prozess** integriert – beispielsweise, in dem eine OP-Anmeldung für einen orthopädischen Eingriff ohne Seitenangabe als Mussfeld im elektronischen Formular gar nicht möglich ist.

Sicherheitsrelevant ist weiter die Lagerung der Patienten während einer Operation. Zur Vorbeugung von Lagerungsschäden kann die Bedeutung der richtigen Positionierung nicht genug oft er-

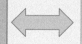

Innovation

- Durch Dezentralisierung und Autonomie

- Aufbau neuer Ressourcen und Fähigkeiten

- Investitionen in Entwicklung und Forschung

Effizienz

- Produktivitätssteigerung durch
  - Prozessoptimierungen
  - Standardisierungen
  - Zentralisierungen

- Ideale Allokation bestehender Ressourcen

- Investitionen in Entwicklung und Forschung

Abb. 1 ▲ Unternehmerisches Spannungsfeld

wähnt werden. Anhand von vereinbarten **Lagerungsstandards** ist es möglich, die Patienten richtig und sicher zu lagern. Da die Verantwortung beim Operateur ist, liegt es in seinem Interesse, die korrekte Positionierung des Patienten zu überprüfen [14].

Bezüglich des **menschenwürdigen Umgangs** ist es wichtig, den Patienten im Umbettraum mit der situativ richtigen Portion an Empathie zu begrüßen, ihn, wenn immer möglich, bei der Überprüfung der Identität usw. gemäß Checkliste einzubeziehen, ihn über die durchzuführenden Vorgänge zu informieren und den Anforderungen entsprechend unter Wahrung der Intimsphäre professionell umzubetten.

Termintreue ist, wenn der versprochene OP-Zeitpunkt eingehalten wird. Wird eine Operation vom Programm abgesetzt, ist dies für den Patienten ärgerlich und kann ihn verunsichern. Zudem fließt dieser Aspekt in seine Beurteilung der Gesamtleistung des Krankenhauses ein. Die Minimierung von Fallabsagen ist aus zwei Gründen ein Ziel des OP-Managements. Erstens helfen zufriedene Kunden, dass ein Krankenhaus seine Marktstellung behaupten kann. Zweitens führen Fallabsagen immer zu nichtwertschöpfendem Koordinationsaufwand durch Programmumstellungen, die auch Sicherheitsrisiken bergen und oft in unwiderruflichem Verlust von OP-Kapazität resultieren. Das OP-Management kann durch die Messung der Fallabsagen, einschließlich Dokumentation der Gründe, aufzeigen, dass manche abgesetzte Operationen nicht medizinisch begründet und deshalb grundsätzlich vermeidbar sind. Verbesserungsmaßnahmen haben damit eine reelle Chance auf messbaren und damit motivierenden Erfolg.

> Die Minimierung von Fallabsagen ist eines der Ziele des OP-Managements

Geschäftsführung

Auch wenn der OP manchmal als Herz eines Krankenhauses bezeichnet wird, ist er aus Sicht der Geschäftsführung immer nur ein Unternehmenselement. Es ist für die Geschäftsführung deshalb zunächst ein positives Zeichen, wenn sie vom OP „nichts Schlechtes" hört. Die Geschäftsführung erwartet die nachfragegerechte Verfügbarkeit von OP-Kapazität und einen, den chirurgischen Anforderungen entsprechenden sicheren, reibungslosen sowie wirtschaftlichen OP-Betrieb mit zufriedenen Teammitgliedern.

Der Beitrag des OP-Managements zum unternehmerischen Erfolg eines Krankenhauses kann anhand eines Zielsystems mit den Aspekten Marktstellung, Innovation, Produktivität, Attraktivität für die richtigen Leute, Liquidität und Cashflow sowie Profitabilität vereinbart und gemessen werden [15]. Im Gesamtkontext ist für die Geschäftsführung aus Finanz-/Budgetgründen die OP-Kapazitätsplanung ein wichtiger Aspekt, weil die hohen Personal- und Sachaufwendungen daraus abgeleitet werden. Insofern erwartet die Geschäftsführung die **optimale Auslastung** der teuren OP-Kapazitäten [16].

Die Frage nach der optimalen Kapazitätsauslastung kann im OP-Bereich weniger klar beantwortet werden als in anderen Branchen [16, 17, 18]. Im OP-Bereich kommt es immer wieder vor, dass die Kapazität durch **„overruns"** (Operationen, die länger als die Regelarbeitszeit dauern und in der Regel zu Überstunden der Teammitglieder führen) überausgelastet werden (Auslastung > 100 %). Aus diesem Grund muss besser die effiziente Nutzung von OP-Kapazität als die Auslastung be-

> Die Geschäftsführung erwartet die nachfragegerechte Verfügbarkeit von OP-Kapazität

> Die effiziente Nutzung von OP-Kapazität muss beurteilt werden

Szenario 1 Ohne overrun			Szenario 2 Mit Overrun, 1 Operation mehr als geplant		
Arbeitszeit (AZ)	525	min	Arbeitszeit (AZ)	525	min
SNZ (IST)	360	min	SNZ (IST)	410	min
Auslastung AZ	68,6%		Auslastung AZ	78,1%	
Overrun (>16 Uhr)	0	min	Overrun (>16 Uhr)	20	min
Overrun-Quote AZ	0,0%		Overrun-Quote AZ	3,8%	
# Geplante Operation	4		# Geplante Operation	4	
# OP-IST	4		# OP-IST	5	
Effizienz (AZ)	68,6%		Effizienz (AZ)	92,9%	

Abb. 2 ▲ Excel-basierter Effizienzkalkulator. # Anzahl, *AZ* Arbeitszeit, *SNZ* Schnitt-Naht-Zeit

urteilt werden. Hilfreich ist dafür beispielsweise der Göttinger Leitfaden für OP-Manager [19]. Derselbe Autor hat ein Glossar zu den perioperativen Prozesszeiten publiziert, das in Deutschland breit akzeptiert ist [20]. Die Formel von Pandit et al. liefert einen guten Ansatz zur Beurteilung der OP-Effizienz [18]. Sie ist nützlich, weil sie folgende 3 wesentlichen Elemente eines effizienten OP-Betriebs betrachtet [21]:

— effektiv genutzte OP-Kapazität im Verhältnis zur Sollkapazität,

— Overrun-Zeit und

— Anzahlen der geplanten und durchgeführten Operationen.

The concept of surgical operating list „efficiency" [17]:

Efficiency = [(fraction of scheduled time utilised) − (fraction of scheduled time over-running)] • [fraction of scheduled operations completed]

Effizienz wird nach diesem Konzept bestimmt aus dem genutzten Anteil der geplanten Kapazität (während der regulären Betriebszeit) minus dem Anteil der geplanten Überzeit. Dieses Ergebnis wird mit dem tatsächlich operierten Anteil der (am Vortag) geplanten Eingriffe multipliziert. Die Anwendung der Formel für 2 Szenarien anhand eines Excel-basierten Effizienzkalkulators zeigt ◻ **Abb. 2**.

Im Szenario 1 der ◻ **Abb. 2** werden in einem OP 4 Operationen geplant und tatsächlich durchgeführt. Die Schnitt-Naht-Zeit (SNZ) beträgt 360 min. Im Szenario 2 waren ebenfalls 4 Operationen geplant, und es wurde entschieden, eine zusätzliche Operation im OP durchzuführen, die aber in einem Overrun mündet. Im gezeigten Beispiel ist die Effizienz in Szenario 2 wesentlich höher als in Szenario 1. Mit der Formel lässt sich belegen, dass ein angemessener Overrun durchaus effizient ist, wenn dadurch in einem OP eine zusätzliche Operation durchgeführt werden kann. Des Weiteren kann die Formel eine Entscheidungsgrundlage für die Festlegung der OP-Laufzeit für ein Fachgebiet liefern.

Die Nachfrage nach OP-Kapazität lässt sich aufgrund von **historischen Kapazitätsnutzungsdaten** berechnen. Die Kapazitätsbedarfsanalyse pro Tag einer in der Schweiz führenden OP-Organisation mit 9 OP von Montag bis Freitag zwischen 07.00 und 20.00 Uhr zeigt ◻ **Abb. 3**.

In ◻ **Abb. 3** ist die Häufigkeit der nachgefragten Minuten pro Tag über den Analysezeitraum *(blaue Linie)* dargestellt. Die *rote Linie* zeigt die kumulierte Häufigkeit in Prozent, und die grüne Line zeigt den Kapazitätsbedarf, wenn für 80% der Fälle genügend Kapazität bereitgestellt werden muss. Der Mittelwert der ausgewerteten Kapazitätsnutzung beträgt 3205 min und der Median 3208 min. Der Variationskoeffizient beträgt 12%. Größere OP-Einheiten mit mehreren chirurgischen Fachbereichen, einschließlich Notfall, haben den Vorteil, dass die Gesamtnachfrage praktisch normalverteilt ist (Median und Mittelwert nahezu identisch). Die Nachfrage nach OP-Kapazität folgt al-

Effizienz wird aus dem genutzten Anteil der geplanten Kapazität minus dem Anteil der geplanten Überzeit bestimmt

In größere OP-Einheiten mit mehreren chirurgischen Fachbereichen ist die Gesamtnachfrage praktisch normalverteilt

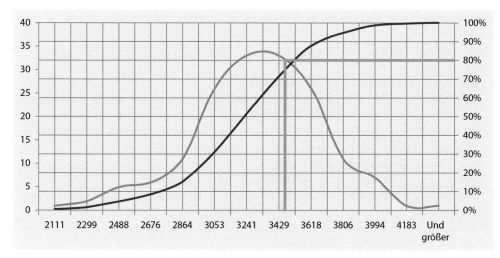

Abb. 3 ▲ Beispiel der Verteilung der Kapazitätsnutzung. Verteilungsfunktion *(rot)* der Kapazitätsnachfrage von Montag bis Freitag von 07.00–20.00 Uhr in einem Zentral-OP mit 9 OP über 8 Monate (eigene Daten). *Beachte*: die beinahe Normalverteilung *(blau;* Dichtefunktion) der nachgefragten OP-Kapazität. Weitere Erklärungen s. Text. Die mit der *grünen* Linie zugewiesene OP-Kapazität auf der x-Achse führt in 20 % der Fälle zu einem Nachfrageüberhang und damit zu Überstunden. Die zu vereinbarende OP-Kapazität ist eine Managemententscheidung.

so (v. a. bei größeren OP-Bereichen) typischen Verteilungen wie der Gauss-, der Log-Normal- oder der Typ-IV-Pearson-Verteilung. Somit kann vorausgesagt werden, wie viel OP-Kapazität bereitgestellt werden muss, um die Nachfrage befriedigen zu können bzw. wie groß die Wahrscheinlichkeit von Überstunden ist [22, 23].

Im gezeigten Beispiel müssen pro Tag rund 3500 Schnitt-Naht-Minuten zur Verfügung stehen, wenn für 80 % der OP-Tage genügend Kapazität vorhanden sein muss. Dies entspricht 11 bis 12 OP-Tagen mit einer Sollauslastung von 60 % nach Arbeitszeit (525 min von 07.15 bis 16.00 Uhr) und ist ein zentraler Ausgangspunkt für die **zentralisierte Personaleinsatzplanung** (entspricht dem Kapazitätsangebot).

Wird bereitgestellte Kapazität ungenügend genutzt, ist dies nicht wirtschaftlich. Werden die zugeteilten "OP slots" deutlich und wiederkehrend überzogen, ist es ebenso unwirtschaftlich und zusätzlich aufgrund von Überstunden schlecht für die Mitarbeitenden. In den meisten OP-Betrieben wird heute der Personaleinsatz mehrere Monate im Voraus geplant, während die Chirurgen aus medizinischen oder anderen Gründen kurzfristig OP-Kapazität nachfragen (wollen). Aufgabe des Kapazitätsmanagements ist, das Angebot von OP-Leistungen mit der Nachfrage nach Operationen zu synchronisieren. Wie gut dies gelingen kann, ist abhängig von der in ☐ **Abb. 3** gezeigten Glockenkurve. Je schlanker diese ist, desto verlässlicher ist die Grundlage für die Kapazitätsplanung. **Tiefe Variationskoeffizienten** der gemessenen Prozesse (Lagerung, Anästhesieeinleitung, OP-Zeiten usw.) sind gleichzeitig ein wesentliches Qualitätsmerkmal.

Das OP- und das Anästhesiefachpersonal verlangen nach weit im Voraus erstellten verlässlichen Arbeitsplänen. Die chirurgischen Disziplinen fragen nicht selten mit einem Vorlauf von weniger als 24-h-OP-Kapazität nach. Eine Liste von 12 h kann am Vorabend nicht mit den 8-h-Arbeitsplänen des Fachpersonals synchronisiert werden. Auch schnelleres Wecken der Patienten aus der Narkose hilft hier nicht. Basierend auf einem wissenschaftlichen Ansatz zusammen mit dem Wissen um die Verteilungsfunktionen von OP-Zeiten kann eine akkuratere Zuteilung von OP-Kapazitäten oder OP-Zuweisungen erfolgen [21, 22, 23]. **Eingriffsdauern** lassen sich recht gut mit einer Log-normal-Verteilung beschreiben. Ist die Verteilungsfunktion bekannt, lassen sich nützliche Vorhersagen machen. Beispielsweise kann vorhergesagt werden, mit welcher Wahrscheinlichkeit eine Operation länger als die angesagten 90 min dauern kann. Wird die Kapazität zugewiesen, ist auf die Verteilungsfunktion der Nachfrage über einen längeren Zeitraum zu achten. Die daraus ableitbare Gesetzmäßigkeit ist mitzuberücksichtigen.

Das Angebot von OP-Leistungen ist mit der Nachfrage nach Operationen zu synchronisieren

Das OP- und das Anästhesiefachpersonal verlangen nach weit im Voraus erstellten verlässlichen Arbeitsplänen

Quellen der Ineffizienz im Alltag

Leerstände und Überzeiten sind wichtige Quellen der Ineffizienz. Ineffizienz lässt sich wie folgt beziffern [22, 24]:

Summe aller Leerstände + 2 • [Summe aller Überzeiten]

Die zugewiesene Kapazität muss bezüglich dieser Ineffizienz optimiert werden. So können beispielsweise optimale **Zusatzschichten** definiert werden. Durch eine auf Verteilungsfunktionen basierende Kapazitätsschätzung und -zuweisung lassen sich überraschend eintretende Überzeiten zwar nicht immer vermeiden, aber zumindest plan- und damit akzeptierbarer machen.

Die 4 Schritte der Kapazitätsplanung sind:

1. Analyse der Kapazitätsnachfrage pro Wochentag und OP-/Fachbereich,
2. Bestimmung der optimalen OP-Laufzeit (Minimierung der Überstunden, Minimierung der Leerstände),
3. Zuweisung des Anästhesie- und OP-Fachpersonals, angepasst an die ermittelte OP-Öffnungszeit unter Vermeidung von Überstunden,
4. während des laufenden Programms Koordination mit dem Ziel, Überstunden zu vermeiden und Leerstände zu füllen.

Zur Analyse der Kapazitätsnachfrage wird deren Dichte- und Verteilungsfunktion mitberücksichtigt. Typischerweise handelt es sich um eine Log-Normal-Verteilung. So kann das Risiko bestimmt werden, wie wahrscheinlich Überzeiten mit der zugewiesenen OP-Öffnungszeit zu erwarten sind. **Vorhersagbare Arbeitszeiten** sind nicht nur aus Kostengründen erwünscht, sondern tragen auch zu Mitarbeiterzufriedenheit bei. Nichtwahrscheinliche Überstunden und zufriedene Mitarbeiter sind Stützen eines guten Arbeitsklimas [21, 22, 23, 24]. Ein pragmatischer Ansatz findet sich auch bei Bauer [19].

Oberstes Primat ist die Abkehr von der weit verbreiteten Verwaltung von (Personal-)Kapazitäten hin zum Management von OP-Leistungen (Anästhesie, Lagerung, Operationstechnik). Da chirurgische Kliniken oft eigene OP-Kapazitäten fordern („meine Säle"), weil sie vorbringen, nur so ihre Flexibilität zur Wahrung der Patientenbedürfnisse sichern zu können, ist die Einführung eines wirksamen Kapazitätsmanagements mit einem herausfordernden Kulturwandel verbunden. Ein Schritt ist getan, wenn alle Beteiligten einsehen, dass es sowohl aus medizinischer als auch aus betriebswirtschaftlicher Sicht nur Vorteile bietet, wenn OP-Kapazitäten über alle Fachbereiche hinweg gesamtheitlich geplant und bewirtschaftet werden. Der **Dialog** mit den beteiligten Anspruchsgruppen muss auf Fakten (Kennzahlen) gründen, wenn dieser eine Chance auf Erfolg haben soll. Auf der anderen Seite muss das OP-Management mit den OP-Dienstleistern Lagerungspflege, Anästhesie und Operationstechnik Lösungen für die Teilvariabilisierung der Personaleinsatzpläne (z. B. mit einem „Pool"-Konzept, Dienst-/Schichtsystem) entwickeln und umsetzen, damit auf Nachfrageschwankungen reagiert werden kann.

Wenn der Kapazitätsbedarf eines chirurgischen Fachbereichs festzulegen ist, kann identisch vorgegangen werden. Zur Berechnung der Sollauslastung kann die Leidinger-Meierhofer-Schüpfer-Formel [25] angewendet werden, die die Anzahl der Wechsel und die Wechselzeiten (pro Fachbereich) einbezieht. Der Tatsache, dass beispielsweise ein Tag mit 5 viszeralchirurgischen Hernienoperationen à 60 min mit Wechselzeiten (Naht-Schnitt-Zeit) von 30 min eine weniger hohe Auslastung erreicht, als wenn in einem OP eine tagesfüllende Wirbelsäulenoperation stattfindet, wird Rechnung getragen. Im Rahmen von **Kapazitätsvereinbarung** mit den chirurgischen Fachbereichen wird die OP-Slot-Dauer festgelegt (normaler OP-Tag, langer OP-Tag bis 18 oder 20 h, „open end"), damit die Personaleinsatzplanung darauf abgestimmt werden kann.

Zur Bestimmung der Kapazitätsnachfrage, zur Messung des Zielerreichungsgrads und, um Verbesserungspotenzial zu erkennen, muss das OP-Management über ein **Reporting-System** verfügen. Erhebung und Auswertung von Betriebsdaten erfolgen nie zum Selbstzweck, denn nur was gemessen werden kann, lässt sich auch steuern.

Robuste Kennzahlen sind ein Erfolgsfaktor für wirksames OP-Management [26]. Analysen zum OP-Volumen in Anzahl der Fälle und SNZ belegen beispielsweise, ob eine Einheit wächst oder schrumpft und liefern Informationen für die Kapazitätsplanung, woraus wiederum der Personalbedarf berechnet wird. Eine Analyse von Wechselzeiten kann Schwachstellen in den Prozessen aufdecken. Dadurch ist es möglich, die im OP-Prozess beteiligten Akteure für Verbesserungsmaßnahmen zu motivieren, weil sie aufgrund der **Transparenz** wissen, dass ihr Einsatz sichtbar wird.

Beispiel eines Kennzahlen-Sets für den OP-Betrieb:
- Programmstabilität,
- (Absetzquote),
- Pünktlichkeit des Programmstarts [26],
- Wechselzeiten,
- Ist-Soll-OP-Zeiten,
- Overruns (Nutzung über die definierte OP-Öffnungszeit),
- abgesagte Fälle, einschließlich Gründe.

Bei diesem Set handelt es sich um die in Luzern derzeit gebräuchlichen Kennzahlen. Mit Programmstabilität ist gemeint, ob die programmierten Punkte tatsächlich und in der Reihenfolge abgearbeitet wurden. Ein Kennzahlensystem aus dem angelsächsischen Raum findet sich bei Macario [24].

Sollen die Effektivität und die Effizienz eines OP-Betriebs verbessert werden, braucht es eine qualitative und eine quantitative **Varianzreduktion** bei den Prozessen. Eigene Analysen aus der Anästhesie belegen in diesem Kontext, dass erfahrene Oberärzte bezüglich der Einleitungszeiten nicht grundsätzlich schneller sind als die anderen Ärzte im Anästhesieteam. Was sie hingegen auszeichnet, ist ein geringerer Variationskoeffizient, d. h., die Dauer der durch sie durchgeführten Prozeduren ist besser voraussehbar.

In diesem Kontext soll erwähnt sein, dass die Sicherheit im OP immer an oberster Stelle steht und wirksames OP-Management nie das „Auspressen einer Zitrone" aus rein monetären Gründen sein kann und darf. Entsprechende Systeme wie „critical incident reporting system" (CIRS) ermöglichen auch die Überwachung der Versorgungssicherheit [27].

> Die Sicherheit im OP steht immer an oberster Stelle

Chirurgen

Chirurgen haben für die Behandlung ihrer Patienten den grundsätzlichen Anspruch auf einen **„free access"** zur OP-Kapazität. Sonst können sie ihren Auftrag nicht erfüllen. Sie sind es, die das Leistungsprogramm (OP-Katalog) bestimmen. Schließlich wird die gesamte Infrastruktur, einschließlich Personal, Material, Implantate, Sterilgut, medizintechnische Geräte und Informatikmittel, bereitgestellt, damit Patienten operiert werden können. So gesehen, sind die Chirurgen die Kunden des OP-Managements.

Damit die OP-Betriebsprozesse strukturiert und sicher gestaltet werden können, braucht es, ausgehend von einem OP-Katalog „standard operating procedures" (SOP, [28]). Diese umfassen OP-Schemata, einschließlich Bedarf an Material, Implantaten und Sterilgut für die Operationstechnik, Lagerungs- und Hygienestandards sowie Prozessstandards, die beispielsweise definieren, wie Programmänderungen gelöst oder die Integration von Notfällen ins OP-Tagesprogramm organisiert werden. Ohne Engagement der Chirurgen können SOP nicht erfolgreich entwickelt und umgesetzt werden. Mithilfe des Prozess-Managements werden Schnittstellen verbindlich geklärt sowie Doppelspurigkeiten und Unsicherheiten eliminiert, sodass Prozesse deutlich weniger variieren.

> Ohne Engagement der Chirurgen können SOP nicht erfolgreich entwickelt und umgesetzt werden

Die Herausforderung des OP-Managements besteht in der Eingrenzung der Variantenvielfalt, weil davon die enorme Komplexität eines OP-Betriebs ausgeht. Gleichzeitig sind die Chirurgen davon zu überzeugen, dass eine Varianzreduktion bezüglich ihrer OP-Zeiten für sie von Vorteil ist, weil sie nur so ihre zahlreichen Aufgaben außerhalb des OP-Trakts verlässlicher planen können.

> Die Herausforderung des OP-Managements besteht in der Eingrenzung der Variantenvielfalt

Es liegt im Interesse der Chirurgen, einen Beitrag zum effektiven und effizienten OP-Betrieb zu leisten. Für den Tagesbetrieb sind die Planung realistischer OP-Programme und die Einhaltung der Soll-OP-Zeiten primäre Effizienzkriterien. Für pünktliche Programmstarts und zügige Wechsel hilft allein die Präsenz der Chirurgen im OP. Auf der anderen Seite haben Chirurgen durchaus die Möglichkeit, die Teams aus Anästhesie, Lagerungspflege und Operationstechnik anspornend in die Pflicht zu nehmen. Dies kann erfolgen, indem beispielsweise nicht der Chirurg die Reihenfolge der Operationen bestimmt, sondern die Teams, die ihm die Operation ermöglichen. Pünktlichkeit und Wechselzeiten gilt es zu überwachen und zu verbessern. Beide Stellgrößen haben einen Einfluss auf die OP-Auslastung und die Wirtschaftlichkeit [13, 29, 30, 31].

> Für pünktliche Programmstarts und zügige Wechsel hilft allein die Präsenz der Chirurgen im OP

Das OP-Management verfolgt keine schlechte Absicht, wenn es beispielsweise die **Harmonisierung** der zahlreichen Systeme für Operationen (wie z. B. am Bewegungsapparat) pro Bereich fordert. Je nach Fallzahl ist es für ein OP-Team bei z. B. mehreren Systemen für Operationen an den oberen Extremitäten gar nicht möglich, Routine zu erlangen und damit eine gute Instrumentierqualität zu gewährleisten. Gleichzeitig bedeuten mehrere Systeme für das „Gleiche" auch zahlenmäßig mehr Instrumentensiebe und v. a. mehr Implantate, die gelagert und bewirtschaftet werden müssen sowie Kapital binden. Schließlich muss im Bedarfsfall auch mit mehreren Lieferanten kommuniziert werden.

Ideal für das OP-Management ist, wenn sich Chirurgen aktiv für eine **Sortimentsstandardisierung** einsetzen, sich auf einheitliche OP-Standards einigen und OP-Schemata für identische Operationen nach Chirurg A, B und C der Vergangenheit angehören (Reduktion der Variantenvielfalt). Je mehr (eingehaltene) OP-Standards und je weniger Varianten und Material-/Sterilgutbedarf bestehen, desto besser ist dies für den reibungslosen, qualitativ hochwertigen und effizienten OP-Betrieb, denn Variantenreduktion und Standardisierungen senken Kosten.

Variantenreduktion senkt Kosten

So lange das Wissen sich primär in den Köpfen der Mitarbeitenden befindet („die OP-Schwester weiß schon, was ich für diese Operation mit diesem Zugang brauche" oder „die Lagerung ist wie immer"), kann kein OP-Betrieb seine Effektivität und Effizienz nachhaltig und zum Patientennutzen steigern. Nur **verbindliche Standardprozesse** können verstanden, gelernt, gemessen und verbessert werden [28]. Das in den Köpfen gespeicherte Wissen muss dazu in den Prozessen abgebildet werden [32, 33].

Mitarbeiter

In einem OP-Betrieb werden **personengebundene Dienstleistungen** erbracht. Einerseits braucht es einen Menschen, der operiert werden muss. Andererseits braucht es Mitarbeiter, damit eine Operation stattfinden kann. Das Personalmanagement ist wichtig, weil es ohne Mitarbeitende keine verfügbare OP-Kapazität geben kann. Ist der Auftrag ein nachhaltig effektiver und effizienter OP-Betrieb, müssen „high performing teams" entwickelt werden [32, 33]. Weil dies eine Daueraufgabe des OP-Managements ist, muss der Weg als Ziel verstanden werden.

„High performing teams" müssen entwickelt werden

Mitarbeitende wollen zu guten Bedingungen arbeiten, und dazu gehören nicht nur der Arbeitsinhalt mit attraktiven Weiterbildungsprogrammen und ein marktfähiger Lohn. Wichtig sind außerdem
- ausgewogene und faire Personaleinsatzpläne sowie
- die Einhaltung der Arbeitszeiten.

Da es im OP wirklich nichtvorhersehbare Situationen gibt, wird es immer wieder Überstunden geben (müssen), denn die Ausrichtung des Kapazitätsangebots nach Spitzen ist unwirtschaftlich. Überstunden sind aber in einem erträglichen Ausmass zu halten, und Kompensationsmöglichkeiten müssen durchgesetzt werden. Stetig steigende Überstundensaldi sind für das OP-Management ein Alarmzeichen. Sie müssen der Geschäftsführung im Zuge des periodischen Reportings kommuniziert und von ihr adressiert werden. Im Einzelfall gilt es zu analysieren, ob Überstunden das Ergebnis von „Misswirtschaft" im OP sind, oder ob Wachstum des OP-Volumens die Ursache ist. Je nach Beurteilung braucht es unterschiedliche Maßnahmen wie Prozessverbesserungen oder die Anpassung des Personalbestands.

Überstunden sind in einem erträglichen Ausmaß zu halten

Zur **Arbeitszufriedenheit** der Mitarbeitenden trägt auch die Kultur bei, die sich durch den gegenseitigen Umgangston und gelebte Feedback-Regeln manifestiert. Im OP arbeiten verschiedene Berufsgruppen mit ihren eigenen Subkulturen. Diese verschmelzen zu wollen, ist eine Illusion. (Anästhesiepflege und OP-Pflege sind unterschiedlich.) Was das OP-Management tun kann, ist die Einrichtung von Kommunikations- und Interaktionsplattformen, auf denen sich die verschiedenen Berufsgruppen austauschen, Probleme aus dem Tagesgeschäft besprechen und zusammen an kontinuierlichen Verbesserungen arbeiten können. Gemeinsam haben die Berufsgruppen, dass sie am selben „Objekt" (Patient, der operiert wird) arbeiten und ihre Arbeit isoliert betrachtet nutzlos ist. Jede Operation setzt eine Anästhesie, eine professionelle Lagerung und einen Chirurgen voraus, der durch die Operationstechnik für die Instrumentierung und Springertätigkeit unterstützt wird. Fehlt eine einzige Berufsgruppe, kann eine Operation nicht stattfinden. Die Berufsgruppen verbindet die gegenseitige Abhängigkeit. Die besten Fähigkeiten und Ressourcen kommen nicht zum Tragen, wenn Umgang und Verhalten im Miteinander ungenügend sind [34]. Also gilt:

„Team performance" = Ressourcen • Fähigkeiten • Verhalten

„Team performance" = Ressourcen • Fähigkeiten • Verhalten

Schließlich muss das OP-Management auch die **Arbeitssicherheit** im Auge behalten, sei es im Bereich des Strahlenschutzes, der Ergonomie am Arbeitsplatz und z. B. bei Maßnahmen zur Vermeidung von Gesundheitsschädigungen durch Rauchgase oder die Verhinderung von Stichverletzungen.

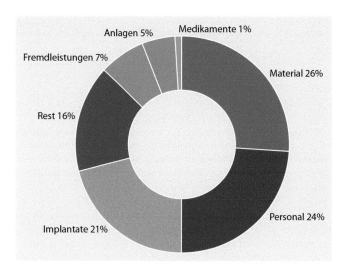

Abb. 4 ◀ Kostenstruktur OP-Platt-form Luzerner Kantonsspital 2013, eigene Analyse. *Beachte*: Die Steril-gutversorgung erscheint als Fremd-leistung, da sie ausgelagert ist (eige-ne Daten)

Materialwirtschaft

Zur Materialwirtschaft zählen allgemein die Beschaffung, bestehend aus Einkauf und Logistik, die interne Versorgungslogistik und die Entsorgung. Materialwirtschaft im OP umfasst primär die **Sortimentsgestaltung** (Einkauf) in Bezug auf Material, Implantate und Instrumente, die Organisation der Versorgung und die Lagerlogistik. Die Kosten der Materialwirtschaft werden in der Betriebsbuchhaltung als Sachkosten ausgewiesen. Die Analyse der Kostenstruktur der OP-Plattform des Luzerner Kantonsspitals gemäß ◨ **Abb. 4** zeigt, dass 54 %, also mehr als die Hälfte der Kosten durch Material, Implantate und Sterilgut verursacht werden. Aufgrund der Größe und Bedeutung des Kostenblocks lohnt es sich, Energie in die Optimierung zu investieren.

Mehr als die Hälfte der Kosten werden durch Material, Implantate und Sterilgut verursacht

Dank dem anhaltenden Kostendruck und der verschärften Situation am Personalmarkt, finden Optimierungsansätze im Bereich Materialwirtschaft zunehmend Anklang. Dies liegt einerseits am **Optimierungspotenzial** „Entlastung des Fachpersonals zugunsten der Kernaufgaben" (Wirksamkeit der Maßnahmen für den Gesamtprozess). Andererseits sind Supportprozesse wie die Materialwirtschaft verhältnismäßig einfacher zu standardisieren als medizinische Prozesse über mehrere Kliniken hinweg. Schließlich „verliert" im OP kein Akteur etwas, wenn durch konzertierte Maßnahmen bessere Einkaufspreise (**absolute Kosteneinsparungen**) erzielt werden können.

Da auch für die Initiierung von Materialwirtschaftsmaßnahmen „Wissen" besser als „Glauben" ist, braucht es Datengrundlagen in Bezug auf das Sortiment, die Lieferantenstruktur, Bestellmengen, Anzahl der Bestellungen und Bestellpositionen usw., die auszuwerten und aus denen Schlüsse zu ziehen sind. Fünf generische und beeinflussbare Kostentreiber der Materialwirtschaft im OP mit Maßnahmen/Wirkung sind in ◨ **Tab. 3** aufgeführt.

In der Materialwirtschaft ist „Wissen" besser als „Glauben"

Im Lager eines OP-Betriebs wird Kapital gebunden, das letztlich auch kostet. Unternehmen brauchen Kapital um ihre Dienstleistungen zu erstellen. Dieses Kapital muss bedient, also verzinst werden. Vorräte und Lagerbestände sind Bestandteile des „working capital", das auch Nettoumlaufvermögen oder Betriebsvermögen genannt wird. Da dieses Kapital auch kostet (Zinsen), also nicht gratis zur Verfügung steht, ist „working capital management" wichtig. Es fördert die Steigerung der Kreditfähigkeit und die finanzielle Unabhängigkeit eines Unternehmens. Es hält die **Liquidität** aufrecht, indem der Liquiditätsabfluss verringert wird, erhöht das Betriebsergebnis und steigert den Cashflow durch Freisetzung von Kapital, das im Umlaufvermögen gebunden ist. Dabei kann auf folgende Bereiche fokussiert werden:

Vorräte und Lagerbestände sind Bestandteile des „working capital"

- Verringerung von Forderungsbeständen,
- Vorräte managen, d. h. Lagerhaltung verringern und
- Verbindlichkeiten durch Verlängerung von Zahlungszielen ausreizen.
  Hier gilt es, Verträge mit Lieferanten zu optimieren (z. B. Zahlungsziele vereinbaren oder die Überwachung der Lieferanten und Reklamationen an Lieferanten).

Tab. 3 Kostentreiber der Materialwirtschaft im OP mit Maßnahmen/Wirkung

Kostentreiber	Beschreibung	Maßnahme	Wirkung
Variantenreicher OP-Katalog	Je mehr Varianten es für eine OP gibt, desto komplexer und prinzipiell aufwendiger ist es für das OP-Team	Eindämmung der Variantenvielfalt – Voraussetzung für Qualität durch Routine und Bildung von Prozeduren-Sets	Bessere Qualität, kürzere Prozesszeiten
Sortimentsbreite und -tiefe	Viele Artikel müssen bestellt und gelagert (Raumbedarf) werden. Das Team muss das Sortiment kennen und in der Handhabung der Materialien, Implantate und Instrumente sicher sein (Schulungs-, Trainingsaufwand)	Sortimentsstandardisierung (Straffung) in Zusammenarbeit mit den beteiligten Berufsgruppen im Rahmen einer Materialkommission (weniger Artikel, weniger Lieferanten)	Bessere Qualität, weniger Lagerfläche, weniger Lieferantenkontakte, weniger Schulungsaufwand und somit tiefere Kosten
Lagerorte und Wege	Je direkter ein Bedarf an den Ort des Gebrauchs gelangt, desto besser (weniger Lagerstufen). Dezentrale Lager führen zu längeren Wegen beim Rüsten einer OP, und die Teammitglieder müssen wissen, was wo gelagert ist	Zentrale, automatisierte Lager (z. B. Paternoster), Verzicht auf Zwischenlager, Funktionsmaterialwagen (z. B. Stapler), Fallwagen Datengestützte Festlegung der Bestände	Kürzere Prozesszeiten, weniger „Handling"-Aufwand und Kapitalbindung
Kontrollen	Kontrollen sind wichtig, aber à priori keine wertschöpfende Tätigkeit	Definition, welche Kontrollen nötig sind, wie sie evtl. substituiert werden können (z. B. automatische Verfalldatenkontrolle durch Bewirtschaftung der Lager)	Zeitersparnis
Individuelle Abläufe	Individuelle Abläufe v. a. bei Leihsieben, unterschiedliche Abläufe innerhalb einer Warengruppe (Implantate der Fa. A im Eigentum, B in Konsignation und C als Auswahlsendung)	Analyse, Konzeption und Durchsetzung standardisierte Abläufe	Sichere, verbindliche Abläufe, weniger Aufwand für Rückfragen, weniger Fehlerquellen

Für den OP-Manager liegen die Ansätze in der Reduktion des gebundenen Kapitals in der Lagerhaltung und der strikten Lieferantenführung.

Rolle der Anästhesie

Erste Voraussetzung, damit ein Programmstart pünktlich erfolgen kann, ist die rechtzeitige Bestellung der Patienten in den Umbettraum. Je nach infrastrukturellen Voraussetzungen (Anzahl der Schleusen) und Personalverfügbarkeit können durch das Konzept des „strategischen Einschleusens", bei dem Fälle in Abhängigkeit von der voraussichtlichen Einleitungsdauer gestaffelt in den Umbettraum bestellt werden, Verspätungen vermieden werden. **Prämedikationsvisiten,** also der rechtzeitige Einbezug der Anästhesie im Zuge der OP-Vorbereitung und -planung, helfen Überraschungen bezüglich anästhesiologischer Komplexität vorzubeugen. Es kommt immer wieder vor, dass Operationen von Patienten aus anästhesiologischen Gründen abgesagt werden müssen, oder dass es aufgrund einer schwierigen Narkoseeinleitung zu Verzögerungen kommt. Entsprechend sollten (erwartet) schwierige Narkoseeinleitungen nicht für den Programmstart geplant werden. Das OP-Management misst die Pünktlichkeit nach der am Vorabend vereinbarten Startzeit. Wird bei einem Patienten eine schwierige Narkoseeinleitung erwartet, aber der Fall ist aus logistischen oder medizinischen Gründen für den Programmstart zu planen, kann auch ein späterer Programmstart vereinbart werden. Absicht des OP-Managements sind nicht unrealistische druckerzeugende Vorgaben, sondern ein sicherer, stabiler und **planbarer OP-Betrieb,** bei dem professionelle Sicherheitsstandards stets eingehalten werden.

Im Tagesverlauf hat die Anästhesie den Überblick. Sie kommuniziert mit dem Operateur über den Operationsverlauf sowie die voraussichtliche Dauer bis zur Naht und bestellt die folgenden Patienten so, dass die vorgegebenen Wechselzeiten eingehalten werden können. Der richtige Bestellzeitpunkt für „normale" Umstände (Operateur kann OP-Dauer voraussagen, keine unerwarteten Störungen) lässt sich entlang den standardisierten Prozessschritten gut abschätzen, indem wie in ◘ **Tab. 4** dargestellt, zurückgerechnet wird.

Durch das Konzept des „strategischen Einschleusens" können Verspätungen vermieden werden

Der richtige Bestellzeitpunkt für „normale" Umstände lässt sich entlang den standardisierten Prozessschritten gut abschätzen

Tab. 4	Bestellzeitpunkt berechnen
t_1	Patient von Station in Umbettraum bringen
t_2	Check-in und Umbetten
t_3	Anästhesieeinleitung, parallel dazu Haut- und Lagerungsvorbereitung, evtl. Katheterisierung
t_4	Lagern, in den OP fahren, installieren
t_5	Desinfizieren, abdecken, installieren, „team time-out"
Zeitbedarf von Patientenbestellung bis Schnitt = $\Sigma(t_1-t_5)$	

Tab. 5 Erwartungen der Stakeholder an einen OP-Betrieb

Erwartungen der Chirurgen	Mitarbeiter	Patienten
Pünktlicher Beginn	Professioneller Respekt	Operation zur angesagten Zeit
Kurze Wechselzeiten	Anerkennung	Keine unnötigen Schmerzen
Verfügbarkeit der Anästhesie	Gute Arbeitsumgebung	Keine postoperative Nausea (oder Erbrechen)
Hohe Anästhesiequalität	Effektive Kommunikation	Adäquate Schmerzkontrolle
Gute Ausstattung	Partnerschaftliche Leistungsfähigkeit	Zeitgerechte Informationen an Patienten und Angehörige
Gut ausgebildetes und motiviertes Personal	Überstunden mit Maß	Information über die Vorgänge

Zur Einhaltung der Wechselzeiten tragen **separate Narkoseausleitungsmöglichkeiten** bei, sodass Patienten nicht im OP extubiert werden müssen. So kann unmittelbar mit dem Aufräumen und der anschließenden Reinigung des OP begonnen werden, und die Operationstechnik kann den OP für den nächsten Eingriff bereitstellen.

Die Rolle der Anästhesie ist für das OP-Management bedeutsam, weil sie im gesamten OP-Prozess den längsten Patientenkontakt hat. Anästhesieärzte und -pflege arbeiten immer im Team und haben, weil sie den OP-Prozess von A bis Z begleiten, den größten Anreiz für einen reibungslosen Betrieb.

Das Anästhesieteam hat im gesamten OP-Prozess den längsten Patientenkontakt

Schlussfolgerungen

Jedes Krankenhaus hat seine eigene Organisation, seine eigene Infrastrukturvoraussetzungen und seine Trägerschaft (seinen Eigner), die den Finanzrahmen bestimmen. Alle Krankenhäuser haben gemeinsam, dass sie zu höchstmöglicher Effektivität (Qualität) und Effizienz (keine Verschwendung) verpflichtet sind. Ein Patentrezept für wirksames OP-Management gibt es nicht. In diesem Beitrag wurden Ideen, Ansätze und Erkenntnisse aufgezeigt, die hoffentlich dazu animieren, sich in Bezug auf das OP-Management als Teil derer zu verstehen, die mithandeln, mitdenken und mitgehen wollen. OP-Management bedeutet die Gestaltung des OP-Betriebs, Personal- und Prozessmanagement, Kommunikation und -Controlling im Sinne von Lenken und Steuern. Für viele spezifische Aspekte des OP-Managements gibt es eine wissenschaftliche Basis [22, 35, 36]. Gutes OP-Management orientiert sich an den Bedürfnissen der verschiedenen Anspruchsgruppen wie chirurgische Nutzer, Patienten und Mitarbeiter (**Tab. 5**). Ein gutes Behandlungsresultat wird vorausgesetzt.

Alle Krankenhäuser sind zu höchstmöglicher Effektivität und Effizienz verpflichtet

Gutes OP-Management orientiert sich an den Bedürfnissen der verschiedenen Anspruchsgruppen

Fazit für die Praxis

- Jede Ärztegeneration setzt sich immer auch mit ökonomischen und sozialen Themen auseinander.
- Grundkenntnisse der Ökonomie im Gesundheitswesen sowie, administrative und wirtschaftliche Bedürfnisse und Rahmenbedingungen einordnen zu können, werden entsprechend auch von angehenden Fachärzten erwartet.
- Ein Patentrezept für wirksames OP-Management gibt es nicht. Gutes OP-Management orientiert sich an den Bedürfnissen der einzelnen Anspruchsgruppen wie chirurgische Nutzer, Patienten und Mitarbeiter.

Korrespondenzadresse

Dr. G. Schüpfer
Klinik für Anästhesiologie, Intensivmedizin, Rettungs- und Schmerzmedizin, Stab Medizin/OP-Management
Luzerner Kantonsspital, 6000 Luzern 16
guido.schuepfer@luks.ch

Einhaltung ethischer Richtlinien

Interessenkonflikt. O. Tschudi und G. Schüpfer geben an, dass kein Interessenkonflikt besteht.

Dieser Beitrag beinhaltet keine Studien an Menschen oder Tieren.

Literatur

1. Drucker Peter F (2014) The Effective Executive – Effektivität und Handlungsfähigkeit in der Führungsrolle gewinnen. Valen, München
2. Malik F (2014) Wenn Grenzen keine sind – Management und Bergsteigen. Campus, Frankfurt a. M.
3. Spiegel-Gespräch (2014) Der Anfang ist schwer. Spiegel 29(29):70–72
4. Marjamaa R, Vakkuri A, Kirvela O (2008) Operating room management: why, how and by whom? Acta Anaesthesiol Scand 52(5):596–600
5. Schlüchtermann J (2014) Ökonomie im OP. Im OP 4:172–176
6. Geldner G, Eberhart LH, Trunk S, Dahmen KG, Reissmann T, Weiler T et al (2002) Effizientes OP-Management Vorschläge zur Optimierung von Prozessabläufen als Grundlage für die Erstellung eines OP-Statuts Efficient OP management. (Suggestions for optimisation of organisation and administration as a basis for establishing statutes for operating theatres). Anaesthesist 51(9):760–767
7. Schmeck J, Schmeck SB, Kohnen W, Werner C, Schafer M, Gervais H (2008) Bedeutung der Materiallogistik im Schnittstellenmanagement der Operationsabteilungen. (Importance of material logistics in the interface management of operation departments: is the supply of sterile equipment a new business area of operation room organization)? Anaesthesist 57(8):805–811
8. Haynes AB, Weiser TG, Berry WR, Lipsitz SR, Breizat AH, Dellinger EP et al (2009) A surgical safety checklist to reduce morbidity and mortality in a global population. N Engl J Med 360(5):491–499
9. Leape LL (2014) The checklist conundrum. N Engl J Med 370(11):1063–1064
10. Urbach DR, Govindarajan A, Baxter NN (2014) Surgical safety checklists in Ontario, Canada. Author reply. N Engl J Med 370(24):2351 (discussion-2)
11. Urbach DR, Govindarajan A, Saskin R, Wilton AS, Baxter NN (2014) Introduction of surgical safety checklists in Ontario, Canada. N Engl J Med 370(11):1029–1038
12. Thomassen O, Espeland A, Softeland E, Lossius HM, Heltne JK, Brattebo G (2011) Implementation of checklists in health care; learning from high-reliability organisations. Scand J Trauma Resusc Emerg Med 19:53
13. Panni MK, Shah SJ, Chavarro C, Rawl M, Wojnarwsky PK, Panni JK (2013) Improving operating room first start efficiency – value of both checklist and a preoperative facilitator. Acta Anaesthesiol Scand 57(9):1118–1123
14. Auerhammer J (2008) Lagerung des Patienten im OP. Anaesthesist 57(11):1107–1124 (quiz 25–26)
15. Schüpfer G, Bauer M, Scherzinger B, Schleppers A (2005) Controllinginstrumente für OP-Manager. Anaesthesist 54(8):800–807
16. Pandit JJ, Pandit M, Reynard JM (2010) Understanding waiting lists as the matching of surgical capacity to demand: are we wasting enough surgical time? Anaesthesia 65(6):625–640
17. Pandit JJ, Stubbs D, Pandit M (2009) Measuring the quantitative performance of surgical operating lists: theoretical modelling of 'productive potential' and 'efficiency'. Anaesthesia 64(5):473–486
18. Pandit JJ, Westbury S, Pandit M (2007) The concept of surgical operating list 'efficiency': a formula to describe the term. Anaesthesia 62(9):895–903
19. Bauer M, Hinz J, Klockgether-Radke A (2010) Göttinger Leitfaden für OP-Manager. (The Gottingen manual for OR managers). Anaesthesist 59(1):69–79
20. Bauer M, Diemer M, Ansorg J, Schleppers A, Bauer K, Bomplitz M et al (2008) Glossar perioperativer Prozesszeiten und Kennzahlen – Eine gemeinsame Empfehlung von DGAI, BDA, BDC und VOPM. Anaesth Intensivmed 49:93–105
21. Widdison AL (1995) Can we predict when an operating list will finish? Ann R Coll Surg Engl 77(6 Suppl.):304–306
22. Macario A (2014) Implementing operating room management science: from the bench to the scheduling office. Eur J Anaesthesiol 31(7):355–360
23. Wang J, Yang K (2014) Using type IV pearson distribution to calculate the probabilities of underrun and overrun of lists of multiple cases. Eur J Anaesthesiol 31(7):363–370
24. Macario A (2006) Are your hospital operating rooms „efficient"? A scoring system with eight performance indicators. Anesthesiology 105(2):237–240
25. Leidinger W, Meierhofer JN, Schupfer G (2006) OP-Management in KTQ-Zertifizierungsprozess eines Schwerpunktkrankenhauses. (Operation room management in quality control certification of a mainstream hospital). Anaesthesist 55(11):1205–1211
26. Pandit JJ, Abbott T, Pandit M, Kapila A, Abraham R (2012) Is 'starting on time' useful (or useless) as a surrogate measure for 'surgical theatre efficiency'? Anaesthesia 67(8):823–832
27. Schleppers A, Bauer M (2005) „Critical incident reporting systems" (CIRSs) in der Anästhesie. (Critical incident reporting systems in (CIRSs) anesthesia. Flaw or culture). Anaesthesist 54(4):299–300
28. Bauer M, Hanss R, Schleppers A, Steinfath M, Tonner PH, Martin J (2004) Prozessoptimierung im „kranken Haus". (Procedure optimization in hospital management). Anaesthesist 53(5):414–426
29. Dexter EU, Dexter F, Masursky D, Garver MP, Nussmeier NA (2009) Both bias and lack of knowledge influence organizational focus on first case of the day starts. Anesth Analg 108(4):1257–1261
30. Dexter F, Epstein RH (2009) Typical savings from each minute reduction in tardy first case of the day starts. Anesth Analg 108(4):1262–1267
31. Dhupar R, Evankovich J, Klune JR, Vargas LG, Hughes SJ (2011) Delayed operating room availability significantly impacts the total hospital costs of an urgent surgical procedure. Surgery 150(2):299–305
32. Gfrörer R, Schüpfer G, Schmidt CE, Bauer M (2005) Teambildung im Operationssaal. (Teamwork in the operating theatre. Effect on quality of decision-making). Anaesthesist 54(12):1229–1234
33. Schüpfer G, Gfrörer R, Schleppers A (2007) Anästhesisten lernen – lernen Institutionen auch? (Anaesthetists learn-do institutions also learn? Importance of institutional learning and corporate culture in clinics). Anaesthesist 56(10):983–991
34. Rosenstein AH, O'Daniel M (2008) Invited article: managing disruptive physician behavior: impact on staff relationships and patient care. Neurology 70(17):1564–1570
35. Dexter F (2014) High-quality operating room management research. J Clin Anesth 26(5):341–342
36. Dexter F, Ledolter J, Hindman BJ (2014) Bernoulli Cumulative Sum (CUSUM) control charts for monitoring of anesthesiologists' performance in supervising anesthesia residents and nurse anesthetists. Anesth Analg 119(3):679–685

Anaesthesist 2015 · 64:329–344
DOI 10.1007/s00101-015-0019-5
Online publiziert: 17. April 2015
© Springer-Verlag Berlin Heidelberg 2015

Redaktion
H. Forst · Augsburg
T. Fuchs-Buder · Nancy
A. Heller · Dresden
M. Weigand · Heidelberg

E. Schieb · C.-A. Greim
Klinik für Anästhesiologie, Intensiv- und Notfallmedizin, Fulda, Deutschland

Notfallsonographie

Zusammenfassung

Die Notfallsonographie umfasst eine Reihe von zielgerichteten sonographischen Untersuchungstechniken, mit denen sich häufige Fragestellungen in der Anästhesiologie, einschließlich der Intensiv- und Notfallmedizin, innerhalb kurzer Zeit beantworten lassen. Sie eignet sich im Sinne einer „Point-of-care"-Diagnostik dazu, die Ursachen einer akuten hämodynamischen oder respiratorischen Instabilität abzuklären und etwa das Ausmaß einer intraabdominellen Blutung bei noch kompensierten polytraumatisierten Patienten zu bestimmen oder eine Intervention wie die Pleurapunktion zu unterstützen. Wichtige notfallsonographische Ultraschallverfahren sind die fokussierte Echokardiographie sowie die Thorax- und die Abdomensonographie, ergänzt durch verschiedene weitere Anwendungen beispielsweise im Kopf-Hals-Bereich. Die Verfahren werden im Vergleich zu den konventionellen sonographischen Untersuchungen in verkürzten Untersuchungsgängen mit Fokus auf bestimmte klinische Fragen eingesetzt. Anhand von wenigen standardisierten Einstellungen können zahlreiche Fragen zum Patienten schnell adressiert und therapeutische Konsequenzen abgeleitet werden.

Schlüsselwörter

„Point-of-care"-Systems · Echokardiographie · Sonographie · Thorax · Abdomen

Lernziele

Nach der Lektüre dieses Beitrags …

- kennen Sie die Anwendungsmöglichkeiten der symptomorientierten Sonographie in der inner- und außerklinischen Notfall- und Akutmedizin,
- sind Sie mit thoraxsonographischen Befunden wie Lungenödem, Pneumothorax, Atelektase und Pleuraerguss vertraut,
- sind Sie in der Lage, Verdachtsdiagnosen wie Lungenembolie, Perikarderguss oder Volumenmangel anhand echokardiographischer Befunde zu erhärten oder auszuschließen,
- sind Sie mit den sonographischen Einstellungen der Ultraschallsonde bei einer Untersuchung in Form des „focused assessment with sonography for trauma" (FAST) sowie den zu erwartenden Befunden bei Verdacht z. B. auf eine intraabdominelle Blutung bei Trauma vertraut,
- kennen Sie die weiteren Einsatzmöglichkeiten der Sonographie bei häufigen akutmedizinischen Fragestellungen in der Anästhesiologie, Intensiv- und Notfallmedizin.

Einleitung

Unter dem Begriff der Notfallsonographie werden im vorliegenden Beitrag diejenigen sonographischen Untersuchungen subsumiert, mit denen bestimmte akutmedizinische Fragestellungen sich innerhalb von Minuten abklären lassen. In der Anästhesiologie, Intensiv- und Notfallmedizin können mithilfe dieser Untersuchungen fundierte und rationale Entscheidungen zu weiterer Diagnostik und Therapie herbeigeführt werden. In vielen Akutsituationen liegt der Fokus auf der orientierenden Beurteilung der Herzfunktion, einschließlich der kardialen Füllung, oder auf dem Ausschluss eines Pneumothorax sowie der Abklärung bei Verdacht auf einen größeren Blutverlust in den Bauchraum. Zahlreiche weitere Sonographietechniken runden das Portfolio der Notfallsonographie ab. In Abgrenzung zum klassischen Ansatz einer ausführlichen organbezogenen Untersuchung dient die Notfallsonographie dem Gewinn **organübergreifender Informationen**, die anschließend im Kontext mit der aktuellen klinischen Situation verwertet werden. Darauf basieren schnelle, sichere und effiziente Entscheidungen zu weiterer Diagnostik und Therapie.

Der vorliegende Beitrag gibt einen Überblick über häufige klinische Fragestellungen, die sich mithilfe flexibel einsetzbarer und fokussiert angewendeter Ultraschallverfahren in den verschiedenen Einsatzbereichen der Anästhesiologie gut adressieren lassen, und vermittelt Grundlagen zur gesamten Breite des **notfallsonographischen Spektrums**. Dieses erstreckt sich über nahezu alle Körperregionen des Patienten und belegt das hohe Potenzial der Sonographie als bildgebendes Point-of-Care-

Bestimmte akutmedizinische Fragestellungen lassen sich innerhalb von Minuten abklären

Das Potenzial der Sonographie als bildgebendes „Point-of-care"-Verfahren ist hoch

Emergency sonography

Abstract

Emergency sonography encompasses a number of targeted sonographic investigation techniques, which allow a quick response to frequently occurring situations arising in anesthesiology, including intensive care and emergency medicine. Emergency sonography supports point of care diagnostics to clarify the possible causes of hemodynamic and respiratory instability, e.g. to determine the extent of intra-abdominal bleeding in a still compensated patient with multiple trauma and to support interventions, such as pleural fluid drainage. Important emergency sonographic techniques include focused echocardiography, as well as thoracic and abdominal ultrasound, supplemented by various other applications, e.g in the head and neck region. In comparison to conventional sonographic examination techniques, these techniques are used with reduced examination times and a focussed assessment of specific clinical problems. By means of a few standardized cross-sectional planes, numerous questions can be quickly addressed and therapeutic consequences can be deduced.

Keywords

Point-of-care systems · Echocardiography · Ultrasonography · Thorax · Abdomen

Tab. 1 Symptomorientierte Anwendung der Sonographie durch den Notarzt

Symptom	Einsatzmöglichkeit der Sonographie
Blutdruckinstabilität	Durchführung von FAST zum Ausschluss von freier abdomineller Flüssigkeit durch ein Adominaltrauma, bei positivem Befund ggf. Einleitung einer „Crash"-Rettung [1], Optimierung der Vorbereitung im aufnehmenden Krankenhaus wie Vorbereitung des OP/des OP- und Anästhesie-Personals, von Blutprodukten und Cell-Saver [2]
	Durchführung einer TTE zum Ausschluss einer kardialen Ursache
Reanimation	Hinweise auf die Ursache wie Lungenarterienembolie, Myokardinfarkt, Perikardtamponade, Hypovolämie und eine Pseudo-PEA [1]
Dyspnoe	Ausschluss von Hämato- und Pneumothorax, großem Pleuraerguss, Lungenarterienembolie, kardialer Ursache [1], Bronchusverlegung [3] und Lungenödem
Abdominelle Schmerzen	Ausschluss von Harnverhalt [1], rupturierter extrauteriner Gravidität und Aortenaneurysma [4]

FAST „focused assessment with sonography for trauma", *PEA* pulmonale Endarteriektomie, *TTE* transthorakale Echokardiographie.

Verfahren. Mit dieser Art der Bildgebung werden zudem der Einsatz von anderen, aufwendigen diagnostischen Verfahren wie Computertomographie (CT) oder die Anforderung von speziellen konsiliarisch erbrachten Leistungen ökonomisiert und deren Verfügbarkeit in anderen Bereichen erhöht.

Anwendungen der Sonographie

Präklinische Optionen

Die Symptome, die zur Alarmierung des Notarztes führen, können nicht immer eindeutig einem Krankheitsbild zugeordnet werden. Am Einsatzort stehen dem Notarzt meist nur begrenzte diagnostische Möglichkeiten zur Verfügung, unter denen die bildgebende Sonographie eine besondere Rolle einnimmt. Durch die Sonographie können die in ◘ **Tab. 1** aufgelisteten Symptome differenzialdiagnostisch eingegrenzt und hierdurch eine differenzierte Therapie eingeleitet werden.

Durch die Sonographie können Symptome differenzialdiagnostisch eingegrenzt werden

Weiterhin kann die Vorbereitung im aufnehmenden Krankenhaus beispielsweise bei einem operationsbedürftigen Befund optimiert und damit Zeit eingespart werden. Im Rahmen einer Reanimation kann die Sonographie über eine pulslose elektrische Aktivität informieren und eine **differenzierte Therapie** der Ursache der Reanimation auf den Weg bringen. Die Einsatzmöglichkeiten der Sonographie im präklinischen Bereich können analog auf die Notaufnahme bzw. den Schockraum übertragen werden; hier sind ebenfalls die schnelle Diagnose und Therapie gefragt.

Die Vorbereitung im aufnehmenden Krankenhaus kann optimiert werden

Notfallassoziierte Prämedikationsvisite

Bei der Vorbereitung eines Patienten zur operativen Notfallversorgung werden Anästhesisten immer wieder mit unspezifischen Symptomen wie Dyspnoe und Kreislaufinstabilität konfrontiert. Erklärende Befunde im Rahmen einer eingehenden kardiologischen Untersuchung stehen in dieser Situation meist nicht zur Verfügung. Durch eine orientierende transthorakale Sonographie des Herzens kann zumindest eine hochgradige pathologische Störung der Ventrikel- und Klappenfunktion rasch ausgeschlossen werden. Gegebenenfalls begründet sich durch den erhobenen Befund auch die Anforderung eines kardiologischen Konsils mit dem Ziel einer weitergehenden differenzialdiagnostischen Abklärung noch vor der Operation oder im Rahmen der Nachversorgung (◘ **Tab. 2**). Die Befunde müssen im **Prämedikationsbogen** dokumentiert werden, ebenso die sich daraus ableitenden Maßnahmen.

Eine hochgradige pathologische Störung der Ventrikel- und Klappenfunktion des Herzens kann rasch ausgeschlossen werden

Intraoperative Einsatzmöglichkeiten

Eine intraoperativ auftretende akute Kreislaufinstabilität oder gravierende Oxygenierungsprobleme können zahlreiche Ursachen haben, die sich mithilfe der Sonographie eingrenzen lassen (◘ **Tab. 3**). Die Einstellung von 11 kardialen Schnittebenen mit der transösophagealen Echokardiographie (TEE) liefert hinreichende Aussagen zum Vorliegen einer akuten kardialen Funktionsstörung, einschließlich einer Herzklappenfehlfunktion. Im Sinne einer **fokussierten Echokardiographie** gilt die

Elf kardiale Schnittebenen in der TEE ermöglichen hinreichende Aussagen zum Vorliegen einer akuten kardialen Funktionsstörung

Tab. 2 Symptomorientierte Anwendung der Sonographie in der notfallassoziierten Prämedikationsvisite

Symptom	Einsatzmöglichkeit der Sonographie
Dyspnoe, eingeschränkte Belastbarkeit	Ausschluss einer aus Vorbefunden bzw. Krankenakte nicht bekannten ausgeprägten linksventrikulären Funktionsstörung
	Erkennung von bislang unbekanntem, hämodynamisch relevantem Herzklappenfehler, Perikarderguss, Pleuraerguss oder Empyem, rechtsventrikulärer Hypertrophie/Dilatation als Hinweis auf einen pulmonalen Hypertonus oder rezidivierende Lungenembolien
	Ausschluss eines Pneumothorax, ggf. einer Lungenüberwässerung

Tab. 3 Symptomorientierte Anwendung der Sonographie während einer Operation

Symptom	Einsatzmöglichkeit der Sonographie
Akute Kreislaufinstabilität	Abklärung von Ventrikel und Herzklappenfunktion sowie Volumenstatus
	Steuerung der Katecholamingabe und/oder Volumentherapie
Intraoperativ aufgetretene Blutdruckinstabilität bei zunächst negativer FAST nach einem Trauma	Abdomensonographie zum Nachweis neu aufgetretener/vermehrter freier Flüssigkeit als Hinweis auf eine Organverletzung
Beatmungsprobleme	Thoraxsonographie zum Ausschluss von Pneumothorax, einseitiger Intubation [3] und Lungenödem

FAST „focused assessment with sonography for trauma".

TEE heute als bildgebendes intraoperatives Verfahren der Wahl zur Abklärung einer akuten Kreislaufdekompensation [5].

Auch die klassischen Ursachen einer akut-gestörten Ventilation lassen sich mit der Sonographie effektiv abklären, sofern der operative Eingriff das Aufbringen des Schallkopfes am Thorax zulässt. Die sonographischen **Artefakte** der Thoraxsonographie sind Grundlage für die Beantwortung der Frage, ob die Lungen der Pleura anliegen und ob sie ventiliert werden.

Perioperativer Anästhesiebereich

Nach Operationen können im Aufwachraum, auf Intensiv- oder „Intermediate-care"-Stationen bestimmte Symptome auftreten, für deren Ursachenabklärung neben der klinisch-körperlichen Untersuchung eine Röntgenaufnahme oder ein CT lange Zeit die bildgebenden Verfahren der Wahl waren. Mit der bettseitig durchgeführten Sonographie bietet sich heute alternativ ein schnell verfügbares, nichtinvasives, einfach wiederholbares und zudem kostengünstiges Verfahren an.

Die immer wieder auftretende Frage zum Vorliegen eines Pneumothorax nach Anlage eines Zentralvenenkatheters (ZVK) lässt sich im Aufwachraum ohne eine Thoraxröntgenuntersuchung durch den thoraxsonographisch erfolgten oder ausbleibenden Nachweis des Lungengleitens sicher beantworten. Bei **ventralen Luftansammlungen** ist die Sonographie der bettseitig durchgeführten Röntgendiagnostik sogar überlegen [6].

Zudem liefert sie durch spezielle Artefaktmuster zuverlässige Hinweise auf ein vorliegendes Lungenödem ([7]; s. Abschn. „Thoraxsonographie").

Gelegentlich können Tachykardien oder vegetative Imbalancen eines Patienten im Aufwachraum auf eine prall gefüllte Harnblase z. B. unter Spinalanästhesie zurückzuführen sein. Deren sonographischer Nachweis ist einfach und ermöglicht unmittelbare Entlastung, entweder durch eine konventionelle Katheterisierung oder durch eine sonographisch gesteuerte suprapubische Blasenpunktion. Auch können nach transurethralen Resektionen von Blasentumoren **paravasale Flüssigkeitsansammlungen** detektiert werden, wenn es während des Eingriffs zu einer unerkannt gebliebenen Perforation der Harnblase gekommen ist.

Optionen auf Intensiv- und „Intermediate-care"-Stationen

Neben den üblichen akutmedizinischen Fragestellungen im Intensivbereich, die auch in der zentralen Notaufnahme (ZNA), intraoperativ oder im Aufwachraum auftreten, erfordern weitere klinische Probleme ebenfalls schnelles Handeln, das mithilfe der Sonographie gebahnt werden kann (◘ Tab. 4).

Mit der bettseitig durchgeführten Sonographie bietet sich ein kostengünstiges Verfahren an

Der sonographische Nachweis einer prall gefüllten Harnblase ermöglicht unmittelbare Entlastung

Tab. 4 Symptomorientierte Anwendung der Sonographie im Intensivbereich

Symptom	Einsatzmöglichkeit der Sonographie
Blutdruckinstabilität	Kardiale Ursache, Ausschluss einer Lungenarterienembolie
Beobachtung nach kardiochirurgischen Eingriffen	Beurteilung von Pumpfunktion der Ventrikel, Volumenstatus und Ejektionsfraktion im präoperativen Vergleich; Ausschluss von Perikarderguss, Perikardtamponade, Rechtsherzinsuffizienz, Herzklappensegelausriss und -dysfunktion; Steuerung der Katecholamin- und Volumentherapie
Anstieg der Cholestase- und Infektionsparameter	Ausschluss von Cholezystitis, Gallenblasenstein, „-Sludge", gestautem DHC
Fraglich erhöhter intrakranieller Druck	Beuteilung des N.-opticus-Durchmessers [8]
Anurie	Ausschluss einer Harnblasenkatheterfehllage
Dyspnoe, Verschlechterung Gasaustausch/Abfall der Sauerstoffsättigung	Ausschluss von Atelektase, Bronchusverlegung [3], Lungenödem, Pleuraerguss, Pneumonie, Lungenarterienembolie, Linksherzinsuffizienz und Pneumothorax
Umfangsvermehrung eines Beins	Ausschluss einer tiefen Beinvenenthrombose [8]
Flankenschmerzen/erhöhte Infektionsparameter	Ausschluss eines Nierenaufstaus
DHC Ductus hepatocholedochus.	

Abhängig vom Patientenkollektiv bietet beispielsweise die Echokardiographie bei kardiochirurgischen Patienten entweder transthorakal (TTE) oder transösophageal (TEE) einen kurzen Weg zur Beurteilung der Herzfunktion und die Abklärung einer **Perikardtamponade**. Typische Probleme wie Blutdruckinstabilität oder Oxygenierungsstörung bei septischen oder unfallchirurgischen Patienten sind weitere klassische Indikationen für die Sonographie, um Hinweise auf ein Links- oder Rechtsherzversagen, intraabdominelle Blutungen, einen Pneumothorax, eine Lungenüberwässerung oder andere Ursachen zu erhalten.

Auch ein Anstieg der Cholestaseparameter, Flankenschmerzen beim wachen Patienten oder die Umfangsvermehrung eines Beins können eine fokussierte Sonographie indizieren, um der erhobenen Verdachtsdiagnose einer akuten Cholezystitis (Sludge-Gallenblase), eines Harnaufstaus oder einer Becken- oder Beinvenenthrombose nachzugehen. Ebenso kann der Verdacht auf einen pathologisch erhöhten intrakraniellen Hirndruck („intracranial pressure", ICP) erhärtet werden, wenn sich in der Sonographie des N. opticus eine echoreiche Erweiterung des Sehnervendurchmessers zeigt.

> **Blutdruckinstabilität oder Oxygenierungsstörung sind klassische Indikationen für die Sonographie**

Techniken der Notfallsonographie

Thoraxsonographie

Die Thoraxwand wird für den sonographischen Untersuchungsgang nach Volpicelli in 4 Quadranten unterteilt, die in In- und Exspiration jeweils in B- und M-Mode untersucht werden (◻ **Abb. 1**).

Bei Verdacht auf einen Pleuraerguss sollten zunächst die basalen, bei Verdacht auf einen Pneumothorax die anterioren Quadranten untersucht werden [9].

Bei einem normalen Lungenbefund wird im B-Mode zunächst das „bat sign" dargestellt. Das Bat sign entspricht dem **Schallschatten** von 2 benachbarten Rippen. Zwischen diesen liegt die belüftete Lunge mit der schallkopfnah gelegenen echogenen Pleura unterhalb des subkutanen Gewebes. Dieses Bild erinnert an eine Fledermaus, die scheinbar auf den Betrachter zufliegt. In ◻ **Abb. 2** wurde ein Linearscanner longitudinal zwischen 2 Rippen aufgesetzt und das Bat sign dargestellt. Die Bewegung der Pleuralinie, die durch das Gleiten der Pleura visceralis gegen die Pleura parietalis hervorgerufen wird, bezeichnet man als **Lungengleiten** [10]. Das Lungengleiten gibt einen ersten Hinweis auf einen normalen Lungenbefund.

Aus dieser Position der Schallsonde wird nun der **M-Mode** aktiviert. Unter physiologischen Verhältnissen zeigt sich in diesem Modus auf dem Monitor ein typisches Muster, das Assoziationen zu Meereswellen und einem Sandstrand erzeugt und deshalb als „seashore sign" bezeichnet wird (◻ **Abb. 3**). Die schallkopfnahen Strukturen, die im Sonogramm als **horizontale Linien** („waves") imponieren, bestehen aus den verschiedenen Schichten der Thoraxwand und repräsentieren im

> **Die Thoraxwand wird für den sonographischen Untersuchungsgang nach Volpicelli in 4 Quadranten unterteilt**
>
> **Bei einem normalen Lungenbefund wird im B-Mode zunächst das „bat sign" dargestellt**

> **Unter physiologischen Verhältnissen zeigt sich das „seashore sign"**

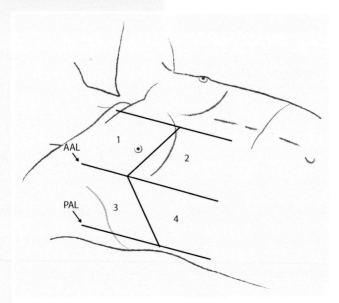

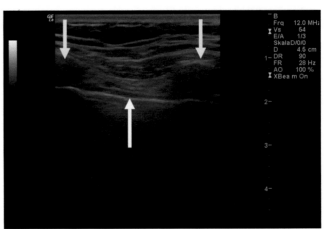

Abb. 2 ▲ Darstellung des „bat sign". *Weißer Pfeil* Pleuralinie, *gelbe Pfeile* Rippen

Abb. 1 ▲ Bei der systematischen Lungensonographie nach Volpicelli wird die Thoraxhälfte in 4 Quadranten aufgeteilt. *AAL* vordere Axillarlinie, *PAL* hintere Axillarlinie (Nach [7])

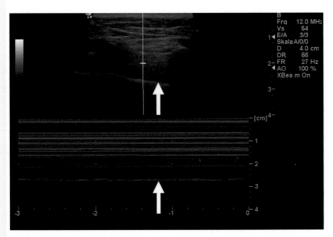

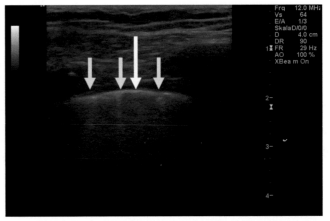

Abb. 3 ▲ „Seashore" (engl.: Sandstrand) zeigt sich in der M-Mode-Darstellung eines physiologisch und anatomisch normalen Lungenabschnitts: *Weiße Pfeile* Pleuralinie (*obere Bildhälfte* im B-Mode, *unten* im M-Mode). Im M-Mode imponieren oberhalb der Pleuralinie parallel verlaufende gerade Linien („Wellen"), unterhalb davon die granuläre Struktur („Sand")

Abb. 4 ▲ Darstellung von B-Linien: *weißer Pfeil* Pleuralinie, *gelbe Pfeile* von der Pleura ausgehende B-Linien

Seashore sign die Wellen, die mit der echogenen Pleuralinie abschließen. Unterhalb der Pleuralinie kommt im Sonogramm eine **granuläre Zeichnung** („Sand") zur Darstellung, die durch die dynamische Bewegung der Pleura entsteht und deren Reflexmuster repräsentiert [10]. Das Vorliegen eines Seashore sign schließt neben anderen Befunden, die im Folgenden erläutert werden, einen Pneumothorax aus.

Weitere physiologische Artefakte, die bei der Thoraxsonographie dargestellt werden, sind die **hyperechogenen A-Linien**. Sie stellen Artefakte dar, die durch Mehrfachreflexionen der Ultraschallwellen an der Grenzfläche zwischen Pleuralinie und subpleuraler Luft entstehen (Reverberationen). Sie zeigen sich im Sonogramm als parallel zur Pleura verlaufende Linien, deren Zwischenabstand dem Abstand zwischen Haut und Pleuralinie entspricht [11].

Neben den A-Linien werden in der Thoraxsonographie die B-Linien zur Differenzialdiagnose eines Lungenbefunds herangezogen. **B-Linien**, die in früherer Nomenklatur auch als Kometenschweifartefakte bezeichnet wurden, sind ebenfalls Artefakte, die als vertikale Linien von der Pleura ausgehend ohne Abschwächung bis zum unteren Ende des Bildrands des Ultraschallmonitors rei-

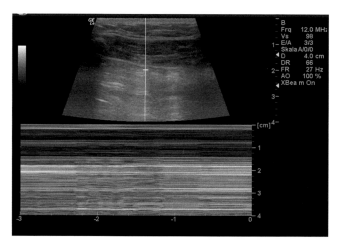

Abb. 5 ◄ Darstellung des „stratosphere sign" beim Pneumothorax; im M-Mode werden lediglich parallele horizontale Linien zwischen 2 Rippen dargestellt

chen. Sie entstehen durch Ultraschallreflexionen an den Grenzflächen pleuranaher Alveolen oder Bronchien/Bronchiolen und wandern atmungsabhängig durch das Sonogramm [12]. Ausgehend von der Pleura zeigt ▢ **Abb. 4** 3 vertikale B-Linien. Ein physiologischer Befund liegt bei vor, wenn zwischen 2 Rippenanschnitten weniger als 3 B-Linien zu sehen sind.

B-Linien wandern atmungsabhängig durch das Sonogramm

Lungenödem

Der klinische Verdacht auf ein Lungenödem lässt sich schnell sonographisch bestätigen. Beim Lungenödem findet sich ein **interstitielles Syndrom**, das mit einer Erhöhung der interstitiellen Flüssigkeit assoziiert ist und zu einer Vermehrung der B-Linien führt [13]. Sie entsteht durch die zahlenmäßige Zunahme an Grenzflächen zwischen einer wasserreichen Struktur und Luft [7]. Vermehrte B-Linien weisen somit direkt auf eine Erhöhung des extravaskulären Lungenwassers hin [14]. Von einem interstitiellen Syndrom/Lungenödem spricht man definitionsgemäß, wenn mehr als 3 B-Linien vorliegen [11].

Vermehrte B-Linien weisen direkt auf die Erhöhung des extravaskulären Lungenwassers hin

Pneumothorax

Zur Differenzialdiagnose einer Dyspnoe und einer Oxygenierungsstörung gehört der Ausschluss eines Pneumothorax. Sonographisch sind bei Vorliegen eines Pneumothorax im B-Mode weder Lungengleiten noch B-Linien nachweisbar. Bereits eine einzige B-Linie schließt einen Pneumothorax aus, da diese von der viszeralen Pleura ausgeht und nur dann entstehen kann, wenn die Ultraschallwellen der auf die Haut aufgesetzten Schallsonde die viszerale Pleura ohne größeren Energieverlust erreichen. Bei einem Pneumothorax befindet sich zwischen der viszeralen und der parietalen Pleura jedoch Luft, die die Energie der Ultraschallwellen nahezu komplett absorbiert, sodass diese die viszerale Pleura nicht mehr erreichen [10].

Bereits eine einzige B-Linie schließt einen Pneumothorax aus

Im M-Mode stellt sich bei Vorliegen eines Pneumothorax statt des Seashore sign das **„stratosphere sign"** dar (▢ **Abb. 5**). Dieses ist durch parallel eng beieinander liegende horizontale Linien gekennzeichnet und entspricht einem Konglomerat von A-Linien [10].

Das sicherste Kriterium für das Vorliegen eines Pneumothorax ist mit einer Sensitivität von 66 % und einer Spezifität von 100 % der „Lungenpunkt" [10]. Dieser beschreibt die Grenze zwischen anliegenden Lungen und Pneumothorax und ist sonographisch sowohl im B- als auch im M-Mode darstellbar. Im B-Mode lassen sich während der Inspiration die Artefakte, die durch das anliegende Lungengewebe hervorgerufen werden (Lungengleiten und vertikale B-Linien) bis zum „Lungenpunkt" nachweisen. An diesem Punkt reißen Lungengleiten und B-Linien ab, weil sich ab hier Luft zwischen den Lungen und der parietalen Pleura befindet. Lungengleiten und B-Linien gehen – insbesondere in der Exspiration gut sichtbar – am „Lungenpunkt" also in horizontale A-Linien als Zeichen eines Pneumothorax über. Im M-Mode über dem „Lungenpunkt" findet sich während der Inspiration das Seashore sign und während der Exspiration das Stratosphere sign.

Das sicherste Kriterium für das Vorliegen eines Pneumothorax ist der „Lungenpunkt"

Bei einem Pneumothorax ist der „Lungenpunkt" am liegenden Patienten hauptsächlich am **lateralen Thorax** nachzuweisen [15]. Hiermit wird die Stelle am Thorax identifiziert, an der der Pneumothorax endet und die Lunge wieder an der Thoraxwand anliegt. Die Ultraschallsonde wird bei der Untersuchung in unveränderter Position gehalten. Vor allem ein kleiner oder ein ventral gelegener Pneumothorax, der häufig im Thoraxröntgen nicht zu detektieren ist, kann durch die Sonographie gut nachgewiesen werden [10].

Vor allem ein kleiner Pneumothorax kann gut nachgewiesen werden

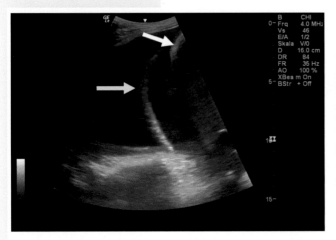

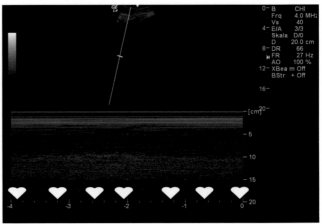

Abb. 6 ▲ Darstellung eines Pleuraergusses: *Weißer Pfeil* Zwerchfell, *gelber Pfeil* atelektatische Lungenanteile, die von einem hypoechogenen Pleuraerguss umgeben sind

Abb. 7 ▲ Darstellung einer Atelektase. *Herzsymbole* Bewegungsartefakte, die durch die Herzaktion unterhalb der Pleura hervorgerufen werden

Pleuraerguss

Interpleurale Flüssigkeit stellt sich schon ab einem Volumen von 5 ml dar

Ein Pleuraerguss lässt sich, analog der Positionen 1 und 3 des „focused assessment with sonography for trauma" identifizieren (FAST; s. Abschn. „Abdomensonographie"). Interpleurale Flüssigkeit stellt sich schon ab einem Volumen von 5 ml dar [13], im Thoraxröntgenbild dagegen erst ab ca. 150 ml [16].

Wie in ◘ **Abb. 6** gezeigt wird, ist ein Pleuraerguss hypoechogen und homogen; häufig lassen sich während der Atmung **Formveränderungen** erkennen [16]. Innerhalb des Ergusses können echogene, bewegte Strukturen, die Fibrinfäden, Blutkoageln oder bereits organisiertem Gewebe entsprechen, nachgewiesen werden. Meist sind Atelektasen in Form von echogenen Bereichen, teilweise mit kleinen hyperechogenen Arealen und Lufteinschlüssen des Lungengewebes, darstellbar.

Bei Langzeitbeatmeten oder bei einer Pneumonie kann es zu einer **karnifizierten Lunge** kommen. Es besteht Ähnlichkeit des Lungen- mit dem Lebergewebe; Lufteinschlüsse erinnern an das Sonographiebild der Leber bei Zustand nach einer Papillotomie [13].

Das Volumen eines Pleuraergusses kann sonographisch geschätzt werden

Das Volumen eines Pleuraergusses kann sonographisch geschätzt werden. Vereinfachend ist beim liegenden Patienten ab einer laterodorsalbasalen Dicke des Ergussmantels > 5 cm mit einem Ergussvolumen > 500 ml zu rechnen [17, 18].

Atelektase

Einer Oxygenierungsstörung kann neben anderen Ursachen auch eine Atelektase zugrunde liegen. Bei der **kompletten Atelektase** eines Lungenflügels, z. B. bei einseitiger Intubation oder dem Verschluss eines Hauptbronchus, kann die Sonographie sofort sonomorphologische Hinweise für deren Vorliegen aufdecken. Infolge der fehlenden Teilnahme des Lungenflügels an der Ventilation kommt es zu einem Verlust des Lungen- und Pleuragleitens; stattdessen kann ein Lungenpuls nachgewiesen werden. Der Lungenpuls spiegelt den kinetischen Impuls der Herzaktivität auf das nichtventilierte atelektatische Lungengewebe wider und lässt sich auch am Probanden gut demonstrieren, wenn dieser den Atem anhält. Er wird im M-Mode als Elektrokardiographie(EKG)-synchrones Bewegungsartefakt unterhalb der Pleuralinie nachgewiesen (◘ **Abb. 7**). Sobald die Lungen wieder ventiliert werden, überdeckt das Lungengleiten den Lungenpuls.

Der Lungenpuls spiegelt den kinetischen Impuls der Herzaktivität auf das nichtventilierte atelektatische Lungengewebe wider

Im Gegensatz zum **sonographischen Sofortnachweis** ist bei einer Röntgenaufnahme die Atelektase erst zeitverzögert zu sehen, da das eingefangene Gas nicht sofort, sondern erst verzögert absorbiert wird, und die radiologischen Zeichen einer Atelektase erst nach kompletter Absorption nachweisbar sind.

Ein Lungenpuls schließt einen Pneumothorax aus

Weiterhin schließt ein Lungenpuls einen Pneumothorax aus, da hierdurch die bewegungslosen, nicht am Gasaustausch teilnehmenden Lungen nachgewiesen werden. Die Lungen liegen jedoch der Thoraxwand an, womit kein Pneumothorax vorliegen kann.

Die Sensitivität des sonographischen Nachweises einer Atelektase beträgt 93 %, die Spezifität 100 % [3].

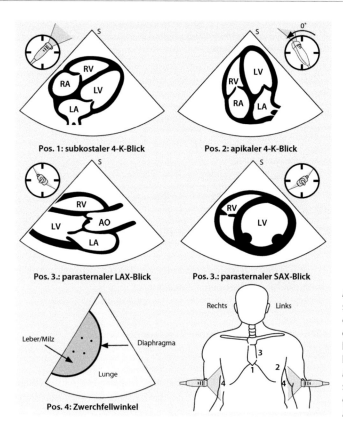

Abb. 8 ◄ Kardiosonographische Einstellungen gemäß dem Protokoll „focus assessed transthoracic echocardiography" (FATE). *K* Kammer, *LA* linkes Atrium, *LAX* Langachsenblick, *LV* linker Ventrikel, *RA* rechtes Atrium, *RV* rechter Ventrikel, *SAX* Kurzachsenblick (Mit freundlicher Genehmigung von E. Sloth, Aarhus University, Aarhus, Denmark)

„Focus assessed transthoracic echocardiography"

Im Abgrenzung zu einer kardiologisch fundierten umfangreichen Echokardiographie zielt eine anästhesiologisch-fokussierte Kardiosonographie bei bestehender Kreislaufinstabilität auf eine der Situation angemessene Akutdiagnostik, die kardiale Ursachen gegen nichtkardiale Ursachen abklären soll. Die häufigsten Fragen zur kardialen Funktion, deren Beantwortung in der Akutsituation wichtige therapeutische Konsequenzen nach sich ziehen, lauten:

- Kontrahiert der linke Ventrikel normal? Ist er hyperkontraktil (Beispiel: Sepsis), oder ist die Kontraktion deutlich eingeschränkt (Beispiel: dekompensierte Herzinsuffizienz)?
- Ist der linke Ventrikel gut gefüllt? Wie hoch ist die Ejektionsfraktion?
- Besteht eine ausgeprägte Mitralklappeninsuffizienz?
- Hat der Patient einen kreislaufrelevanten Perikarderguss?
- Bietet der rechte Ventrikel Hinweise auf eine ausgeprägte akute Rechtsherzbelastung (Beispiel: fulminante Lungenembolie)?

Das anästhesiologische Konzept für die TTE basiert auf einem **standardisierten Untersuchungsgang**, der als Protokoll der Focus assessed transthoracic echocardiography (FATE; [19]) die oben stehenden Kernfragen zur Hämodynamik adressiert. Die gelegentlich auch benutzte Bezeichnung „focused echocardiographic evaluation in life support" (FEEL) leitet sich aus der Anwendung von FATE bei laufender Reanimation her, die hier besonders dem Nachweis einer pulslosen elektrischen Aktivität oder eines ausgeprägten Perikardergusses sowie der grob orientierenden Statuserhebung der Ventrikel- und Herzklappenfunktion dient [20].

Im FATE-Protokoll werden der beiden Ventrikel sichtbar sind 3 Schallfenster definiert, durch die 3 Längsachsen- und eine Kurzachseneinstellung der beiden Ventrikel sichtbar sind. Eine auf beiden Seiten des Thorax vorgenommene 4. Einstellung visualisiert die **Zwerchfellwinkel** (◘ Abb. 8).

In ◘ **Tab. 5** findet sich ein Überblick über die fokussierte Anwendung der Echokardiographie bei akuter Kreislaufinstabilität.

Die TEE liefert prinzipiell die gleichen Einstellungen wie die subkostalen, apikalen und parasternalen Schnitte der TTE, jedoch aus einer anderen Perspektive. Gegenüber der TTE hat die TEE we-

Anästhesiologisch-fokussierte Kardiosonographie zielt auf die situationsangemessene Akutdiagnostik

Die 3 Schallfenster des FATE-Protokolls sind durch die 3 Längsachsen- und eine Kurzachseneinstellung sichtbar

Gegenüber der TTE hat die TEE ein eingeschränktes Indikationsspektrum

Tab. 5 Fokussierte Anwendung der Echokardiographie bei akuter Kreislaufinstabilität

Verdachtsdiagnosen	Echokardiographische Befunde
Linksventrikuläre systolische Funktionsstörung	Verminderte Verkürzungsfraktion des linksventrikulären Innendurchmessers
	Verminderte „fractional area change" (FAC; Schätzgröße für die linksventrikuläre Ejektionsfraktion)
Rechtsventrikuläre Dekompensation bei Lungenembolie	Hypovolämischer linker Ventrikel
	Dilatierter rechter Ventrikel und Vorhof
	Trikuspidal- und/oder Pulmonalklappeninsuffizienz
	Dilatierte untere Hohlvene
Perikardtamponade	Großer perikardialer Flüssigkeitssaum
	Hypovolämischer rechter Vorhof und Ventrikel
	Dilatierte untere Hohlvene
Ausgeprägte Hypovolämie	Kleine rechts- und linksventrikuläre enddiastolische Ventrikelvolumina

gen der – wenn auch geringen – Invasivität des Verfahrens ein eingeschränktes Indikationsspektrum. Sie dient in der Akutmedizin hauptsächlich folgenden 3 Zwecken:

- rasche Abklärung einer hämodynamischen Instabilität bei transthorakal nicht gut sonographierbaren Patienten,
- Detektion kardialer Emboliequellen oder sepsisauslösender Vegetationen und
- Diagnose einer Aortendissektion.

Für die häufigsten Fragestellungen an die fokussierte Echokardiographie (s. oben) ist die Einstellung von maximal 11 transösophagealen Schnittebenen ausreichend, die der Untersucher für eine fokussierte TEE im Repertoire vorweisen muss [5].

Abdomensonographie

„Focused abdominal sonography for trauma"

In Abgrenzung zur internistisch fundierten umfangreichen Sonographie des Abdomens zielt die fokussierte Abdomensonographie auf eine Akutdiagnostik. Ein Bestandteil dieser Diagnostik nach Trauma ist die FAST-Untersuchung zum Ausschluss von freier intraabdomineller Flüssigkeit, ergänzt durch kurze Untersuchung auf das Vorliegen eines Hämatothorax.

Im FAST-Untersuchungsgang werden 5 Standardschnitte untersucht; der 6. Schnitt ist optional. Die Standardschnitte sind in **D Abb. 9** dargestellt.

Position 1. Die Position 1 dient dem Ausschluss eines Hämatothorax, eines Pleuraergusses und von subdiaphragmatischer Flüssigkeit (**D Abb. 10**). Der Schallkopf wird im 8. bis 10. Interkostalraum (ICR) in der mittleren Axillarlinie am rechten lateralen Thorax aufgesetzt und 45° gegen den Uhrzeigersinn gedreht. Im Sonogramm zeigen sich als Zielstrukturen die Leber, das echogene Zwerchfell und die indirekt durch Reflexmuster darstellbaren Lunge. Hierbei wird durch die Bewegungen der luftgefüllten Lunge ein Schleier angezeigt (Vorhangphänomen), der sich über das Zwerchfell und die Leber legt. Die Lunge würde sich lediglich bei einem Hämatothorax darstellen [2]. Bei einem Hämatothorax oder einem Pleuraerguss kann ein **schwarzer Saum** kranial des Zwerchfells nachgewiesen werden, der die Lunge komprimiert. Weiterhin wird eine Ansammlung abdomineller Flüssigkeit subphrenisch zwischen Zwerchfell und Leber ausgeschlossen.

Position 2. Um zur Position 2 zu gelangen, wird der Schallkopf 1–2 ICR kaudal der Position 1 in der mittleren bis hinteren Axillarlinie aufgesetzt und 10° gegen den Uhrzeigersinn gedreht [1]. Die Zielstruktur ist der Morison-Pouch zwischen kaudalem Nierenpol und schallkopfnäherem Leberunterrand [2], der in **D Abb. 11** dargestellt wird.

Bei einer **abdominellen Blutung** zeigt sich ein echofreies Dreieck zwischen dem Leberunterrand und dem Nierenunterpol; bei einer größeren Blutung bildet sich eine hypoechogene Fläche am Leberunterrand [2]. Im Morison-Pouch erfolgt zu zwei Drittel der Nachweis von Flüssigkeit im freien Bauchraum [21].

Mithilfe der FAST-Untersuchung kann freie Flüssigkeit im Bauchraum ausgeschlossen werden

Im FAST-Untersuchungsgang werden 5 Standardschnitte untersucht

Position 1 der FAST dient dem Ausschluss eines Hämatothorax, Pleuraergusses und subdiaphragmatischer freier Flüssigkeit

Zielstruktur ist der Morison-Pouch zwischen kaudalem Nierenpol und schallkopfnäherem Leberunterrand

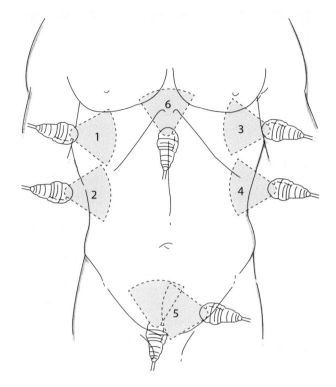

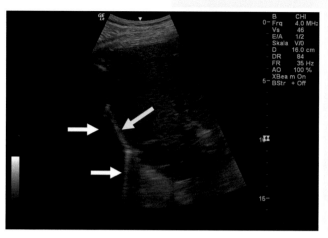

Abb. 10 ▲ Position 1 in der „focused abdominal sonography for trauma". *Gelber Pfeil* echogenes Zwerchfell, kaudal davon *(im Bild rechts)* stellt sich die Leber dar. *Weiße Pfeile* 2 B-Linien, die auf belüftetes Lungengewebe rückschließen lassen. *Schwarze Pfeil* schallkopfnahes Vorhangphänomen. Subphrenisch kann keine Flüssigkeit nachgewiesen werden

Abb. 9 ◄ Darstellung der 5 Standardschnitte und des optionalen 6. Schnitts bei „focused abdominal sonography for trauma"

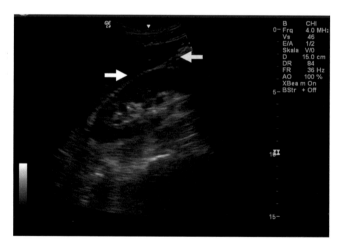

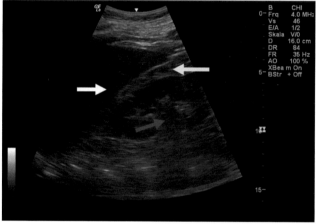

Abb. 11 ▲ Darstellung des Morison-Pouch. *Weißer Pfeil* Grenze zwischen Leber und rechter Niere, *gelber Pfeil* Morison-Pouch zwischen Leberunterrand und kaudalem Nierenpol

Abb. 12 ▲ Darstellung des Koller-Pouch: *Weißer Pfeil* Milz, *roter Pfeil* Niere, *gelber Pfeil* Koller-Pouch, anatomischer Raum zwischen Milz und linkem unterem Nierenpol

Position 3. Im Anschluss an die Darstellung des Morison-Pouch wird die Position 3 zum Ausschluss eines Hämatothorax, eines Pleuraergusses und subdiaphragmatischer Flüssigkeit aufgesucht. Hierbei wird der Schallkopf im 7.–9. ICR in der hinteren Axillarlinie aufgesetzt und 45° im Uhrzeigersinn gedreht [1]. Die angeloteten Zielstrukturen sind die Milz und das Zwerchfell. Im Sonogramm wird auch das **Vorhangphänomen** gesucht, das durch die Lungen hervorgerufen wird.

Position 4. Es folgt die Position 4 der FAST-Untersuchung zur Darstellung des Koller-Pouch. Der Koller-Pouch ist, wie in ◼ **Abb. 12** ersichtlich, der anatomische Raum zwischen der Milz und dem linken unteren Nierenpol. Der Schallkopf wird im 8.–10. ICR am linken Thorax in der hinteren Axillarlinie aufgesetzt und 0–10° im Uhrzeigersinn gedreht [1]. Bei einer **parenchymatösen Organverletzung** kommt es hier zur Ansammlung von Flüssigkeit.

Angelotete Zielstrukturen sind Milz und Zwerchfell

In Position 4 der FAST-Untersuchung wird der Koller-Pouch dargestellt

Tab. 6 Zugangswege zur Beurteilung der Gallenblase

Anschnitte der Gallenblase	Zugangsweg
Oberbauchquerschnitt	Aufsetzen des Schallkopfes am rechten Rippenbogen in der Medioklavikularlinie, anschließend Kippen von kranial nach kaudal
Oberbauchlängsschnitt	Drehung aus dem Oberbauchquerschnitt um 90°; Formänderung der Gallenblase von einer runden zu einer ovalen Form
Interkostaler Flankenschnitt	Aufsetzen des Schallkopfes zwischen den Rippen in einem unteren Interkostalraum in der medialen Axillarlinie [23]

Position 5 wird zur Detektion para- und retrovesikaler Flüssigkeit aufgesucht

Position 5. Nun folgt die Position 5 zur Detektion para- und retrovesikaler Flüssigkeit. Sie kann weiterhin zum Ausschluss eines Harnverhalts oder einer Harnblasenkatheterfehllage herangezogen werden. Die Einstellung beginnt direkt oberhalb der Symphyse; hierbei der Schallkopf wird im Unterbauch horizontal in der Medianlinie senkrecht zur Symphyse eingestellt und dann nach kaudal (30–50°) gekippt. In dieser Schnittebene wird der Douglas-Raum bzw. der **Recessus rectovesicalis** dargestellt.

Nach der transversalen folgt die vertikale **Harnblasendarstellung** durch eine Drehbewegung des Schallkopfes um 90°, um para- und retrovesikale Ansammlungen von abdomineller Flüssigkeit auszuschließen [2].

Optional wird FAST durch die Position 6 der Schallsonde ergänzt

Position 6. Optional wird FAST durch die Position 6 der Schallsonde ergänzt, um beispielsweise bei Verdacht auf eine schwere **Myokardkontusion** im subkostalen Vierkammerblick einen Perikarderguss bzw. eine Perikardtamponade auszuschließen, die kardiale Pumpfunktion oder den Grad einer Rechtsherzbelastung zu beurteilen oder eine Abschätzung des **Volumenstatus** vorzunehmen. Der Ultraschallkopf wird hierfür subxiphoidal in der Medianlinie möglichst flach aufgesetzt und zeigt Richtung linke Schulter. Hierbei wird der linke Leberlappen als Schallfenster genutzt; es können beide Ventrikel, Vorhöfe und das Septum beurteilt werden.

Die durchschnittliche Zeit einer FAST-Untersuchung bis zur Diagnosestellung liegt beibeträgt 3 min

Die durchschnittliche Zeit einer FAST-Untersuchung bis zur Diagnosestellung beträgt 3 min; in 50 % der Fälle ist laut Studienlage bereits nach 2 min eine Diagnose gestellt [2, 22].

Untersuchung der Gallenblase

Bei Intensivpatienten wird nicht selten ein Anstieg der Cholestaseparameter beobachtet, der die Frage nach einer Cholezystitis oder Cholezystolithiasis, nach „Gallenblasen-Sludges" und nach einer möglichen Obstruktion des Ductus hepatocholedochus aufwirft. Zur sonographischen Untersuchung der Gallenblase können die **3 Zugangswege** genutzt werden (◻ **Tab. 6**).

Strukturen, die beurteilt werden, sind:

— Gallenblasenwand,

— Breite des Ductus hepatocholedochus und

— Gallenblaseninhalt.

Die nichtpathologisch veränderte Gallenblasenwand kann in nichtkontrahiertem Zustand bis zu 4 mm dick sein. Eine auf > 4 mm verdickte Gallenblasenwand, eine irreguläre Wandschichtung und ein hypoechogener Saum am Leberbett sind bei klinischer Symptomatik und ggf. bei Druckschmerz über der Region hinweisend auf eine **akute Cholezystitis**.

Bei einer chronischen Cholezystitis liegt häufig eine inhomogene echogene Wandverbreiterung vor

Bei einer chronischen Cholezystitis liegt häufig eine inhomogene echogene Wandverbreiterung vor. Der Ductus hepatocholedochus wird anhand des Kalibers beurteilt (normal: 6 mm; nach Cholezystektomie bis zu 9 mm). Ein Durchmesser > 9 mm wird als pathologisch eingestuft. Weiterhin wird der Gallenblaseninhalt beurteilt. Normalerweise stellt sich ein echofreies Lumen dar. **Sludge** wird als sedimentierte Gallenflüssigkeit bezeichnet, die nach wenigen Tagen parenteraler Ernährung auftreten kann und sich entweder zurückbildet oder eine Vorstufe von Gallensteinen darstellt. Sonographisch zeigt sich kaudal glatt begrenztes Sediment und kranial davon flüssige Galle.

Gallenblasensteine fallen erst in der Ultraschalluntersuchung auf

Neben Sludge können auch Gallenblasensteine vorliegen, die erst in der Ultraschalluntersuchung auffallen. Das sonographische Bild der Cholezystolithiasis ist variabel, es werden jedoch immer eine dorsale Schallauslöschung durch den Stein, ein Steinreflex und die Mobilität des Gallenblasensteins beobachtet [23].

Nieren- und Harnblasendiagnostik

Bei akutem Nierenversagen kann sonographisch ein **postrenales Nierenversagen** ausgeschlossen werden, wenn eine Übersichtsdarstellung der Nieren keinen Hinweis auf eine Stauungsniere ergibt.

Sonstige Anwendungen

Tiefe Beinvenenthrombose

Bei einer Umfangsvermehrung sowie Schmerzen im Bein und erhöhten Konzentrationen an D-Dimeren besteht der Verdacht auf eine tiefe Beinvenenthrombose. Zur sonographischen Diagnostik können 2 Konzepte herangezogen werden:
- komplette Sonographie der Beinvenen oder
- Zweipunktkompression der Vv. femoralis communis und poplitea.

Beide Konzepte werden aktuell als gleichwertig angesehen [24].

Im Vergleich mit einer Phlebographie konnte gezeigt werden, dass beim Nachweis einer tiefen Beinvenenthrombose sonographisch immer entweder die V. femoralis communis oder die V. poplitea bzw. beide einen positiven Thrombosenachweis hatten. Bei der Untersuchung wird ein Linearscanner eingesetzt, mit dem die Vv. femoralis communis und saphena magna komprimiert werden (**Kompressionssonographie**). Lässt sich die Vene deutlich komprimieren und erscheint eine dünne Linie statt eines ausgefüllten Gefäßes, gilt sie als unauffällig. Kollabiert sie nicht, wird eine Thrombose vermutet.

Neben der Sonographie der Vv. femoralis communis und saphena magna wird empfohlen, auch die weiter distal gelegene V. femoralis superficialis und die V. poplitea in der kompletten Fossa poplitea einem Kompressionstest zuzuführen. Zur sicheren Unterscheidung zwischen einer Vene und einer Arterie sollte die **Farbdopplersonographie** eingesetzt werden, ebenso zur Differenzierung von Lymphknoten, Baker-Zysten, Hämatomen und Pseudoaneurysmen, die die Untersuchung erschweren können [8]. Grundsätzlich sollten bei der Darstellung der Zielstrukturen immer mindestens **2 Schnittebenen** gewählt werden.

> Die Kompressionssonographie kann eine tiefe Beinvenenthrombose detektieren.

Pathologische Erhöhung des intrakraniellen Drucks

Beim klinischen Verdacht auf einen erhöhten ICP kann die **N.-opticus-Sonographie** einen schnellen Hinweis liefern. Die Sonographie könnte in der Notaufnahme oder auf einer Intensivstation, der nicht 24 h am Tag ein CT zur Verfügung steht, schnell bettseitig eingesetzt werden. Hierzu wird der Durchmesser des N. opticus ca. 3 mm posterior der Retina beurteilt. Die Untersuchung wird mit einem Linearscanner oder mit einer speziellen Sonde, die zur Untersuchung am Auge geeignet ist, durchgeführt [8].

Dem Konzept liegt die Annahme zugrunde, dass ein pathologisch erhöhter Hirndruck über den gleichsam erhöhten Liquordruck ein Ödem und eine Schwellung der Nervenscheide des N. opticus hervorruft. Ein Durchmesser >5 mm korreliert gut mit einem pathologisch erhöhten ICP [8].

> Der Durchmesser des N. opticus ca. 3 mm posterior der Retina wird beurteilt

> Ein pathologisch erhöhter Hirndruck ruft Ödem und Schwellung der Nervenscheide des N. opticus hervor

Ausbildung und Qualifikation

Die von der Deutschen Gesellschaft für Anästhesiologie und Intensivmedizin (DGAI) zertifizierten Module zum Erlernen der Anästhesie-Fokussierten-Sonographie (AFS) bilden wesentliche Inhalte der Notfallsonographie ab und bieten die Möglichkeit zu ersten praktischen Erfahrungen mit der Kardiosonographie (AFS-Modul 4) und der thorakoabdominellen Sonographie (AFS-Modul 5). Der in der Deutschen Gesellschaft für Ultraschall in der Medizin (DEGUM) eingerichtete **Arbeitskreis Notfallmedizin** bietet Kurse vergleichbaren Inhalts an, ebenso die Sektion Anästhesiologie. Mit dieser Angebotspalette bestehen für den Anästhesisten, Intensiv- und Notfallmediziner zahlreiche Optionen, sich in der für seinen Schwerpunkt am besten geeigneten Sonographie weiterzubilden.

> Die zertifizierten AFS-Module bilden wesentliche Inhalte der Notfallsonographie ab

Fazit für die Praxis

- **Die Notfallsonographie zielt auf die symptomorientierte Beantwortung häufiger Fragestellungen innerhalb der Anästhesiologie, Intensiv- und Notfallmedizin und bedient sich im Unterschied zur klassischen streng organbezogenen Sonographie einer fokussierten Untersuchungstechnik.**

- Die fokussierte Sonographie hilft im inner- und außerklinischen Bereich bei der zügigen Beantwortung akut auftretender notfallmedizinischer Fragen.
- Als eine der notfallsonographischen Techniken bietet die Thoraxsonographie eine leichte und schnell verfügbare Möglichkeit, bei respiratorischer Insuffizienz Differenzialdiagnosen wie Pneumothorax, Lungenödem, Atelektase oder Pleuraerguss bettseitig zu bestätigen oder auszuschließen.
- Bei einer hämodynamischen Instabilität kann die fokussierte Echokardiographie durch das FATE-Protokoll schnell die Ursache der Instabilität (Myokardinfarkt, Lungenembolie, Perikarderguss oder Volumenmangel) abklären.
- Mit der FAST-Untersuchung kann in kurzer Zeit eine intraabdominelle Blutung bei einem noch kompensierten polytraumatisierten Patienten detektiert werden.
- Die Notfallsonographie beschäftigt sich weiterhin mit selteneren akutmedizinischen Fragestellungen in der Anästhesiologie, Intensiv- und Notfallmedizin, die eine fokussierte symptomorientierte Untersuchung erfordern, wie z. B. die Beurteilung des N.-opticus-Durchmessers bei Verdacht auf eine pathologische Hirndruckerhöhung.

Korrespondenzadresse

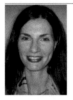

Dr. E. Schieb
Klinik für Anästhesiologie
Intensiv- und Notfallmedizin
Pacelliallee 4, 36037 Fulda
Eva.Schieb@klinikum-fulda.de

Einhaltung ethischer Richtlinien

Interessenkonflikt. E. Schieb und C.-A. Greim geben an, dass kein Interessenkonflikt besteht.

Dieser Beitrag beinhaltet keine Studien an Menschen oder Tieren.

Literatur

1. Breitkreutz R, Ilper H, Seeger FH, Walcher F (2008) Ultraschall für Notfälle: Anwendung im Rettungsdienst. Notfallmedizin up2date 3:273–296
2. Grau T (2009) Ultraschall in der Anästhesie und Intensivmedizin. Deutscher Ärzte-Verlag, Köln
3. Lichtenstein D, Lascols N, Prin S, Mezière G (2003) The „lung pulse": an early ultrasound sign of complete atelectasis. Intensiv Care Med 29:2187–2192
4. Borde JP, Markfeld D, Klein R, Afflerbach F (2008) Zielorientierte Notfallsonographie bei Traumapatienten (FAST-Protokoll). Dtsch Med Wochenschr 133:2646–2648
5. Reeves ST et al (2013) Basic perioperative transesophageal echocardiography examination: a consensus statement of the American Society of Echocardiography and the Society of Cardiovascular Anesthesiologist. J Am Soc Echocardiog 26(5):443–456
6. Lichtenstein D, Mezière G, Lascols N, Biderman P, Courret JP, Gepner A, Goldstein I, Tenoudji-Cohen M (2005) Ultrasound diagnosis of occult pneumothorax. Critical Care Med 33(6):1231–1238

7. Volpicelli G, Cardinale L, Garofalo G, Veltri A (2008) Usefulness of lung ultrasound in the bedside distinction between pulmonary edema an exacerbation of COPD. Emerg Radiol 15:145–151
8. Noble VE, Nelson BP (2011) Emergency and critical care ultrasound. Cambridge University Press, Cambridge
9. Volpicelli G, Mussa A, Garofalo G et al (2006) Beside lung ultrasound in the assessment of alveolar-interstitial syndrome. Am J Emerg Med 24:689–696
10. Lichtenstein D, Mezière G, Biderman P, Gepner A (2000) The „lung point": an ultrasound sign specific to pneumothorax. Intensiv Care Med 26:1434–1440
11. Lichtenstein D, Mezière GA (2008) Relevance of lung ultrasound in the diagnosis of acute respiratory failure: the blue protocol. Chest 134:117–123
12. Lichtenstein D, Mezière G, Biderman P, Gepner A, Barré O (1997) The comet-tail artifact: an ultrasound sign of alveolar-interstitial syndrome. Am J Respir Crit Care Med 156:1640–1646

13. Grau T (2007) Sonographie von Pleura und Lunge in der Intensivstation. In: Breitkreutz R, Seeger FH, Grau T, Steigerwald M (Hrsg) Ultraschall in der Anästhesie und Intensivmedizin, 2. Aufl. Deutscher Ärzte-Verlag, Köln
14. Gargani L, Frassi F, Soldati G, Tesorio P, Gheorghiade M, Picano E (2007) Ultrasound lung comets for the differential diagnosis of acute cardiogenic dyspnoe: a comparison with natriuretic petpides. Eur J Heart Fail 10:70–77
15. Bouhemad B, Zhang M, Lu Q, Rouby J-J (2007) Clinical review: bedside lung ultrasound in critical care practice. Crit Care 11:205
16. Reuß J (2010) Sonographie der Pleura. Ultraschall Med 31:8–25
17. Roch A, Bojan M, Michelet P et al (2005) Usefulness of ultrasonography in predicting pleural effusion >500 ml in patients receiving mechanical ventilation. Chest 127:232–242
18. Vignon P, Chastagner C, Berkane V et al (2005) Quantitative assessment of pleural effusion in citically ill patients by means of ultrasonography. Crit Care Med 33:1757–1763

19. Holm JH, Frederiksen CA, Juhl-Olsen P et al (2012) Perioperative use of focus assessed transthoracic echocardiography (FATE). Anesth Analg 115:1029–1032
20. Breitkreutz R, Price S, Steiger HV et al (2010) Focused echocardiography evaluation in life support and peri-resuscitation of emergency patients: a prospective trial. Resuscitation 81:1527–1532
21. Hahn D, Offermann S, Holmes J (2002) Clinical importance of intraperitoneal fluid in patients with blunt intra-abdominal injury. Am J Emerg Med 20:595–600
22. Wherett L, Boulanger BR, McLellan BA, Brenneman FD, Rizoli SB, Culhane J, Hamilton P (1996) Hypotension after blunt abdominal trauma: the role of emergent abdominal sonography in surgical triage. J Trauma 41:815–820
23. Block B (2005) Der Sono-Trainer, 3. Aufl. Thieme, Stuttgart
24. Bernadi E, Camporese G, Buller H et al (2008) Serial 2-point ultrasonography plus D-dimer vs whole-leg color-coded Doppler ultrasonography for diagnosing suspected symptomatic deep vein thrombosis; a randomized controlled trial. JAMA 300:1653–1659

Anaesthesist 2015 · 64:403–419
DOI 10.1007/s00101-015-0031-9
Online publiziert: 21. Mai 2015
© Springer-Verlag Berlin Heidelberg 2015

Redaktion
H. Forst · Augsburg
T. Fuchs-Buder · Nancy
A. Heller · Dresden
M. Weigand · Heidelberg

H. Pich · A.R. Heller
Klinik für Anästhesiologie und Intensivtherapie, Medizinische Fakultät
Carl Gustav Carus, TU-Dresden, Dresden, Deutschland

Obstruktiver Schock

Zusammenfassung

Eine akute Obstruktion des Blutflusses in Stammgefäßen des Körper- oder Lungenkreislaufs führt zum klinischen Bild des Schocks mit Bewusstseinsstörung, Zentralisation, Oligurie, Blutdruckabfall und Tachykardie. Handelt es sich um eine intravasale Strombahnverlegung z. B. im Rahmen einer Pulmonalarterienembolie hat dies eine akute Erhöhung der rechtsventrikulären Nachlast zur Folge. Bei einem Spannungspneumothorax wird die Obstruktion der blutzuführenden Gefäße durch einen Anstieg des extravasalen Drucks verursacht. Obwohl aus hämodynamischer Sicht ein obstruktiv verursachtes Kreislaufversagen pathophysiologisch eng mit konsekutiven kardialen Funktionsstörungen verbunden ist, muss v. a. aus ätiologisch-therapeutischer Sicht eine Abgrenzung zu den primär kardialen Störungen vorgenommen werden. Allen Ursachen des obstruktiven Schocks ist die hohe Dynamik der prinzipiell lebensbedrohlichen Situation gemeinsam. Sie erfordert eine sehr schnelle und zielgerichtete Diagnostik sowie eine ebenso zeitnahe und punktgenaue Therapie.

Schlüsselwörter

Perikardtamponade · Spannungspneumothorax · „Mediastinal-mass"-Syndrom · Lungenarterienembolie · Leriche-Syndrom

Lernziele

Nachdem Sie diese Lerneinheit absolviert haben, …
- **kennen Sie die verschiedenen Ursachen und Formen eines obstruktiven Schocks und deren pathophysiologische Besonderheiten.**
- **fühlen Sie sich sicher darin, das klinische Bild eines obstruktiven Schocks zu erkennen.**
- **können Sie die Auswirkungen intrathorakaler Druckveränderungen erklären und deren Folgen für die hämodynamische Stabilität eines Patienten abschätzen.**
- **sind Sie in der Lage, differenzialdiagnostische Schritte und die notwendigen therapeutischen Maßnahmen einzuleiten.**

Definition

Der Begriff „Schock" beschreibt ein Kreislaufversagen, dem ein Missverhältnis von Gewebedurchblutung und dem Perfusionsbedarf der Zellen zugrunde liegt. Die klinische Manifestation entspricht den **Funktionsstörungen** der nichtausreichend versorgten Organsysteme: Bewusstseinsstörungen, kühle und feuchte Haut, Oligurie sowie Blutdruckabfall und Tachykardie [1].

> **Dem Schock liegt ein Missverhältnis von Gewebedurchblutung und Perfusionsbedarf der Zellen zugrunde**

Einteilung

Da sich die Hämodynamik des Menschen aus 3 Komponenten konstituiert, dem Blutvolumen, der Herzleistung und der Gefäßregulation, führt die Störung einer dieser Funktionen zum klinischen Bild des Schocks. Die heute anerkannte Unterscheidung verschiedener **Schockformen** basiert auf einer Einteilung von Cox u. Hinshaw [2] aus dem Jahr 1972. Sie unterteilt in hypovolämischen, kardiogenen, extrakardial-obstruktiven und distributiven Schock und ist in den letzten Jahren nur gering modifiziert worden [3, 4].

> **Die Störung einer der 3 hämodynamischen Funktionen führt zum klinischen Bild des Schocks**

Die Arbeitsgruppe „Schock" der „Deutschen Interdisziplinären Vereinigung für Intensivmedizin und Notfallmedizin" (DIVI) fasst in ihren „Empfehlungen zur Diagnostik und Therapie der Schockformen der IAG Schock der DIVI" alle kardialen und extrakardialen Erkrankungen, die zu einer unmittelbaren Funktionsstörung des Herzens mit nachfolgendem Schockzustand führen, unter dem Begriff „kardialer Schock" zusammen. Der in anderen Klassifikationen verwendete Begriff des „kardiogenen Schocks" wird nur für primär kardiale Funktionsstörungen zutreffend angesehen [5].

> **„Kardialer Schock"**

> **Aus ätiologisch-therapeutischer Sicht muss eine Trennung in primär kardiale oder extrakardial-obstruktive Störungen vorgenommen werden**

Während aus hämodynamischer Sicht ein extrakardial-obstruktiv verursachtes Kreislaufversagen pathophysiologisch eng mit konsekutiven kardialen Funktionsstörungen verbunden ist, muss v. a.

Obstructive shock

Abstract

An acute obstruction of blood flow in central vessels of the systemic or pulmonary circulation causes the clinical symptoms of shock accompanied by disturbances of consciousness, centralization, oliguria, hypotension and tachycardia. In the case of an acute pulmonary embolism an intravascular occlusion results in an acute increase of the right ventricular afterload. In the case of a tension pneumothorax, an obstruction of the blood vessels supplying the heart is caused by an increase in extravascular pressure. From a hemodynamic viewpoint circulatory shock caused by obstruction is closely followed by cardiac deterioration; however, etiological and therapeutic options necessitate demarcation of cardiac from non-cardiac obstructive causes. The high dynamics of this potentially life-threatening condition is a hallmark of all types of obstructive shock. This requires an expeditious and purposeful diagnosis and a rapid and well-aimed therapy.

Keywords

Cardiac tamponade · Tension pneumothorax · Mediastinal mass syndrome · Pulmonary embolism · Leriche syndrome aus ätiologisch-therapeutischer Sicht eine Trennung in primär kardiale oder extrakardial-obstruktive Störungen vorgenommen werden:

Eine Pulmonalarterienembolie wird durch die plötzliche rechtsventrikuläre Nachlasterhöhung und die Abnahme des koronaren Blutflusses sehr schnell zu einer schweren Einschränkung der kardialen Pumpfunktion führen. Die Ursache des Schockgeschehens ist aber extrakardial zu suchen und eine spezifische Therapie der zugrunde liegenden, extrakardialen Erkrankung notwendig. Die alleinige Unterstützung der kardialen Funktion z. B. durch Gabe von inotrop-wirksamen Katecholaminen hat **supportiven Charakter** und ist ohne Beseitigung der Ursache wenig aussichtsreich.

Schwierig ist die Zuordnung von obstruktiv bedingten Funktionsstörungen, die sich intrakardial manifestieren. Eine hochgradige Aortenklappenstenose oder die Verlegung des Ein- und Ausflusstrakts des rechten oder des linken Ventrikels durch einen **intrakardialen Tumor** (z. B. ein Myxom) stellt zwar anatomisch eine Obstruktion dar. Da sie sich in der Regel jedoch langsam entwickelt, besteht der Pathomechanismus v. a. in den schleichenden Veränderungen der rechts- und linksventrikulären Funktion. Der chronisch erhöhte Ausflusswiderstand bedingt eine Linksherzhypertrophie mit verminderter Compliance der Kammerwand. Die Folge ist eine reduzierte Koronardurchblutung bei eigentlich erhöhtem Sauerstoffbedarf. Die Kontraktilität nimmt ab und dies führt unweigerlich zur **Linksherzinsuffizienz**.

> Eine extrakardiale Erkrankung macht die spezifische Therapie der zugrunde liegenden Erkrankung notwendig

> Bei einer sich langsam entwickelnden Obstruktion verändern sich rechts- und linksventrikuläre Funktion schleichend

Veränderungen der intra- und extrathorakalen Druckverhältnisse und pathophysiologische Auswirkungen

Um die Ursachen und Folgen einer Obstruktion im Kreislaufsystem auf die Blutversorgung des Körpers zu verstehen, müssen die Auswirkungen intrathorakaler Druckveränderungen auf die intrathorakalen Gefäße und das Herz betrachtet werden.

Ändert sich der intrathorakale Druck, resultieren Druckschwankungen und veränderte Blutflüsse in den intrathorakalen Gefäßen. Der **Valsalva-Pressdruck-Versuch** kann als Modell für einen obstruktiven Schock betrachtet werden, wie er bei der Herzbeuteltamponade oder bei einem Spannungspneumothorax entsteht. Nach tiefer Inspiration wird die Exspirationsmuskulatur bei geschlossener Glottis einschließlich der Bauchmuskeln angespannt. Der venöse Rückstrom zum Herz wird durch diese starke intrathorakale und damit intravasale Drucksteigerung nahezu aufgehoben. Gleichzeitig werden die Lungengefäße durch Kompression entleert und damit die Vorlast des linken Ventrikels erhöht. Ein daraus resultierendes erhöhtes Schlagvolumen erhöht kurzzeitig den arteriellen Druck. Da aber das rechte Herz aufgrund des fehlenden Rückstroms dem linken Herz kaum mehr Blut zuführt, vermindert sich anschließend die diastolische Füllung des linken Ventrikels erheblich, und der arterielle Blutdruck fällt dramatisch ab [6]. Gleichzeitig steigt durch den **umgekehrten Druckgradienten** die Füllung der extrathorakalen Venen, die sich nicht mehr nach intrathorakal entleeren können. Die V. jugularis externa tritt über das Hautniveau hervor.

> Die diastolische Füllung des linken Ventrikels vermindert sich erheblich

Obstruktiv bedingte intrathorakale Druckschwankungen beeinträchtigen sekundär die kardiale Funktion. Um diese Auswirkungen zu verstehen, ist es wichtig, sich die 4 Determinanten der **Herzleistungsfähigkeit** zu vergegenwärtigen (◘ Abb. 1; [7]):
- Vorlast,
- Kontraktilität,
- Nachlast und
- Herzfrequenz.

> Obstruktiv bedingte intrathorakale Druckschwankungen beeinträchtigen sekundär die kardiale Funktion

Diese 4 Faktoren, die für ein ausreichendes **Herzzeitvolumen** sorgen, beeinflussen sich gegenseitig. Störungen werden durch vegetative Gegenregulation und Reflexbogen ausgeglichen. Gelingt ein Ausgleich nicht mehr, kommt es zum Abfall der Herzleistung und damit zum Schock.

Als obstruktiv-extrakardiale Gründe für einen Schock spielen Veränderungen der Vor- und Nachlast also eine entscheidende Rolle. Dementsprechend können die Ursachen eines obstruktiven Schocks folgendermaßen eingeteilt werden (◘ Tab. 1):
- Störungen der diastolischen Füllungsfunktion (fehlende Vorlast) und
- Störungen der systolischen Funktion (Nachlasterhöhung).

> Störungen werden durch vegetative Gegenregulation und Reflexbogen ausgeglichen

> Als obstruktiv extrakardiale Gründe für einen Schock spielen Veränderungen der Vor- und Nachlast eine entscheidende Rolle

Beide haben über einen reduzierten koronaren Blutfluss Einfluss auf die **Kontraktilität**.

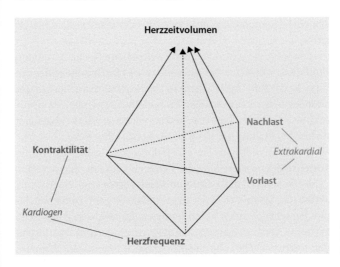

Abb. 1 ◄ Zuordnung der Haupteinflussfaktoren auf das Herzzeitvolumen in kardial und extrakardial

Symptomatik und Diagnostik

Die Symptomatik ist durch **Kreislaufversagen** und die kompensatorische, vegetativ bedingte Antwort darauf charakterisiert und dementsprechend unspezifisch: Tachykardie, Tachypnoe, Oligurie und Bewusstseinsstörung. Eine Hypotonie kann initial nur gering ausgeprägt sein und zu einer Unterschätzung der klinischen Situation führen. Auch eine kühle und feuchte Haut als Zeichen einer peripheren Hypoperfusion kann fehlen.

Entscheidend für die effektive Diagnostik ist, dass ein obstruktiver Schock in Betracht gezogen wird. Hilfreich und richtungweisend kann die „4-Hs-und-HITS"-Regel aus den Leitlinien zur kardiopulmonalen Reanimation sein. Dabei werden die Anfangsbuchstaben von 8 häufigen reversiblen Ursachen eines Herz-Kreislauf-Stillstands zusammengefasst[8]. Drei der dort aufgeführten Gründe beziehen sich auf eine obstruktiv bedingte Kreislaufdepression: Herzbeuteltamponade, Spannungspneumothorax und die thrombembolisch bedingte Lungenembolie oder auch ein Leriche-Syndrom.

Die Lebensbedrohlichkeit erfordert eine einfach und schnell durchzuführende Diagnostik, die keinen zusätzlichen Transport instabiler Patienten benötigt. Die Sonographie als bettseitiges Untersuchungsverfahren liefert mit ausreichender Genauigkeit ein wegweisendes Ergebnis. Eine **transthorakale Echokardiographie** oder **Lungensonographie** ist praktisch risikolos, erfordert aber den erfahrenen Untersucher. Maschinelle Beatmung und Rückenlage sowie schwer übergewichtige Patienten können die Untersuchungsbedingungen sehr einschränken. Die Diagnose einer Pulmonalarterienembolie ist nur indirekt über die akute Rechtsherzbelastung möglich. Die thorakale Aorta entzieht sich einer Ultraschallsicht, kann aber transösophageal sehr gut dargestellt werden.

Um verschlossene oder imprimierte Gefäße bis auf Subsegmentebene überlagerungsfrei beurteilen zu können, ist eine Computertomographie (CT), vorzugsweise in Mehrzeilentechnik, die Untersuchungsmethode der Wahl. Die Untersuchung ist jedoch bei lebensbedrohlichem Zustand des Patienten oder präklinisch nicht möglich und immer an einen risikoreichen Transport geknüpft. Auch eine nichtunerhebliche Strahlenbelastung muss in Kauf genommen werden.

Störungen der diastolischen Füllung

Herzbeuteltamponade

Physiologisch befinden sich zwischen dem viszeralen und dem parietalen Blatt des Pericardium serosum 15–50 ml Flüssigkeit, die die reibungsfreie Bewegung des Herzens gegen die umliegenden Thoraxorgane ermöglicht. Durch die geringe Compliance des Bindegewebes bewirkt eine akute **intraperikardiale Volumenbelastung** sehr schnell einen intraperikardialen Druckanstieg. Überschreitet dieser Druck den Füllungsdruck des rechten Vorhofs und des rechten Ventrikels, wird die diastolische Füllung behindert. Es entwickelt sich eine Tamponade, und das Schlagvolumen nimmt ab. Scheitert die Kompensation durch Tachykardie sowie Steigerung des systemischen und pulmonalarteriellen

Hilfreich und richtungweisend kann die „4-Hs-und-HITS"-Regel sein

Die bettseitige Sonographie liefert ein wegweisendes Ergebnis

Zur Gefäßbeurteilung auf Subsegmentebene ist ein Mehrzeilen-Computertomogramm Untersuchungsmethode der Wahl

Bei scheiternder Kompensation der diastolischen Füllungsbehinderung kommt es zum Kreislaufversagen

Tab. 1 Einteilung obstruktiver Ursachen für ein zirkulatorisches Schockgeschehen

	Störungen der diastolischen Füllung	Obstruktion der pulmonalen Strombahn	Obstruktion der aortalen Strombahn
	Vorlast ↓	RV-Nachlast ↑ LV-Vorlast ↓	LV Nachlast ↑
Intravasal/ intralumial		Pulmonalarterienembolie	Leriche-Syndrom
		(Intrakardiale Raumforderung)	Höhergradige Aortenklappenstenose
			(Intrakardiale Raumforderung)
Extravasal/ extraluminal	Spannungspneumothorax	Pulmonales Kompressionssyndrom durch mediastinale Raumforderung	Aortendissektion
	Herzbeuteltamponade/ Perikarditis		
	Kavales Kompressionssyndrom		
	Beatmung mit hohem PEEP und Volumendepletion		

LV linker Ventrikel, PEEP „positive end-expiratory pressure" (positiver endexspiratorischer Druck), RV rechter Ventrikel.

Tab. 2 Ätiologie des Perikardergusses. (Aus [28])

Ätiologie des Perikardergusses
Perikarditis
–Infektiös: Häufig viral, selten bakteriell (Rarität: Pilzinfektionen oder Parasiten)
–Systemische Autoimmunerkrankungen
–Urämie
–Postkardiotomiesyndrom (Dressler-Syndrom)
–Myxödem
–Pankreatitis
Trauma
Aortendissektion
Ventrikelruptur
Malignome per continuitatem oder metastatisch
Herzinsuffizienz
Iatrogen
–Koronarintervention
–Schrittmacher- und Defibrillatorimplantation
–Ablationstherapie
–Radiatio und Chemotherapie
–Antikoagulation

Widerstands, kommt es zum Kreislaufversagen. Das **perikardiale Reservevolumen**, bis zu dem eine Flüssigkeitszunahme im Perikard kompensiert wird, beträgt etwa 150–200 ml. Erhöht sich das intraperikardiale Volumen jedoch nur langsam, kann sich das perikardiale Bindegewebe ausdehnen und das Reservevolumen steigern. Der Anstieg des intraperikardialen Drucks wird verzögert, und selbst eine Ergussmenge von mehr als 1 l bleibt ohne Tamponadesymptomatik (◙ **Abb. 2**). Die Tamponadeentwicklung hängt von folgenden 3 Faktoren ab:

— Volumen des Perikardergusses,
— Geschwindigkeit der Ergussentwicklung und
— Dehnbarkeit des Perikards.

Der Ätiologie folgend (◙ **Tab. 2**) wird zwischen serösen, serofibrösen, eitrigen oder hämorrhagischen Perikardergüssen unterschieden. Die Besonderheit nach **herzchirurgischen Eingriffen** besteht in der spezifischen Lokalisation: Ein isoliertes Koagel kann eine selektive Kompression einer Herzhöhle oder eines Ausflusstrakts bewirken. Auch Pleuraergüsse können die kardiale Füllung beeinträchtigen und zum Bild einer Tamponade führen [9].

Die klinischen Symptome einer Perikardtamponade entsprechen den unspezifischen Symptomen eines Schocks: Tachykardie, Oligurie, Hypotension und Zentralisation. Hinweise kann die **Anamese** ergeben (Kardiochirurgie, Sturz, stumpfes oder penetrierendes Trauma, maligne oder rheumatologische Grunderkrankung). Der Thoraxchirurg Claude Beck beschrieb 1935 eine symptomatische Trias bei hämorrhagischer Perikardtamponade:

Beck-Trias bei Perikardtamponade:
— arterielle Hypotension,
— Erhöhung des zentralvenösen Drucks (ZVD),
— ein „leises Herz".

Durch die **schalldämpfende Wirkung** des umgebenden Ergusses sind die Herztöne nur leise zu hören. Die isolierende Wirkung betrifft auch die messbaren elektrischen Herzströme, so dass im Elektrokardiogramm (EKG) eine zentrale Niedervoltage mit Verminderung der QRS-Amplitude vorliegen

Pleuraergüsse können die kardiale Füllung beeinträchtigen

Die klinischen Symptome einer Perikardtamponade entsprechen den unspezifischen Symptomen eines Schocks

Die isolierende Wirkung des Pleuraergusses verringert die messbaren elektrischen Herzströme

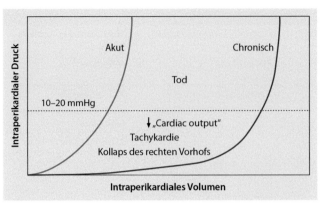

Abb. 2 ◄ Druck-Volumen-Kurve bei akuter *(links)* und chronischer *(rechts)* Zunahme perikardialer Flüssigkeit. Bei langsamer Entwicklung wird der kritische Druck erst bei höherem Volumen erreicht. (Modifiziert nach [30])

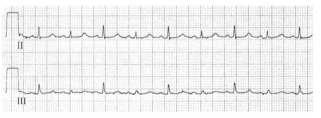

Abb. 3 ◄ Elektrischer Alternans des QRS-Komplexes eines 27-jährigen Patienten mit Tamponade. (Aus [29])

kann. Da der umgebende Erguss eine pendelartige Schwingung des Herzens ermöglicht, die eine veränderte Isolation und Ausrichtung der Herzachse bewirkt, kann sich die Amplitude des QRS-Komplexes von Schlag zu Schlag verändern: Ein **elektrischer Alternans** wird im EKG sichtbar (◘ **Abb. 3**).

Veränderungen des arteriellen Pulses bei Patienten mit konstriktiver Perikarditis waren bereits **Adolf Kußmaul** im 19. Jh. aufgefallen. Er beschrieb ein wichtiges klinisches Zeichen der kompromittierten rechtsventrikulären Füllung: In seiner Arbeit „Ueber schwielige Mediastino-Pericarditis und den paradoxen Puls" von 1873 berichtete er über eine **atemabhängige Pulsstärkenschwankung** bis hin zum Verschwinden eines palpablen Pulses während der Inspiration bei Patienten mit konstriktiver Perikarditis [30]. Das Paradoxe an dieser von ihm als „Pulsus paradoxus" bezeichneten Besonderheit war, dass trotz vorhandener Herzaktion ein peripherer Puls während der Inspiration nicht palpabel war. Als Pulsus paradoxus bezeichnet man heute einen Abfall des systolischen Blutdrucks während der (spontanen) Inspiration >10 mmHg. Aufgrund des erhöhten intraperikardialen Drucks und des reduzierten kardialen Volumens bei Perikardtamponade kommt es zu einer starken links- und rechtsventrikulären **Schlagvolumenvarianz** und den daraus resultierenden Blutdruckwerten ([10]; ◘ **Abb. 4**). Die Pathophysiologie des Pulsus paradoxus ist komplex und multifaktoriell, macht aber die eingangs erklärten Wechselbeziehungen zwischen thorakalen Druck- und Flussänderungen praktisch anschaulich: Während der Inspiration sinken der intrapleurale und damit der intrathorakale Druck. Da auch der Druck in den intrathorakalen Venen, aber nicht in den extrathorakalen Venen sinkt, erhöht sich durch dieses Druckgefälle der zum rechten Vorhof gerichtete kavale Blutfluss. Auch wenn die rechtsatriale und die rechtsventrikuläre Füllung durch den erhöhten intraperikardialen Druck im Fall einer Perikardtamponade eingeschränkt sind, erhöhen sich die rechtsatriale Füllung und das rechtsventrikuläre enddiastolische Volumen. Gleichzeitig führt die Inspiration zu einer erhöhten venösen Compliance im kleinen Kreislauf. Dadurch entsteht ein venöses „pooling" in der pulmonalen Strombahn, wodurch der venöse Rückstrom in den linken Vorhof reduziert wird. Die Folge ist eine verminderte linksventrikuläre Füllung. Dieser Effekt wird noch verstärkt, da die höhere rechtsventrikuläre Füllung zu einer Verlagerung des interventrikulären Septums in den nur mit wenig Volumen gefüllten linken Ventrikel führt. Dies wird auch als **umgekehrter Bernheim-Effekt** bezeichnet [11]. Ein geringes linksventrikuläres enddiastolisches Volumen bedingt ein niedriges linksventrikuläres Schlagvolumen und damit eine schwache und flache Pulskurve während der Inspiration (◘ **Abb. 5**). Genau gegensätzlich verlaufen die Änderungen der kardialen Füllung während der Exspiration.

Genaugenommen ist der Pulsus paradoxus eine verstärkte und überspitzte physiologische Antwort des arteriellen Drucks auf intrathorakale Druckschwankungen bei normaler In- und Exspira-

Der Abfall des systolischen Blutdrucks während der Inspiration >10 mmHg wird als Pulsus paradoxus bezeichnet

Durch venöses „pooling" in der pulmonalen Strombahn reduziert sich der venöse Rückstrom in den linken Vorhof

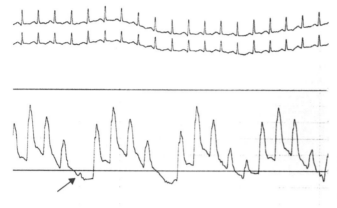

Abb. 4 ◄ Pulsus paradoxus im Kurvenverlauf der arteriellen Blutdruckmessung. Die Pulsvariation beträgt fast 40 mmHg. In der Inspiration kommt es zum Verschwinden der systolischen Druckspitze *(Pfeil)*. (Aus [31], mit freundl. Genehmigung)

tion, die bei normalem intraperikardialen Druck nur zu sehr kleinen, nichtspürbaren Druckänderungen führt.

Die Bestimmung des Pulsus paradoxus gelingt mit dem Sphygmomanometer. Die Blutdruckmanschette wird über den systolischen Blutdruck aufgepumpt. Bei langsamem Ablassen des Drucks wird während der Exspiration ein einzelnes **Korotkow-Geräusch** zu hören sein. Eine fortgesetzte Druckreduktion macht weitere, unregelmäßige Herzschläge hörbar. Sind auch während der Inspiration alle Korotkow-Geräusche hörbar, ist die Differenz zwischen diesem Druckniveau und dem, bei dem erstmalig ein Herzschlag hörbar war, der Pulsus paradoxus (◘ Abb. 6).

Die Diagnostik von Perikarderguss und -tamponade sind Domäne der Echokardiographie. Die **Ergussmenge** kann über das Ausmessen der Dicke des echofreien, zirkumferenziellen Saums abgeschätzt werden [12, 13]. Handelt es sich um einen massiven, chronischen Perikarderguss, kann sich das Herz frei bewegen und regelrecht schwingen („swinging heart"). Die entscheidende Frage nach der hämodynamischen Relevanz ist mit der Quantifizierung allerdings nicht beantwortet.

Ein im B-Bild sichtbarer Kollaps des rechten Vorhofs und der freien Wand der rechten Kammer deuten auf eine relevante Tamponde hin (◘ Abb. 7). Ebenso die Dilatation der V. cava inferior mit fehlender Atemmodulation. Mit der **Dopplerechokardiographie** können die atemabhängigen Variationen der transvalvulären Flüsse bestimmt werden. Während der Inspiration nehmen der transtrikuspidale Fluss zu und der transmitrale Fluss ab. In der Exspiration verhalten sich die Flüsse reziprok. Schwankungen von mehr als 25 % (transmitral) bzw. mehr als 40 % (transtrikuspidal) gelten als pathologisch [14, 15].

Die definitive Therapie eines durch eine Perikardtamponade hämodynamisch kompromittierten Patienten besteht in der sofortigen **intraperikardialen Druckentlastung**. Die Punktion erfolgt unter Durchleuchtung oder echokardiographischer Kontrolle. In subxiphoidaler Punktion wird in 30°-Stellung zur Haut eine Nadel auf die linke Schulter zu vorgeschoben, bis sich Ergussflüssigkeit aspirieren lässt. Ein in Seldinger-Technik eingeführter „Pig-tail"-Katheter soll eine erneute intraperikardiale Flüssigkeitsansammlung verhindern helfen. Gefürchtete Komplikationen sind die Verletzung des Myokards oder von Koronargefäßen [16].

Spannungspneumothorax

Bedingt durch die Oberflächenspannung der Alveolen, v. a. aber durch die elastische Retraktionskraft, haben die Lungen das Bestreben sich zusammenzuziehen. Dieser Kraft ist die Kraft des knöchernen und muskulären Thorax entgegengerichtet. Der Thorax hat das Bestreben, den thorakalen Raum zu vergrößern und damit den intraalveolären Druck zu senken sowie eine körpereinwärts gerichtete Gasbewegung zu ermöglichen. Der Raum, in dem diese Kräfte aufeinandertreffen, ist der **Pleuraspalt**. Wie bei 2 feuchten, glatten Glasplatten verhindert eine geringe Menge Flüssigkeit, dass sich beide Pleurablätter voneinander lösen, ermöglicht aber ein Gegeneinandergleiten. Da die wir-

Die Bestimmung des Pulsus paradoxus gelingt mit dem Sphygmomanometer

Diagnostik von Perikarderguss und -tamponade sind Domäne der Echokardiographie

Ein im B-Bild sichtbarer Kollaps des rechten Vorhofs und der freien Wand der rechten Kammer deuten auf eine relevante Tamponde hin

Ein in Seldinger-Technik eingeführter „Pig-tail"-Katheter verhindert die erneute intraperikardiale Flüssigkeitsansammlung

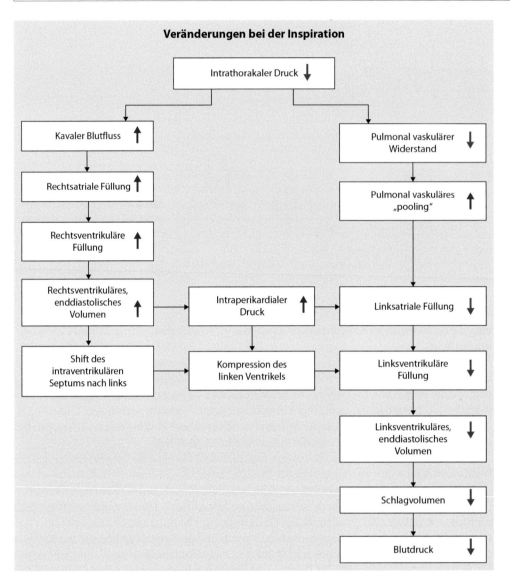

Veränderungen bei der Inspiration

Intrathorakaler Druck ↓

Kavaler Blutfluss ↑

Pulmonal vaskulärer Widerstand ↓

Rechtsatriale Füllung ↑

Pulmonal vaskuläres „pooling" ↑

Rechtsventrikuläre Füllung ↑

Rechtsventrikuläres, enddiastolisches Volumen ↑

Intraperikardialer Druck ↑

Linksatriale Füllung ↓

Shift des intraventrikulären Septums nach links

Kompression des linken Ventrikels

Linksventrikuläre Füllung ↓

Linksventrikuläres, enddiastolisches Volumen ↓

Schlagvolumen ↓

Blutdruck ↓

Abb. 5 ▲ Veränderungen der intrakardialen Flüsse und Volumina in der Inspiration beim spontan Atmenden. In der Exspiration kehren sich die Verhältnisse um

Der zwischen beiden Pleurablättern resultierende Druck ist geringer als der atmosphärische Druck

Bei Überschreitung des intrathorakalen Drucks über den rechtsartrialen diastolischen Druck kommt es zum Kreislaufzusammenbruch

kenden Kräfte bei Spontanatmung gegensätzlich ausgerichtet sind (die Retraktionskraft der Lungen ist der nach außen gerichteten Bewegung der Thoraxwand bei Inspiration entgegengesetzt), ist der zwischen beiden Pleurablättern resultierende Druck geringer als der atmosphärische Druck. Bei ruhiger Spontanatmung beträgt er endinspiratorisch etwa −8 mbar und endexspiratorisch rund −4 mbar. Der Begriff des intrapleuralen Drucks kann als synonym für den intrathorakalen Druck betrachtet werden.

Steigt der intrathorakale Druck an, steigt auch der Druck im venösen System. Es entsteht eine Kraft, die dem Fluss in den großen venösen Thoraxgefäßen entgegengerichtet ist. Diese Situation liegt vor, wenn Luft aus einer Verletzung der Lungen oder der Bronchien in den Pleuraspalt gelangt und den Pleuraraum durch einen Ventilmechanismus nicht verlassen kann. Überschreitet der intrathorakale Druck den rechtsartrialen diastolischen Druck, fehlt dem Herz die notwendige Vorlast und es kommt zum Kreislaufzusammenbruch. Die Diagnose ist (prä-)klinisch zu stellen, und eine radiologische Bestätigung kann nicht abgewartet werden (◻ Tab. 3, ◻ Abb. 8). Lebensrettend ist die **sofortige Dekompression** mit einer großlumigen Nadel typischerweise in den zweiten medioklavikularen Interkostalraum. Die definitive Versorgung erfolgt durch Anlage einer **Thoraxdrainage** in typischer Bülau-Position [17].

Druckverlauf im Sphygmomanometer

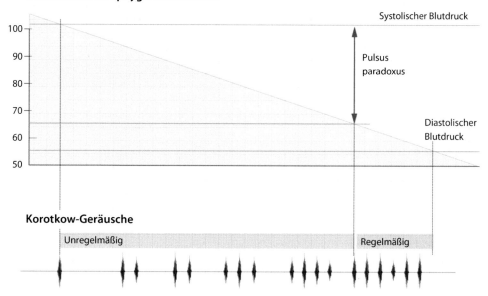

100 — Systolischer Blutdruck

90 —

80 — Pulsus paradoxus

70 —

60 — Diastolischer Blutdruck

50 —

Korotkow-Geräusche

Unregelmäßig   Regelmäßig

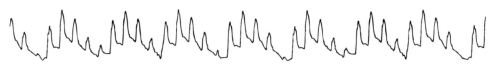

Arterielle Blutdruckkurve

Abb. 6 ▲ Entstehung und Messung des Pulsus paradoxus: Überschreitet die Differenz beider Drücke 10 mmHg, liegt ein Pulsus paradoxus vor. (Modifiziert nach [32])

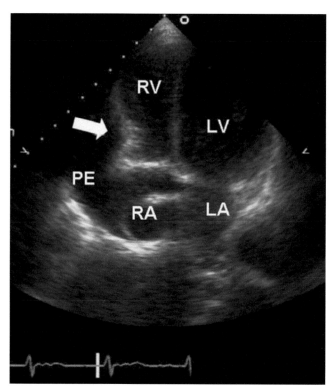

Abb. 7 ◄ Apikaler Vierkammerblick, großer Perikarderguss *(PE)* mit Impression *(Pfeil)* und Füllungsbehinderung des rechten Ventrikels *(RV)*. *LA* linkes Atrium, *LV* linker Ventrikel, *RA* rechtes Atrium. (Aus: [28])

Obstruktion durch mediastinale Raumforderung („Mediastinal-Mass"-Syndrom)

Im Mediastinum bestehen enge Lagebeziehungen zwischen den Atemwegen und den Blutgefäßen

Im Mediastinum bestehen enge Lagebeziehungen zwischen den Atemwegen und den Blutgefäßen. Gleichzeitig sind die Kompensationsmöglichkeiten bei mediastinaler Raumforderung eingeschränkt. Ätiologisch kommen folgende **Tumoren** als mediastinale Raumforderung infrage [18]:
— Lymphome,
— Thymustumoren,
— Keimzelltumoren,
— Metastasen,
— Bronchialtumoren und
— Schilddrüsentumoren.

Tab. 3 Klinische Symptome des Pneumothorax
– Dyspnoe, Tachypnoe
– Brustschmerz, Halsschmerz
– Zyanose
– Tachykardie
– Hypotension, Schock, Herz-Kreislauf-Stillstand
– Leises bzw. aufgehobenes Atemgeräusch, bei Spannungspneumothorax beidseits aufgehoben
– Tympanischer Klopfschall
– Thoraxasymmetrie
– Hautemphysem
– Halsveneneinflussstauung, plötzlich ansteigender zentraler Venendruck

Unter **Spontanatmung** werden die Mediastinalorgane von den Tumormassen evtl. nur wenig beeinträchtigt, und klinische Zeichen einer Kompression können fehlen. In Abhängigkeit von Größe und Lokalisation des Tumors kann es unter Allgemeinanästhesie zu einer respiratorischen und hämodynamischen Dekompensation kommen.

Unter Allgemeinanästhesie kann es zu einer Dekompensation kommen

Eine unter Spontanatmung kompensierte Tracheal- oder Bronchialkompression kann sich durch die operationsbedingte Lagerung und positive Druckbeatmung zu einer kritischen **Atemwegsstenose** entwickeln (◘ Abb. 9). Durch die maschinelle Beatmung fehlt der transpleurale Druckgradient, der die Atemwege sonst in der Inspiration erweitert. Der Atemwegswiderstand steigt. Aufgrund der waagerechten Lage resultiert der Anstieg des zentralen Blutvolumens und damit zur stärkeren Durchblutung und Größenzunahme des Tumors. Weiterhin kann der Tumor bei Überdruckbeatmung an benachbarte Organe „herangedrückt" werden; dies wird unter Spontanatmung nicht beobachtet [19].

Aufgrund der operationsbedingten waagerechten Lage resultiert der Anstieg des zentralen Blutvolumens

Sind außer den Atemwegen die großen, herznahen Gefäße beteiligt, besteht die Gefahr einer **hämodynamischen Dekompensation**. Bedingt durch den niedrigen intravasalen Druck und die dünne Gefäßwand ist die **V. cava superior** besonders vulnerabel gegenüber externen Druckkräften. Der nach intrathorakal gerichtete venöse Fluss wird unterbrochen, und die fehlende Vorlast senkt das Herzzeitvolumen. Kommt es zur (seltenen) Kompression der zwischen Aorta und Tracheobronchialsystem geschützt liegenden Pulmonalarterie, folgen Hypoxämie und Hypotonie. Eine akute Rechtsherzbelastung durch Verlegung der Pulmonalarterie kann im Herz-Kreislauf-Stillstand münden. Eine direkte Kompression des Herzens kann ähnliche Symptome wie eine Perikardtamponade hervorrufen.

Die akute Rechtsherzbelastung durch Verlegung der Pulmonalarterie kann im Herz-Kreislauf-Stillstand münden

Zur Abwendung eines katastrophalen Anästhesieverlaufs ist eine gute präoperative Vorbereitung unerlässlich (◘ Tab. 4). Wenn möglich sollte ein **Regionalanästhesieverfahren** bzw. ein Anästhesieverfahren, das Spontanatmung zulässt, gewählt werden. Der OP-Tisch sollte zu jeder Zeit eine Änderung der Körperlage ermöglichen. Die Bereitstellung ausreichender personeller (2. Facharzt, Personal zur Lageänderung), interdisziplinärer (Hals-Nasen-Ohrenarzt) und materieller (alternative Atemwegssicherung) Ressourcen dient dem antizipierenden Vorgehen.

Der OP-Tisch sollte zu jeder Zeit eine Änderung der Körperlage ermöglichen

Kavales Kompressionssyndrom

Eine besondere Form der diastolischen Füllungsstörung ist die kavale Kompression durch den **graviden Uterus**. Sie ist abhängig vom Gestationsalter sowie der Lagebeziehung von Uterus und V. cava inferior. Bereits in der 13. bis 16. Gestationswoche kommt es in Rückenlage zu einem Anstieg des femoralvenösen Drucks um 50%. Der Abfluss aus der unteren Körperhälfte erfolgt zunehmend über paravertebrale und Periduralvenengeflechte zur V. azygos.

Bereits in der 13. bis 16. Gestationswoche kommt es in Rückenlage zum Anstieg des femoralvenösen Drucks um 50%

Am Geburtstermin ist der Fluss in der V. cava inferior in Rückenlage nahezu bei allen Schwangeren reduziert. Das hat einen Abfall des Herzzeitvolumens mit Hypotension zur Folge. Begleitend treten Schwitzen, Übelkeit, Erbrechen und zerebrale Beeinträchtigungen auf. Zur Verhinderung eines kavalen Kompressionssyndroms sollten Schwangere ab der 20. Schwangerschaftswoche nicht in Rü-

Am Geburtstermin ist der Fluss in der V. cava inferior in Rückenlage nahezu bei allen Schwangeren reduziert

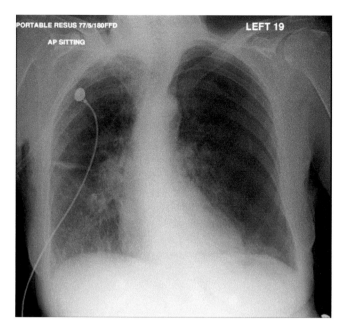

Abb. 8 ◄ Linksseitiger Spannungspneumothorax mit Verschiebung
des Mediastinums nach rechts. (Aus
[33])

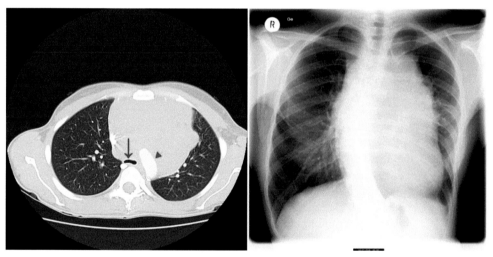

Abb. 9 ▲ Aufnahmen einer 24-jährigen Patientin mit einem großen mediastinalen Lymphom oberhalb des Herzens. *Links* Kompression der distalen Trachea *(blauer Pfeil)*; die Aorta ist auf Höhe des Aortenbogens angeschnitten
(rote Pfeilspitze); *rechts* Röntgenaufnahme des Thorax. Der mediastinale Tumor hat die laterale Herzkontur verändert
und das Mediastinum nach rechts verdrängt

ckenlage gebracht, sondern in **Linksseitenneigung** gelagert werden. Ein venöser Abstrom über Kol-
lateralkreisläufe und die Erhöhung des Sympathikotonus mit Vasokonstriktion wirken der Kompression entgegen. Im Rahmen einer rückenmarknahen Regionalanästhesie ist die Möglichkeit einer vegetativen Gegenregulation allerdings reduziert. Hier ist besonders auf eine Linksseitenlage zu achten [20, 21].

Obstruktion in der pulmonalen und aortalen Strombahn

Pulmonalarterienembolie

Ein akuter Verschluss der Pulmonalarterie bedingt ein Schockgeschehen, das von seiner Genese her
obstruktiven Charakter hat. Ein Teil der pulmonalen Strombahn wird (meist) thrombembolisch verschlossen. Die Bandbreite der Symptomatik reicht vom asymptomatischen Verlauf bis zum schwerem
Schockgeschehen und Tod. Die Entwicklung einer **hämodynamischen Instabilität** hat große prog-
nostische Relevanz. Die pathophysiologischen Effekte einer Lungenarterienembolie basieren auf der

**Ein Teil der pulmonalen Strombahn
wird thrombembolisch verschlossen**

Tab. 4 Management des mediastinalen Massensyndroms. (Aus [19])

Tracheobronchiale Obstruktion	1. Personelle Unterstützung organisieren
	2. Verstellbarer OP-Tisch für Positionswechsel des Patienten
	3. Alternativen zur Atemwegssicherung bereitstellen
	4. Fiberoptische Wachintubation
	5. Erhaltung der Spontanatmung
	(6. Chirurg/Herz-Lungen-Maschine in unmittelbarer Verfügbarkeit)
PA- und/oder Herzkompression	1. Flexibler Operationstisch für Positionswechsel des Patienten
	2. Vorlast erhalten (Volumensubstitution)
	3. Keine negativ-inotrop wirkenden Substanzen verabreichen (Anästhetika!)
	(4. Chirurg/Herz-Lungen-Maschine in unmittelbarer Verfügbarkeit)
V.-cava-Kompressionssyndrom	1. Kopf-/Oberkörper des Patienten hoch lagern
	2. Venöse Zugänge an der unteren Extremität
	3. Pulsoxymetrie an unterer und oberer Extremität
	4. Blutkonserven bereitstellen
	5. Auf ausreichende Diurese achten
	(6. Chirurg/Herz-Lungen-Maschine in unmittelbarer Verfügbarkeit)

PA Pulmonalarterie.

Schwere der Strombahnverlegung, der neurohumoralen Antwort (Freisetzung von Vasokonstriktoren wie Endothelin-1 und Thromboxan A_2) sowie einer vorbestehenden kardiopulmonalen Erkrankung.

Vorlast, Nachlast und Kontraktilität bestimmen auch beim rechten Herz die ventrikuläre Pumpfunktion. Durch die hohe Compliance des rechten Ventrikels kann das rechtsventrikuläre enddiastolische Volumen erheblich zunehmen, ohne dass sich der enddiastolische Druck erhöht. Jedoch besteht extreme Empfindlichkeit gegenüber einer Nachlasterhöhung im pul-

Tab. 5 6-P-Regel nach Pratt [35]

„Pain"	Plötzlich einsetzender Schmerz
„Pale"	Blasse untere Extremität und Becken
„Paresthesia"	Gefühlsstörung
„Pulseless"	Pulsverlust
„Paralysis"	Motorische Störung
„Prostration"	Schock

> **Im pulmonalen Stromgebiet besteht extreme Empfindlichkeit gegenüber einer Nachlasterhöhung**

monalen Stromgebiet. Es existiert eine enge Beziehung zwischen dem **pulmonalarteriellen Gefäßwiderstand** („pulmonary vascular resistance", PVR) und der rechtsventrikulären Pumpfunktion. Bereits bei einer Verlegung von rund 30 % der pulmonalen Strombahn steigt der PVR an und bewirkt eine sukzessive rechtsventrikuläre Dilatation und Hypokinesie. Dies wiederum bedingt ein **Shifting** des interventrikulären Septums nach links; die linksventrikuläre Vorlast sinkt. Konsekutiv vermindern sich Herzzeitvolumen und arterieller Druck. Die durch die rechtsventrikuläre Dilatation hervorgerufene Zunahme der Wandspannung erhöht den myokardialen Sauerstoffverbrauch, der durch den Abfall der Herzauswurfleistung mit verminderter koronarer Perfusion kaum mehr gedeckt werden kann. Zusätzlich ist das Sauerstoffangebot durch das verschlechterte Ventilation-Perfusion-Verhältnis und daraus folgender Hypoxämie reduziert [22].

Bei Patienten ohne kardiopulmonale Vorerkrankung muss der **Obstruktionsgrad** 75 % überschreiten, um einen mittleren Pulmonalarteriendruck von 40 mmHg zu verursachen. Diesen Druck kann auch ein gesundes rechtes Herz nicht aufrechterhalten und wird funktionell versagen. Bei einem vorerkrankten Herz wird bereits bei einer wesentlich milderen Obstruktion die Kompensationsfähigkeit überschritten. Für die Diagnostik und Quantifizierung der Strombahnverlegung ist die CT-Angiographie der Pulmonalarterie Mittel der Wahl. Echokardiographie und Dopplersonographie der peripheren Venen ermöglichen die rasche, bettseitige Ursachenklärung und die Einschätzung der Kompensationsfähigkeit [23].

> **Für die Beurteilung der Strombahnverlegung ist die CT-Angiographie der Pulmonalarterie Mittel der Wahl**

Leriche-Syndrom

> **Der akute komplette Verschluss der aortalen Strombahn ist ein lebensbedrohlicher gefäßchirurgischer Notfall**

Ein akuter kompletter Verschluss der aortalen Strombahn ist ein seltener, aber lebensbedrohlicher gefäßchirurgischer Notfall. Der zumeist durch eine **Embolie** bedingte Verschluss der distalen Aorta geht mit einer schweren Ischämie der unteren Körperhälfte einher (◘ Abb. 10). Ursächlich für einen

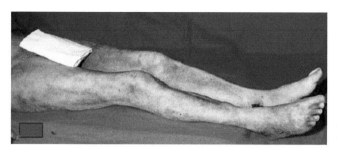

Abb. 10 ◄ Bild eines 68-jährigen Mannes mit akuter Ischämie beider Beine und des Beckens bis zum Nabel. Angiographisch kompletter Verschluss der infrarenalen Aorta und der beidseitigen A. iliaca communis bei reitendem Embolus der Aortenbifurkation und appositioneller Thrombose. (Aus: [34])

embolischen Verschluss sind Streuherde, die sich im linken Herz (Herzwandaneurysma, absolute Arryhthmie) oder in der aortalen Strombahn (thorakales oder abdominales Aneurysma) befinden.

Bei subakuten oder chronischen Verläufen können klinische Zeichen fehlen oder fehlgedeutet werden. Die klassische Beschreibung des französischen Chirurgen René Leriche umfasste:

- Claudicatio in Gesäß und Oberschenkel,
- Atrophie der Oberschenkelmuskulatur mit Körpergewichtsverlust und
- erektile Dysfunktion durch die Paralyse des Lumbalsegments L1.

Welche Symptome führend sind, wird durch die **Kollateralisierung** auf dem Boden der bestehenden arteriosklerotischen Stenose der distalen Aorta oder der iliakalen und femoralen Gefäße bestimmt. Die neurologische Symptomatik kann durch die inhomogene Versorgung des Rückenmarks (paarige A. spinalis posterior und eine nichtpaarige A. spinalis anterior, die von lumbalen Seitenästen versorgt werden) unterschiedlich ausgeprägt sein und daher fehlgedeutet werden (unspezifischer Rückenschmerz, Lumboischialgie, Bandscheibenvorfall; [24]). Beim akuten Verschluss stehen die klinischen Zeichen der akuten Extremitätenischämie im Vordergrund; diese bilden sich in der sog. 6-P-Regel nach Pratt ab (◘ Tab. 5).

Bei akutem Ereignis und fehlender Kollateralisierung resultiert die vollständige Unterbrechung der Perfusion der unteren Körperhälfte. Die Diagnose wird klinisch gestellt und erfordert sofortiges Handeln. Während Haut und Subkutangewebe eine komplette Ischämie bis zu 24 h tolerieren können, zeigen Skelettmuskeln und periphere Nerven schon nach 4–6 h irreversible Schäden. Eine gefürchtete Komplikation ist das **Kompartmentsyndrom**, bei dem es nach Revaskularisation durch ein postischämisches Weichteilödem zu einer erneuten Perfusionsstörung kommen kann. Sowohl bei fortgeschrittener Extremitätenischämie als auch nach erfolgter Revaskularisation (Reperfusionsschaden) drohen schwere **systemische Komplikationen**. Metabolische Acidose, Hyperkaliämie, Myoglobinurie mit akutem Nierenversagen oder Lungenversagen können sich zu nichtbeherrschbaren Komplikationen entwickeln [25].

Aortendissektion

Die aortale Strombahn mit ihren Abgängen kann auch durch Verdrängung in Form eines **falschen Lumens** im Rahmen einer Dissektion der thorakalen oder abdominalen Aorta akut verlegt sein. Durch einen Riss in der Gefäßintima tritt Blut mit hohem Druck in die Gefäßmedia ein und spaltet das Gefäß über eine bestimmte Strecke auf. Einer Dissektion liegt oft eine Erkrankung der Gefäßmedia (Marfan-Syndrom, zystische Medianekrose Erdheim-Gsell) oder eine fortgeschrittene Arteriosklerose zugrunde. Ein Aneurysma mit geweitetem Gefäßlumen und dementsprechend erhöhter Wandspannung in der Gefäßwand begünstigt einen Einriss und damit die Aufspaltung der Media über weite Strecken. Es entstehen funktionell 2 Gefäßlumina. Über den Einriss, auch als **Entry** bezeichnet, strömt das Blut in das falsche Lumen und kann zur Verdrängung oder vollständigen Verlegung des wahren Lumen führen. Die abgelöste Media und Intima halten dem hohen Druck im falschen Lumen nicht stand, und ein weiterer Einriss lässt das Blut über ein **Reentry** wieder ins wahre Lumen übertreten. Lokalisation des Entry und Ausdehnung nahm De Bakey 1965 als Grundlage seiner Klassifikation der Aortendissektion [26].

Prognostisch sehr wichtig ist die Unterscheidung, ob eine Dissektion in der Aorta ascendens bzw. dem Aortenbogen oder in der Aorta descendens vorliegt. Dies ermöglicht die heute verwendete **Standford-Klassifikation**. Entscheidendes Kriterium ist hierbei, ob sich die Dissektion in der Aorta ascendens befindet oder nicht (Typ A resp. Typ B; [27]; ◘ Abb. 11). Eine akute Dissektion ist le-

Beim akuten Verschluss stehen die klinischen Zeichen der akuten Extremitätenischämie im Vordergrund

Skelettmuskeln und periphere Nerven zeigen nach 4- bis 6-stündiger kompletter Ischämie irreversible Schäden

Das wahre Lumen kann vollständig verlegt werden

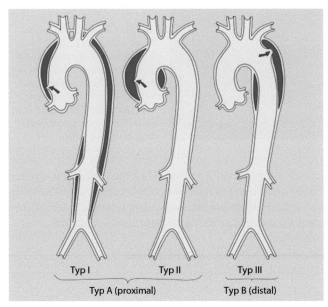

Abb. 11 ◄ Klassifizierung thorakaler Aortendissektionen. (Aus: [36])

Typ I   Typ II   Typ III

Typ A (proximal)   Typ B (distal)

Gefürchtet ist eine Ruptur im Bereich der Aorta ascendens mit Eintritt von Blut ins Perikard

bensbedrohlich und erfordert sofortiges Handeln. Das initiale Schmerzereignis wird von den Patienten als stechend und reißend, ausstrahlend in die Schulterblätter, beschrieben. Es besteht permanente Rupturgefahr; Rupturen einer Stanford-A-Dissektion sind häufiger. Gefürchtet ist eine Ruptur im Bereich der Aorta ascendens mit Eintritt von Blut ins Perikard. Ein **Hämatoperikard** mit tödlicher Perikardtamponade wäre die Folge. Eine retrograde Dissektion bis in den Aortenklappenring kann durch eine Verziehung der Klappengeometrie eine Schlussunfähigkeit und damit eine akute Aortenklappeninsuffizienz bedingen.

Die Ischämie des der Verlegung nachgeschalteten Organs ist ursächlich für die klinische Symptomatik

Jeder Gefäßabgang aus der Aorta kann durch das falsche Lumen verlegt sein, und die daraus resultierende Ischämie des nachgeschalteten Organs ist ursächlich für die klinische Symptomatik. Sind die Koronarostien, Kopf- oder Halsgefäße oder Abgänge der rückenmarkversorgenden Arterien betroffen, drohen **organspezifische Komplikationen** (ST-Hebungen, Sprachstörungen, Hemiparese, Paraparese etc.). Wird das wahre Lumen der distalen Aorta komplett verlegt, stagniert die Perfusion wie beim Leriche-Syndrom, und es resultiert eine **blassgraue Marmorierung** der unteren Körperhälfte.

Für die zeitkritische Diagnose spielt die transösophageale Echokardiografiegraphie ein wichtige Rolle

Da eine Dissektion stets eine zeitkritische Diagnose ist, spielt die transösophageale Echokardiographie neben einer kontrastmittelgestützten CT in der Diagnostik thorakaler Dissektionen eine wichtige Rolle.

Fazit für die Praxis

— Der obstruktive Schock stellt eine ätiologisch heterogene Gruppe von akuten extrakardialen lebensbedrohlichen Störungen der Kreislauffunktion dar.
— Obwohl aus hämodynamischer Sicht ein obstruktiv verursachtes Kreislaufversagen pathophysiologisch eng mit konsekutiven kardialen Funktionsstörungen verbunden ist, muss v. a. aus ätiologisch-therapeutischer Sicht eine Abgrenzung zu den primär kardialen Störungen vorgenommen werden.
— Der obstruktive Schock darf bei der Differenzialdiagnose der akuten Kreislaufinsuffizienz keinesfalls übersehen werden.
— Die oftmals foudroyante Entwicklung zur Lebensbedrohlichkeit verlangt zeitnahes und zielsicheres Erkennen sowie eine entschlossene therapeutische Vorgehensweise.

Korrespondenzadresse

Dr. H. Pich DESA, EDIC
Klinik für Anästhesiologie und Intensivtherapie
Medizinische Fakultät Carl Gustav Carus, TU-Dresden, Fetscherstr. 74, 01307 Dresden
henryk.pich@uniklinikum-dresden.de

Einhaltung ethischer Richtlinien

Interessenkonflikt. H. Pich, A.R. Heller geben an, dass kein Interessenkonflikt besteht.

Dieser Beitrag beinhaltet keine Studien an Menschen oder Tieren.

Literatur

1. Astiz ME (2011) Pathophysiology and classification of shock states. In: Vincent JL et al (Hrsg) Textbook of critical care. Saunders, S 677
2. Cox BG, Hinshaw LB (1972) The Fundamental mechanisms of shock. In: Lerner B, Hinshaw, Barbara GC (Hrsg) Proceedings of a symposium held in Oklahoma City 1971. Plenum Press, New York
3. Kumar A, Parrillo JE (2001) Shock: classification, pathophysiology and approach to management. In: Parrillo JE, Dellinger RP (Hrsg) Critical care medicine – principles of diagnosis and management in the adult. Mosby, St. Louis, S 371–420
4. Adams HA, Baumann G, Gänsslen A, die IAG Schock et al (2001) Die Definitionen der Schockformen. Intensivmed 38:541–553
5. Adams HA (2005) Empfehlungen zur Diagnostik und Therapie der Schockformen der IAG Schock der DIVI. Deutscher Ärzteverlag, Köln. http://www.divi-org.de/fileadmin/pdfs/notfallmedizin/Empfhlg-IAG-Schock.pdf. Zugegriffen: 16. Okt. 2013
6. Speckmann EJ et al (2008) Physiologie. Urban & Fischer, München, S 698
7. Vincent JL (2008) Understanding cardiac output. Crit Care 12:174. doi:10.1186/cc6975
8. Deakin CD (2010) Erweiterte Reanimationsmaßnahmen für Erwachsene („Advanced life support") Sektion 4 der Leitlinien zur Reanimation 2010 des European Resuscitation Council. Notfall Rettungsmedizin 13(7):559–620
9. Bergs P, Krabatsch T (2000) Pathophysiologie, Diagnostik und Therapie der Perikardtamponade. Z Herz Thorax Gefäßchir 14:220–230

10. Bilchick KC, Wise RA (2002) Paradoxical physical findings described by Kussmaul: pulsus paradoxus and Kussmaul's Sign. Lancet 359(9321):1940–1942. doi:10.1016/S0140-6736(02)08763-9
11. Alpert JS (2001) The effect of right ventricular dysfunction on left ventricular form and function. Chest 119(6):1632–1633
12. Horowitz MS, Schultz CS, Stinson EB et al (1974) Sensitivity and specificity of echocardiographic diagnosis of pericardial effusion. Circulation 50(2):239–247. doi:10.1161/01.CIR.50.2.239
13. D'Cruz IA, Hoffman PK (1991) A new cross sectional echocardiographic method for estimating the volume of large pericardial effusions. British Heart Journal 66(6):448–451
14. Völler H, Reibis RK (2007) Perikarderkrankungen. In: Flachskampf FA (Hrsg) Praxis der Echokardiographie. Thieme, Stuttgart, S 449–464
15. Appleton CP, Hatle LK, Popp RL (1988) Cardiac tamponade and pericardial effusion: respiratory variation in transvalvular flow velocities studied by Doppler echocardiography. J Am Coll Cardiol 11(5):1020–1030
16. Maisch B, Seferović PM, Ristić AD, Erbel R, Rienmüller R, Adler Y, Tomkowski WZ, Thiene G, Yacoub MH (2004) Guidelines on the diagnosis and management of pericardial diseases executive summary; The Task force on the diagnosis and management of pericardial diseases of the European society of cardiology. Eur Heart J 25(7):587–610
17. American College of Surgeons, Committee on Trauma (2014). Advanced Trauma Life Support ATLS - Student Course Manual. 9. Aufl., Urban & Fischer Verlag/Elsevier, Chicago

18. Blank RS, de Souza DG (2011) Anesthetic management of patients with an anterior mediastinal mass: continuing professional development. Can J Anaesth 58(9):853–859. doi:10.1007/s12630-011-9539-x
19. Erdös G, Kunde M, Tzanova I, Werner C (2005) Anästhesiologisches Management bei mediastinaler Raumforderung. Anaesthesist 54(12):1215–1228. doi:10.1007/s00101-005-0895-1
20. Gaiser R (2009) Physiologic changes of pregnancy. In: Chestnut DH (Hrsg) Chestnut's obstetric anesthesia: principles and practice. Mosby, Philadelphia, S 18
21. Striebel HW (2010) Die Anästhesie, Bd 1. Schattauer, Stuttgart, S 1259
22. Rasche S, Georgi C (2012) Kardiogener Schock. Anaesthesist 61:259–274. doi:10.1007/s00101-012-1986-4
23. Leeper K, Sterling M (2014) Acute pulmonary embolism. In: Parrillo JE, Dellinger RP (Hrsg) Critical care medicine – principles of diagnosis and management in the adult. Mosby, St. Louis, S 736–758
24. Frost S, Jorden RC (1992) Acute abdominal aortic occlusion. J Emerg Med 10(2):139–145
25. Eckstein HH (2012) Gefäßchirurgie. In: Siewert JR (Hrsg) Chirurgie. Springer, Berlin S 524
26. De Bakey ME, Henly WS, Cooley DA, Morris GC, Crawford ES, Beall AC (1965) Surgical management of dissecting aneurysms of the aorta. J Thorac Cardiovasc Surg 49:130–149
27. Daily PO, Trueblood HW, Stinson EB, Wuerflein RD, Shumway NE (1970) Management of acute aortic dissections. Ann Thorac Surg 10(3):237–247

28. Burchardi H, Larsen R, Marx G et al (2011) Die Intensivmedizin, 11. Aufl. Springer, Berlin
29. Gertsch M (2008) Das EKG: auf einen Blick und im Detail, 2. Aufl. Springer, Berlin, S 311
30. Kussmaul A (1873) Ueber schwielige Mediastino-Perikarditis und den paradoxen Puls. Berliner klinische Wochenschrift 10(38):433–435, 445–449 und 461–464
31. Parrillo JE, Dellinger RP (2008) Critical care medicine, 4. Aufl. Elsevier, Philadelphia, S 354
32. Roy CL, Minor MA, Brookhart MA, Choudhry NK (2007) Does this patient with a pericardial effusion have cardiac tamponade? JAMA 297(16):1810–1818
33. Joarder R, Crundwell N (2009) Chest X-ray in clinical practice. Springer, Berlin, S 135
34. Siewert JR, Stein HJ (2012) Chirurgie, 9. Aufl. Springer, Berlin, S 525
35. Bruch HP, Trentz O (2008) Berchtold Chirurgie. Elsevier, München, S 700
36. Larsen R (2012) Anästhesie und Intensivmedizin in Herz-, „Thorax- und Gefäßchirurgie", 8. Aufl. Springer, Berlin, S 425

Anaesthesist 2015 · 64:479–487
DOI 10.1007/s00101-015-0049-z
Online publiziert: 12. Juni 2015
© Springer-Verlag Berlin Heidelberg 2015

 CrossMark

S.E. Huttmann · J.H. Storre · W. Windisch
Lungenklinik Köln-Merheim, Kliniken der Stadt Köln gGmbH,
Universität Witten/Herdecke, Köln, Deutschland

Außerklinische Beatmung

Invasive und nichtinvasive Beatmungstherapie bei chronischer ventilatorischer Insuffizienz

Zusammenfassung

Eine außerklinische Beatmung wird bei eingeschränkter Atempumpfunktion eingesetzt, um die reduzierte alveoläre Ventilation dauerhaft zu augmentieren. Sie kann invasiv über ein Tracheostoma oder nichtinvasiv mittels Gesichtsmaske erfolgen. Ziele einer solchen Therapie sind die Reduktion von Symptomen, Verbesserung der Lebensqualität und in vielen Fällen Senkung der Mortalität. Die Einleitung einer nichtinvasiven außerklinischen Beatmung kann elektiv erfolgen und orientiert sich neben der klinischen Symptomatik am Kohlendioxidpartialdruck in Abhängigkeit von der Grunderkrankung. Außerklinische Beatmung wird aber auch in zunehmendem Maße invasiv über ein Tracheostoma bei polymorbiden Patienten durchgeführt, die nach Intensivstationsaufenthalt vom Respirator abhängig bleiben. Empfehlungen und Richtlinien wurden von der Deutschen Gesellschaft für Pneumologie und Beatmungsmedizin e. V. (DGP) publiziert.

Schlüsselwörter

Hypoventilation · Hyperkapnie · Künstliche Beatmung · Nichtinvasive Beatmungstherapie · Tracheostoma

Dieser Beitrag erschien ursprünglich in der Zeitschrift Der Pneumologe 2015, 12:73-82. DOI 10.1007/s10405-014-0838-0. Die Teilnahme an der zertifizierten Köln Fortbildung ist nur einmal möglich.

Lernziele

Nach Lektüre dieses Beitrags
- verstehen Sie wichtige pathophysiologische Aspekte der ventilatorischen Insuffizienz.
- kennen Sie die Grundzüge der außerklinischen Beatmungstherapie.
- können Sie einschätzen, wann die Indikation zur Einleitung einer außerklinischen Beatmungstherapie gegeben ist.
- haben Sie einen Überblick über Durchführung und Organisation der außerklinischen Beatmung.
- kennen Sie die ethischen Aspekte der Beatmungsmedizin

Hintergrund

Der Grundstein der modernen Beatmungsmedizin wurde 1952 zur Zeit der Poliomyelitisepidemie in Kopenhagen gelegt, als der Anästhesist Björn Ibsen erstmalig Patienten mit respiratorischer Insuffizienz mittels **Positivdruckbeatmung** über ein Tracheostoma erfolgreich behandelte [1]. Seither hat die Positivdruckbeatmung die **Negativdruckbeatmung** (früher „Eiserne Lunge") schrittweise abgelöst und stellt heute das dominierende Beatmungsverfahren dar. Mit Entwicklung von **CPAP („continuous positive airway pressure")** via Gesichtsmaske zur Behandlung des obstruktiven Schlafapnoesyndroms Anfang der 1980er Jahre wurde es durch Verwendung von Masken möglich, eine **nichtinvasive Beatmungstherapie (NIV, „non-invasive ventilation")** außerklinisch durchzuführen. Seither hat die Patientenzahl mit nichtinvasiver und invasiver Beatmung zur Behandlung der chronischen ventilatorischen Insuffizienz in Deutschland stetig zugenommen, was das Gesundheitssystem vor ein hohes ökonomisches und organisatorisches Problem stellt [2].

In Deutschland beschäftigen sich zwei Fachgesellschaften mit dem Thema der außerklinischen Beatmung:
- Deutsche Gesellschaft für Pneumologie und Beatmungsmedizin e. V. (DGP, http://www.pneumologie.de)
- Deutsche Interdisziplinäre Gesellschaft für Außerklinische Beatmung e. V. (DIGAB, http://www.digab.de)

Chronische ventilatorische Insuffizienz

Die primäre Aufgabe des respiratorischen Systems ist die Sicherstellung der Zufuhr von Sauerstoff (O_2) und der Abgabe von Kohlenstoffdioxid (CO_2), um den zellulären Stoffwechsel des Menschen zu garantieren [3]. Prinzipiell können zwei Kompartimente unterschieden werden: die Lunge, das gasaustauschende Organ, und die Atempumpe, welche der Belüftung (Ventilation) der Lunge dient. Bei-

> Seit den 1980er Jahren nimmt die nichtinvasive und invasive Beatmungstherapie bei chronischer ventilatorischer Insuffizienz in Deutschland stetig zu.

> Lunge und Atempumpe können unabhängig voneinander beeinträchtigt sein.

Home mechanical ventilation. Invasive and noninvasive ventilation therapy for chronic respiratory failure

Abstract

Home mechanical ventilation represents a valuable therapeutic option to improve alveolar ventilation in patients with chronic respiratory failure. For this purpose both invasive ventilation via tracheostomy and noninvasive ventilation via facemasks are available. The primary goal of home mechanical ventilation is a reduction of symptoms, improvement of quality of life and in many cases reduction of mortality. Elective establishment of home mechanical ventilation is typically provided for noninvasive ventilation in respect to clinical symptoms and partial pressure of carbon dioxide depending on the underlying disease. However, invasive mechanical ventilation is increasingly being used to continue ventilatory support in polymorbid patients following unsuccessful weaning. Recommendations and guidelines have been published by the German Respiratory Society (DGP).

Keywords

Hypoventilation · Hypercapnia · Artificial respiration · Noninvasive ventilation · Tracheostomy

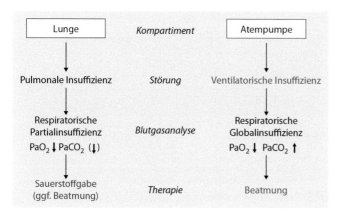

Abb. 1 ◀ Das respiratorische System mit seinen beiden Kompartimenten Lunge und Atempumpe. $PaCO_2$ Kohlenstoffdioxidpartialdruck, PaO_2 Sauerstoffpartialdruck. (Aus [5])

de Teile des respiratorischen Systems können unabhängig voneinander beeinträchtigt sein (◻ **Abb. 1**, [4, 5]).

Es gibt eine Vielzahl an potentiellen Störungen und Erkrankungen der Atempumpe (◻ **Abb. 2**), die zu einer ventilatorischen Insuffizienz führen (◻ **Tab. 1**, [5, 6, 7]). Ursächlich für eine alveoläre Hypoventilation können eine gesteigerte atemmuskuläre Last (z. B. bei einer Atemwegsobstruktion) und/oder eine Verringerung der atemmuskulären Kraft (z. B. Muskelschwäche bei neuromuskulärer Erkrankung) sein. Kennzeichnend hierfür ist eine Hyperkapnie, welche durch eine Erhöhung des Kohlendioxidpartialdrucks ($PaCO_2$) in der arteriellen oder kapillären Blutgasanalyse sichtbar wird (◻ **Tab. 2**) und daher **hyperkapnische respiratorische Insuffizienz** (Typ 2) genannt wird.

Die akute ventilatorische Insuffizienz geht mit einer respiratorischen Azidose einher, während bei der chronischen ventilatorischen Insuffizienz die respiratorische Azidose durch metabolische Bikarbonatretention teilweise oder vollständig kompensiert wird (◻ **Tab. 2**). Dies entspricht einem sinnvollen Adaptionsmechanismus, welcher die Atempumpe vor einer akuten Erschöpfung schützt, aber die chronische Hyperkapnie zusätzlich begünstigt.

Außerklinische Beatmung – was ist das?

Ziel der außerklinischen Beatmung ist die langfristige Steigerung der alveolären Ventilation. Bei der NIV liegt der Beatmungszugang außerhalb des Körpers und erfolgt über Gesichtsmasken, am häufigsten über Nasen- oder Mund-Nasen-Masken [8, 9], bei neuromuskulären Patienten aber auch über ein Mundstück [10]. Die NIV wird zur Verbesserung der Schlafqualität und zur Aufrechterhaltung der körperlichen Leistungsfähigkeit primär nachts für 6–8 h eingesetzt. Eine Ausweitung der NIV-Nutzung (bis zu 24 h/Tag) kommt bei Fortschreiten der Erkrankung und insbesondere bei Patienten mit neuromuskulären Erkrankungen ohne ausreichende Fähigkeit zur Spontanatmung in Betracht.

Die invasive Beatmung wird über ein Tracheostoma durchgeführt und bedarf einer fachpflegerischen Versorgung auf hohem Niveau. Sie sollte primär nur bei Unmöglichkeit zur NIV nach ausführlicher Aufklärung des Patienten und seiner Angehörigen erfolgen, entsprechend der aufgeführten Kriterien [11]:
- Unfähigkeit, einen geeigneten Beatmungszugang für die NIV anzupassen
- Intoleranz gegenüber der NIV
- Ineffektivität der NIV
- Schwere bulbäre Symptomatik mit rezidivierenden Aspirationen
- Ineffektivität des Sekretmanagements via nichtinvasivem Zugang Patienten, die nach einer invasiven Langzeitbeatmung im Rahmen einer Intensivtherapie nicht erfolgreich vom Respirator entwöhnt werden, können mit Hilfe von ambulanter intensivpflegerischer Versorgung in die außerklinische Beatmung überführt werden. Auf die entsprechenden Leitlinien und Durchführungsempfehlungen der DGP sei an dieser Stelle verwiesen [11, 12, 13].

Epidemiologie

Entsprechend einer großen europäischen Studie [14] mit mehr als 21.000 Patienten aus 16 Ländern, lag die Prävalenz der außerklinischen Beatmung in Europa in den Jahren 2001–2002 bei 6,6 pro

Zur alveolären Hypoventilation kommt es durch gesteigerte atemmuskuläre Last oder verringerte atemmuskuläre Kraft.

Die akute ventilatorische Insuffizienz geht mit einer respiratorischen Azidose einher.

Die außerklinische Beatmung soll die alveoläre Ventilation langfristig steigern.

Die invasive Beatmung sollte nur bei Unmöglichkeit zur NIV erfolgen.

Nach invasiver Langzeitbeatmung kann eine ambulante intensivpflegerische Versorgung den Übergang zur außerklinischen Beatmung erleichtern.

Die Prävalenz der außerklinischen Beatmung lag in Europa in den Jahren 2001–2002 bei 6,6 pro 100.000 Einwohner.

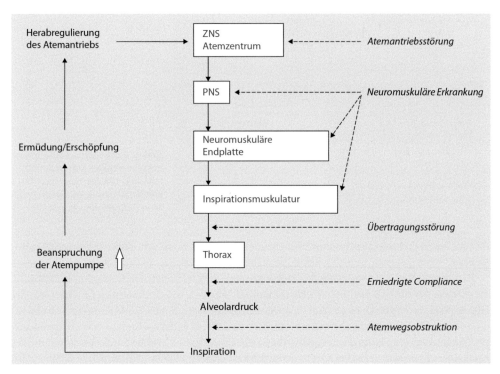

Abb. 2 ▲ Die Atempumpe und ihre Störungen auf verschiedenen Ebenen. *ZNS* zentrales Nervensystem, *PNS* peripheres Nervensystem. (Aus [5])

100.000 Einwohner. In den letzten Jahren ist die Patientenzahl mit außerklinischer Beatmung drastisch angestiegen, so dass die Prävalenz auch aufgrund von vielen nichtdokumentierten Patienten außerhalb der erfassten Zentren heute vermutlich wesentlich höher ausfällt. Detaillierte, aktuelle Daten für Deutschland existieren jedoch nicht.

Indikationen zur außerklinischen Beatmung

Die außerklinische Beatmung ist eine aufwendige, kostenintensive und für den Patienten stark in sein tägliches Leben eingreifende Therapie. Die Indikation muss daher sehr sorgsam und gewissenhaft gestellt werden und ist immer eine individuelle Therapieentscheidung. Grundsätzlich sollten drei Voraussetzungen erfüllt sein [8, 9, 11, 15]:

Nachweis einer Grunderkrankung

Eine chronische ventilatorische Insuffizienz kann durch alle die Atempumpe betreffenden Erkrankungen verursacht werden.

Als Ursache der chronischen ventilatorischen Insuffizienz kommen alle Erkrankungen in Frage, welche die Atempumpe betreffen. Am häufigsten zu nennen sind vier Erkrankungsgruppen: COPD, thorakal-restriktive Erkrankungen, Adipositas-Hypoventilationssyndrom (OHS, „obesity hypoventilation syndrome") und neuromuskuläre Erkrankungen. Mischbilder und komplexe Erkrankungen, u. a. mit **VIDD („ventilator induced diaphragmatic dysfunction")** oder **ICU („intensive care unit")** bzw. „intensive care unit - acquired weakness" (ICUAW), sind zudem typisch für Patienten, die nach Intensivstationsaufenthalt nicht vom Respirator entwöhnt werden können.

Objektiver Nachweis der Hypoventilation als Folge einer chronischen ventilatorischen Insuffizienz

Die Blutgasanalyse ist für die Indikationsstellung unerlässlich.

Bei Verdacht auf Hypoventilationen kann eine nächtliche Diagnostik hilfreich sein.

Entscheidendes Kriterium ist die Hyperkapnie, wobei in **Tageshyperkapnie**, **nächtliche Hyperkapnie** und Ausmaß des Anstiegs des Kohlendioxidpartialdrucks (PCO_2) über die Nacht unterschieden wird. Die arterielle oder kapilläre Blutgasanalyse ist daher für die Indikationsstellung unerlässlich [16]. Grenzwerte sind abhängig von der jeweiligen Grunderkrankung (❑ **Tab. 3**). Da sich Hypoventilationen zunächst während des Schlafs manifestieren, kann eine nächtliche Diagnostik mittels transku-

Tab. 1 Ätiologie der ventilatorischen Insuffizienz. (Aus [5])

Atemantriebsstörung	Muskelschwäche	Störung der Atemmechanik	Atemwegsobstruktion
Primär	**Muskulär**	Kyphoskoliose	COPD
Undine-Fluch-Syndrom	Progressive Muskeldys-	Thorakoplastik	Asthma bronchiale
Sekundär	trophie	Lungengerüsterkrankung	Trachealstenose
Hirnstamminfarkt	Polymyositis	Lungenüberblähung	Stimmbandparese
Hirnstammtumor	Steroidmyopathie	Rippenserienfraktur	Tubusatmung
Narkotika, Sedativa	Lupus erythematodes	Obesitas-Hypoventilati-	Obstruktive Schlafapnoe
Metabolische Störung	Hyperthyreose	ons-Syndrom	
Zentrale Schlafapnoe	Unterernährung		
Myxödem	Inaktivität		
	Neural		
	Amyotrophe Lateral-		
	sklerose		
	Spinale Muskelatrophie		
	Poliomyelitis		
	Multiple Sklerose		
	Guillan-Barré-Syndrom		
	Neuromuskulär		
	Myastenia gravis		

Tab. 2 Blutgasanalyse bei der respiratorischen Insuffizienz

Parameter	Respiratorische Insuffizienz Typ 1	Akute ventilatorische Insuffizienz	Chronische ventilatorische Insuffizienz
PaO_2	↓↓	↓↓	↓↓
$PaCO_2$	↔↓	↑↑	↑↑
pH	↔↑	↓↓	↓↔
HCO_{3-}	↔↓	↔	↑

HCO_{3-} Bikarbonat, $PaCO_2$ arterieller Kohlenstoffdioxidpartialdruck, PaO_2 arterieller Sauerstoffpartialdruck

taner PCO_2-Messung, **Polygraphie** oder sogar **Polysomnographie** notwendig werden. Zudem können weitere klinische Parameter die Indikationsstellung ergänzen.

Symptome der chronischen ventilatorischen Insuffizienz

Im Vordergrund stehen zunächst die Symptome der zugrundeliegenden Erkrankung mit eingeschränkter Lebensqualität. Folgende Symptome und klinische Zeichen sind zudem häufig:

Dyspnoe/Tachypnoe (bei Belastung und/oder in Ruhe), Abgeschlagenheit, eingeschränkte Leistungsfähigkeit, psychische Veränderungen (z. B. Ängste, Depressionen, Persönlichkeitsveränderungen), Schlafstörungen (nächtliches Erwachen mit Dyspnoe, unerholsamer Schlaf, Tagesmüdigkeit, Einschlafneigung). Als starker **Vasodilatator** kann CO_2 zudem sichtbare Erweiterungen der Konjunktivalgefäße, morgendliche Kopfschmerzen und Ödeme bedingen. Weitere Komplikationen sind: Polyglobulie, Tachykardie, **Cor pulmonale** und rezidivierende Exazerbationen. Asymptomatische Patienten profitieren subjektiv weniger von einer Beatmungstherapie und zeigen häufig eine niedrige Therapiecompliance.

CO_2 kann die Konjunktivalgefäße sichtbar erweitern und morgendliche Kopfschmerzen und Ödeme bedingen.

Effekte der Langzeitbeatmung

Für verschiedene Patientengruppen konnte gezeigt werden, dass mittels außerklinischer Beatmung physiologische Parameter wie Blutgase, Lungenfunktion, Spontanatemfrequenz, Kachexie und die körperliche Leistungsfähigkeit verbessert werden konnten [8, 9, 11]. Bei COPD-Patienten ist die Datenlage kontrovers [17]. Neuere Studien zeigen, dass nur mit Verwendung höherer Beatmungsdrücke und einem kontrollierten Modus (sog. **„High-intensity-NIV"**) positive physiologische Effekte zu beobachten sind [18, 19, 20, 21]. Entscheidend ist, dass das subjektive Befinden des Patienten und die Schlafqualität mittels NIV sowie die gesundheitsbezogene Lebensqualität verbessert werden können [22]. Nachweislich konnte bei thorakal-restriktiver und neuromuskulärer Erkrankung und

Die NIV sollte das subjektive Befinden, die Schlaf- sowie die gesundheitsbezogene Lebensqualität verbessern.

Tab. 3 Objektive Kriterien zur Indikationsstellung einer außerklinischen Beatmungstherapie (Vorliegen von mindestens einem Kriterium)

	COPD	Thorakal restriktive Erkrankung	Obesitas-Hypoventilations-Syndrom	Neuromuskuläre Erkrankung
Chronische Tageshyperkapnie (PaCO$_2$)	≥ 50 mmHg	≥ 45 mmHg		≥ 45 mmHg
Nächtliche Hyperkapnie (PaCO$_2$)	≥ 55 mmHg	≥ 50 mmHg	≥ 10 mmHg vs. Tageswert	≥ 50 mmHg
Anstieg PtcCO$_2$ im Schlaf	≥ 10 mmHg vs. Tageswert	≥ 10 mmHg vs. Tageswert	Auf ≥ 55 mmHg über 5 min	≥ 10 mmHg
	Mind. 2 akute Exazerbationen mit respiratorischer Azidose in 12 Monaten		SpO$_2 \leq 80\%$ über 10 min	Rasch relevante Abnahme der VC
	Nach akuter beatmungspflichtiger Exazerbation nach klinischer Einschätzung			

COPD „chronic obstructive pulmonary disease", *PtcCO$_2$* transkutan gemessener Kohlenstoffdioxidpartialdruck, *SpO$_2$* pulsoxymetrisch gemessene Sauerstoffsättigung, *VC* Vitalkapazität, *PaCO$_2$* arterieller Kohlenstoffdioxidpartialdruck

Bei einer guten Beatmungseffektivität mittels „High-intensity"-NIV profitieren auch COPD-Patienten.

Mit der invasiven Beatmung sind mehr Beschwerden verbunden als mit der NIV.

In den meisten Fällen handelt es sich um ein multifaktorielles Weaningversagen.

Insbesondere bei COPD kann die NIV-Einleitung mehrere Tage dauern.

Obesitas-Hypoventilations-Syndrom die Mortalität mittels NIV gesenkt werden [8, 9, 23, 24]. Dies konnte kürzlich auch für COPD-Patienten gezeigt werden [25], aber nur, wenn mittels „High-intensity"-NIV eine gute Beatmungseffektivität erzielt wird.

Den positiven physiologischen und klinischen Effekten stehen die Nebenwirkungen einer Beatmungstherapie gegenüber. Bei der NIV stehen Beschwerden im Vordergrund wie das Austrocknen von Schleimhäuten, maskenbedingte Druckstellen, Konjunktivitis durch Leckagen an der Maske und gastrointestinale Nebenwirkungen wie Übelkeit, Völlegefühl und Blähungen. Sehr selten kommt es zu Nasenbluten, Pneumothorax und Aspiration [9, 22]. Bei der invasiven Beatmung können deutlich mehr Probleme auftreten wie Barotrauma, Infektionen, Trachealverletzung, Granulationsgewebe, Stenosen, Fisteln, Verlegung oder Dislokation der Kanüle, Schluck-Sprech-Störung oder Schmerzen.

Langzeitbeatmung nach erfolglosem Weaning

Eine besondere Situation stellen Patienten mit invasiver Beatmung dar, die trotz wiederholter Weaningversuche nicht entwöhnt werden können. Entsprechend der S2k-Leitlinie über das Prolongierte Weaning [12] wird unterschieden in Patienten mit erfolgreichem prolongiertem Weaning (Gruppe 3a), mit erfolgreichem Weaning, aber der Notwendigkeit der Fortführung einer nichtinvasiven Beatmungstherapie (Gruppe 3b), und zuletzt Patienten, die nicht von der invasiven Beatmung entwöhnt werden können (Gruppe 3c). In den meisten Fällen handelt es sich um ein multifaktorielles Weaningversagen mit sowohl eingeschränkter Atempumpfunktion, als auch Gasaustauschstörung, Herzinsuffizienz, Folgen der langen Immobilität und weiteren Komorbiditäten, die sich gegenseitig negativ beeinflussen. Es ist möglich, Patienten mit erfolglosem Weaning (3c) in eine außerklinische invasive Beatmung zu überführen [12, 13].

Durchführung und Organisation der außerklinischen Beatmung

Die Einleitung der elektiven NIV erfolgt stets im stationären Setting nach abgeschlossener Diagnostik und Indikationsstellung. In Abhängigkeit von der Schwere der Grunderkrankung kann dies entweder im Schlaflabor, auf Normalstation oder auf einer Überwachungsstation (Intermediate Care/Intensivstation) erfolgen [11]. Zur langsamen Adaptation werden die ersten Versuche häufig tagsüber mit niedrigen Beatmungsdrücken und hoher Eigenatmung des Patienten durchgeführt. Im Verlauf werden die Beatmungsdrücke gesteigert und die Beatmungszeiten unter regelmäßiger blutgasanalytischer Kontrolle mit dem Ziel einer **Normokapnie** unter nächtlicher Anwendung ausgedehnt. Sollte die nächtliche Anwendung nicht ausreichen, kann die Beatmung zusätzlich am Tag durchgeführt werden. Einige Patienten – insbesondere mit COPD – benötigen hohe Beatmungsdrücke („High-intensity"-NIV), so dass die Einleitung der NIV durchaus mehrere Tage dauern kann und eine hohe Motivation und Geduld seitens des Patienten und des Behandlungsteams erfordert [18].

Die Einleitung einer invasiven außerklinischen Beatmung erfolgt in der Regel nach erfolglosem Weaning, kann aber ebenfalls elektiv erfolgen. Vorrausetzung ist ein stabiles, in der Regel plastisch angelegtes Tracheostoma. Wichtig ist, dass vor Überleitung in eine invasive außerklinische Beatmung die Kostenübernahme für die Hilfsmittel und die pflegerische Versorgung vorliegt und dass ein Pflegeteam mit definierten Qualifikationsanforderungen über einen entsprechenden Pflegedienst bereit steht. Hier bedarf es eines strukturierten Entlassungsmanagements mit Beteiligung des Klinikarztes, dem weiterbehandelnden Arzt, dem Fallmanager der Krankenkassen, dem zukünftigen Pflegedienst und den Angehörigen. Auf die entsprechenden Empfehlungen der Fachgesellschaften sei an dieser Stelle verwiesen [12, 13].

> **Wichtig ist ein strukturiertes Entlassungsmanagement mit Einbindung aller Beteiligten.**

Die Auswahl des Beatmungsgeräts, des Beatmungszugangs, der Einstellungen und des notwendigen Zubehörs (z. B. zusätzliche Atemluftbefeuchtung) richtet sich nach Art der Beatmung (nichtinvasiv/invasiv), Grunderkrankung und nach patientenindividuellen Faktoren und ist ärztliche Aufgabe.

Nach stationärer Entlassung zur Fortsetzung der Beatmung im außerklinischen Umfeld sind stationäre Wiederaufnahmen zur Kontrolle der Beatmungstherapie individuell festzulegen und abhängig von Grunderkrankung, Compliance und Beatmungsqualität. Da am Anfang häufig die Gewöhnung an die Therapie schwierig ist, sollte unseres Erachtens die erste stationäre Kontrolle bereits nach 2–6 Wochen erfolgen. Im weiteren Verlauf sind bei guter Einstellung und Adaptation seitens des Patienten Kontrolluntersuchungen in der Regel 1- bis 2-mal pro Jahr ausreichend. Eine Beurteilung der Beatmungsqualität sollte mittels Blutgasanalyse (Tag und Nacht) und wenn möglich kontinuierlicher Analyse des transkutanen PCO_2, **Oxymetrie** oder Polygraphie/Polysomnographie erfolgen. Ebenso sollten stets therapieassoziierte Beschwerden (Leckagen, Aerophagie, Konjunktivitis) und Therapiecompliance (Auslesen der Beatmungsstunden/Nutzungsstatistik) abgefragt werden. Bei fehlender Therapieeffektivität oder mangelhafter Adhärenz sollte eine Beendigung der Beatmung durch den verantwortlichen Arzt gemeinsam mit dem Patienten diskutiert werden [11]. Die Organisation der außerklinischen Beatmung sollte in einem Beatmungszentrum erfolgen [11, 12, 13]. Dieses bietet neben der Therapieeinstellung die Möglichkeit für Kontrolluntersuchungen, Akutaufnahmen in Notfallsituationen und bietet sich als Ansprechpartner für das außerklinische Pflegeteam an.

> **Die erste stationäre Kontrolle sollte bereits nach 2–6 Wochen erfolgen. Im weiteren Verlauf sind Kontrolluntersuchungen 1- bis 2-mal pro Jahr meist ausreichend.**

> **Die außerklinische Beatmung sollte in einem Beatmungszentrum organisiert werden.**

Ethische Aspekte und palliative Beatmungstherapie

Patienten mit chronischer ventilatorischer Insuffizienz haben häufig eine sehr stark eingeschränkte Prognose. Der Lebensqualität kommt vor diesem Hintergrund eine besondere Bedeutung zu. Unter außerklinischer Beatmung wird die physische Lebensqualität häufig als reduziert wahrgenommen. Die mentale Lebensqualität kann jedoch je nach Krankheit gut sein [22]. Nichtbetroffene Personen dürfen nicht den Fehler machen, das Leben eines fortgeschritten Erkrankten als „nicht lebenswert" einzuschätzen. Das subjektive Empfinden kann trotz ausgedehnter Beatmungszeiten sehr gut sein. Andererseits besteht jedoch auch die Gefahr, das Leiden eines schwerkranken Patienten durch die Beatmungstherapie unnötig zu verlängern und somit ein würdevolles Sterben am Ende einer langen Krankengeschichte zu verhindern.

> **Die subjektiv empfundene Lebensqualität kann trotz ausgedehnter Beatmungszeiten sehr gut sein.**

Bei fortgeschrittener Erkrankung oder schnellem Krankheitsprogress sollten der Patient und seine Angehörigen rechtzeitig über drohende respiratorische Notfallsituationen und therapeutische Optionen für das Endstadium der Erkrankung informiert werden, um ein entsprechendes Prozedere festzulegen. Sollte eine Stabilisierung der Lebensqualität trotz außerklinischer Beatmung nicht mehr möglich sein, ist in dieser Situation am Lebensende eine Therapiezieländerung in Form von Therapiebegrenzung bzw. -abbruch ethisch vertretbar. **Therapieabbruch („Withdrawing")** bedeutet hierbei, eine laufende Therapie schrittweise zu reduzieren und schließlich zu beenden. **Therapiebegrenzung („Withholding")** bedeutet, dass eine in anderen Fällen indizierte Therapie nicht begonnen bzw. die Therapie nicht eskaliert wird. Generell sollte eine Beatmungstherapie regelmäßig unter strenger Berücksichtigung des Patientenwillens auf ihre anhaltende Berechtigung/Indikation überprüft werden. Bei aussichtsloser Prognose darf Sterbehilfe entsprechend dem erklärten oder mutmaßlichen Patientenwillen durch die Nichteinleitung oder den Abbruch lebensverlängernder Maßnahmen (u. a. Beatmung) in einem **palliativen Therapiekonzept** geleistet werden, um dem Sterben seinen natürlichen, der Würde des Menschen gemäßen, Verlauf zu lassen.

> **Therapiebegrenzung bzw. -abbruch sind bei Nichtstabilisierung der Lebensqualität ethisch vertretbar.**

Fazit für die Praxis

- Eine außerklinische Beatmung stellt eine wertvolle, jedoch auch aufwendige Therapieoption zur Behandlung der chronischen ventilatorischen Insuffizienz dar, die sowohl die Lebensqualität als auch die Prognose vieler schwer symptomatischer Patienten bessern kann.
- Die außerklinische Beatmung kann nichtinvasiv über Gesichtsmasken oder invasiv über ein stabiles Tracheostoma erfolgen und erfordert einen hohen Pflegeaufwand im außerklinischen Setting.
- Die Einleitung und Organisation einer außerklinischen Beatmung muss um ein Beatmungszentrum mit der entsprechenden Expertise organisiert sein.
- Empfehlungen und Leitlinien zur außerklinischen Beatmung wurden von der Deutschen Gesellschaft für Pneumologie und Beatmungsmedizin (DGP) e. V. publiziert.

Korrespondenzadresse

Dr. S.E. Huttmann
Lungenklinik Köln-Merheim, Kliniken der Stadt Köln gGmbH, Universität Witten/Herdecke
Ostmerheimer Str. 200, 51109 Köln
huttmanns@kliniken-koeln.de

Einhaltung ethischer Richtlinien

Interessenkonflikt. S. Huttmann, J.H. Storre und W. Windisch geben an, dass sie Forschungsgelder für die Klinik sowie persönliche Vortragshonorare und Kongressunterstützungen von Firmen erhalten haben, die Beatmungsgeräte vertreiben. Dieser Beitrag beinhaltet keine Studien an Menschen oder Tieren.

Literatur

1. Ibsen B (1954) The anaesthetist's viewpoint on the treatment of respiratory complications in poliomyelitis during the epidemic in Copenhagen, 1952. Proc R Soc Med 47:72–74
2. Randerath W, Lorenz J, Windisch W et al (2008) Betreuung von Patienten mit maschineller Beatmung unter häuslichen und heimpflegerischen Bedingungen. Stellungnahme der Deutschen Gesellschaft für Pneumologie und Beatmungsmedizin e. V. (DGP) und der Arbeitsgemeinschaft für Heimbeatmung und Respiratorentwöhnung e. V.. Pneumologie 62:305–308
3. Thews G (1997) Lungenatmung. In: Schmidt RF, Thews G (Hrsg) Physiologie des Menschen. Springer, Berlin, S 565–591
4. Roussos C (1982) The failing ventilatory pump. Lung 160:59–84
5. Windisch W, Criee CP (2010) Pathophysiologie und Grundlagen des respiratorischen Versagens. Pneumologe 7:74–80
6. Criée C-P, Laier-Groeneveld G (Hrsg) (1995) Die Atempumpe. Thieme, Stuttgart
7. Schönhofer B, Windisch W (2007) Die Atempumpe. In: Bein T, Pfeifer M (Hrsg) Intensivbuch Lunge. Medizinisch Wissenschaftliche Verlagsgesellschaft, Berlin S 27–44

8. Dreher M, Storre JH, Windisch W (2008) Nichtinvasive Beatmung – Therapie der Atempumpinsuffizienz. In: Matthys H, Seeger W (Hrsg) Klinische Pneumologie. Springer, Berlin, S 635–649
9. Mehta S, Hill NS (2001) Noninvasive ventilation. Am J Respir Crit Care Med 163:540–577
10. Bach JR, Alba AS, Saporito LR (1993) Intermittent positive pressure ventilation via the mouth as an alternative to tracheostomy for 257 ventilator users. Chest 103:174–182
11. Windisch W, Brambring J, Budweiser S et al (2010) Nichtinvasive und invasive Beatmung als Therapie der chronischen respiratorischen Insuffizienz. S2-Leitlinie herausgegeben von der Deutschen Gesellschaft für Pneumologie und Beatmungsmedizin e. V.. Pneumologie 64:207–240
12. Schönhofer B, Geiseler J, Dellweg D et al (2014) Prolongiertes Weaning. S2k-Leitlinie herausgegeben von der Deutschen Gesellschaft für Pneumologie und Beatmungsmedizin e. V.. Pneumologie 68:19–75
13. Randerath WJ, Kamps N, Brambring J et al (2011) Durchführungsempfehlungen zur invasiven außerklinischen Beatmung. Pneumologie 65:72–88

14. Lloyd-Owen SJ, Donaldson GC, Ambrosino N et al (2005) Patterns of home mechanical ventilation use in Europe: results from the Eurovent survey. Eur Respir J 25:1025–1031
15. Anonymous (1999) Clinical indications for noninvasive positive pressure ventilation in chronic respiratory failure due to restrictive lung disease, COPD, and nocturnal hypoventilation – a consensus conference report. Chest 116:521–534
16. Huttmann SE, Windisch W, Storre JH (2014) Techniques for the measurement and monitoring of carbon dioxide in the blood. Ann Am Thorac Soc 11(4):645–652
17. Windisch W (2011) Noninvasive positive pressure ventilation in COPD. Breathe 8(2):115–123
18. Windisch W, Kostić S, Dreher M et al (2005) Outcome of patients with stable COPD receiving controlled NPPV aimed at maximal reduction of PaCO$_2$. Chest 128:657–663
19. Windisch W, Dreher M, Storre JH et al (2006) Nocturnal non-invasive positive pressure ventilation: physiological effect on spontaneous breathing. Respir Physiol Neurobiol 150:251–260

20. Dreher M, Ekkernkamp E, Walterspacher S et al (2011) Noninvasive ventilation in COPD- impact of inspiratory pressure levels on sleep quality. Chest 140(4):1–7
21. Dreher M, Storre JH, Schmoor C et al (2010) High-intensity versus low-intensity non-invasive ventilation in patients with stable hypercapnic COPD: a randomised crossover trial. Thorax 65:303–308
22. Windisch W (2008) Impact of home mechanical ventilation on health-related quality of life. Eur Respir J 32:1328–1336
23. Simonds AK, Elliott MW (1995) Outcome of domiciliary nasal intermittent positive pressure ventilation in restrictive and obstructive disorders. Thorax 50:604–609
24. Simonds AK (2003) Home ventilation. Eur Respir J 47(Suppl):38s–46s
25. Köhnlein T, Windisch W, Köhler D et al (2014) Non-invasive positive pressure ventilation for the treatment of severe stable chronic obstructive pulmonary disease. A prospective, multicentre, randomised, controlled clinical trial. Lancet Respir Med. http://dx.doi.org/10.1016/S2213-2600(14)70153-5. (published online July 25,2014)

Anaesthesist 2015 · 64:543–558
DOI 10.1007/s00101-015-0054-2
Online publiziert: 15. Juli 2015
© Springer-Verlag Berlin Heidelberg 2015

Redaktion
H. Forst, Augsburg
T. Fuchs-Buder, Nancy
A. Heller, Dresden
M. Weigand, Heidelberg

 CrossMark

T. Goroll[1,3] · **G. Gerresheim**[1] · **W. Schaffartzik**[2] · **U. Schwemmer**[1]

[1] Klinik für Anästhesiologie und Intensivmedizin, Kliniken des Landkreises Neumarkt i.d.OPf., Neumarkt, Deutschland

[2] Klinik für Anästhesiologie, Intensivmedizin und Schmerztherapie, Unfallkrankenhaus Berlin, Berlin, Deutschland

[3] Medizinische Klinik 2, Kliniken des Landkreises Neumarkt i.d.OPf., Neumarkt, Deutschland

Postmortale Organspende

Zusammenfassung

In Deutschland werden pro Jahr ca. 3000 Organe nach postmortalen Organspenden übertragen. Grundsätzlich ist jeder Hirntote ein potenzieller Organspender. Alle deutschen Kliniken sind zur Meldung potenzieller Organspender und zur Mitarbeit am Organspendeprozess verpflichtet. Die rechtlichen Grundlagen regelt das bundesdeutsche Transplantationsgesetz. Eine der unabdingbaren Voraussetzungen für die Organspende ist die Feststellung des Hirntods nach den Richtlinien der Bundesärztekammer. Der Hirntod ist mit komplexen pathophysiologischen Veränderungen der kardiopulmonalen Funktion sowie der Flüssigkeits, Elektrolyt- und metabolischen Homöostase verbunden. Mit der Feststellung des Hirntods beginnt bei entsprechender Organspendeerklärung des Verstorbenen die zielgerichtete organprotektive Therapie, die letztendlich auf die optimale Organperfusion und -oxygenierung fokussiert. Die Qualität dieser Organprotektion hat direkten Einfluss auf den Transplantationserfolg.

Schlüsselwörter

Hirntod · Gewebe- und Organentnahme · Sterbebegleitung · Organprotektive Therapie · Transplantationsgesetz

Geteilte Autorenschaft: Beide Autoren haben zu gleichen Teilen als Erstautoren den vorliegenden Beitrag verfasst.

Lernziele

Nach der Lektüre dieses Beitrags …
- können Sie die Voraussetzungen und den Ablauf einer Organspende nachvollziehen.
- kennen Sie die aktuellen Richtlinien zur Feststellung des Hirntods.
- verstehen Sie die pathophysiologischen Veränderungen, die mit dem Eintritt des Hirntods einhergehen.
- sind Sie in der Lage, die Strategien der organprotektiven Therapie darzulegen und umzusetzen.

Einleitung

In Deutschland werden pro Jahr ca. 3000 Organe nach postmortalen Spenden von etwa 900 Organspendern übertragen

Bundesweit werden in Deutschland pro Jahr ca. 3000 Organe nach postmortalen Spenden von etwa 900 Organspendern übertragen [1]. Im Rahmen der Transplantationsmedizin solider Organe können Nieren, Herz, Leber, Lungen, Pankreas und Teile des Dünndarms übertragen werden.

Seit Jahrzehnten besteht ein Missverhältnis zwischen dem Bedarf an Organen und der tatsächlichen Zahl realisierter Spenden. Mit der Novellierung des **Transplantationsgesetzes** (TPG; [2]) 2012 wurden die Krankenhäuser mehr als zuvor zur aktiven Mitarbeit am Organspendeprozess verpflichtet: Die Benennung von Transplantationsbeauftragten und die Meldung von potenziellen Spendern sind verpflichtend geregelt worden. Das grundlegende Ziel der Gesetzgebung war, alle potenziellen Organspender zu erkennen und damit mehr Transplantationen zu realisieren.

Im Jahr 2015 veröffentlichte die BÄK neue Kriterien zur Feststellung des Hirntods

Im Jahr 2015 veröffentlichte die Bundesärztekammer (BÄK) neue Kriterien zur Feststellung des Hirntods, der eine unabdingbare Voraussetzung einer postmortalen Organspende ist [3]. Mit der Diagnose des Hirntods verfolgt die intensivmedizinische Therapie keinen individualisierten kurativen Behandlungsansatz mehr; sie fokussiert auf den **optimalen Organerhalt** („organprotektive Therapie"). Die Qualität der organprotektiven Therapie hat direkten Einfluss auf den späteren Transplantationserfolg [4, 5, 6, 7, 8, 9, 10, 11, 12, 13, 14, 15].

Der Umgang mit möglichen Organspendern und die Realisierung einer Organspende fordern sowohl fachliche als auch soziale Kompetenz und benötigen einen **interprofessionellen Ansatz**: intensivmedizinische Therapie und Fachpflege auf der einen Seite sowie empathische und kommunikative Betreuung der Angehörigen auf der anderen Seite. Im Rahmen dieses Prozesses empfinden viele beteiligte Mitarbeiter eine subjektive Belastung [16].

Post-mortem organ donation

Abstract

In Germany approximately 3000 body organs are transplanted annually. In general, all artificially ventilated patients with diagnosed brain death are potential organ donors. All German hospitals are obliged to report potential organ donors and be actively involved in the organ donation process. These matters lie under the jurisdiction of the German transplantation act. An essential prerequisite for organ donation is the diagnosis of brain death according to the guidelines of the German Medical Association. Brain death is associated with complex pathophysiological changes in cardiopulmonary function as well as fluid, electrolyte and metabolic homeostasis. In the case of diagnosed brain death and with permission for organ donation, a precise organ-protective therapy is initiated, essentially focussing on optimal organ perfusion and oxygenation. The quality of organ protection has a direct influence on the outcome of transplantation.

Keywords

Brain death · Tissue and organ procurement · Terminal care · Organ protective therapy · German transplantation act

Tab. 1 Grundlegende Änderungen des Transplantationsgesetzes seit 2012

– Verpflichtende Bestellung von Transplantationsbeauftragten
– Einführung der Entscheidungslösung
– Aufklärungspflicht der Bevölkerung durch Krankenkassen
– Umsetzung der „EU-Richtlinie über Qualität und Sicherheitsstandards für zur Transplantation bestimmter menschlicher Organe"
– Verbesserte Absicherung von Lebendspendern
EU Europäische Union.

Rechtliche Grundlagen

Die rechtliche Basis der Organspende in Deutschland wird seit 1997 durch das TPG geregelt [17]. Dieses wurde im August 2012 geändert. Die Kernpunkte der Gesetzesänderungen werden in der ◘ **Tab. 1** zusammengefasst.

Eine zentrale Änderung besteht v. a. in der nun rechtlichen Verpflichtung der Krankenhäuser, „die aufgrund ihrer räumlichen und personellen Ausstattung in der Lage sind, Organspenden zu ermöglichen" [17], mindestens einen **Transplantationsbeauftragten** zu bestellen, der sich um die Belange der Organspende kümmert. Die genaue Anforderung an die Qualifikation und die Definition der Aufgaben des Transplantationsbeauftragten müssen durch Landesrecht bestimmt werden und haben bundesweit noch keine abschließende Regelung gefunden. Dieser Aufgabenbereich umfasst folgende Kernpunkte:

– Festlegung von Zuständigkeiten und Handlungsabläufen zur Erfüllung des TPG,
– Erkennen und Meldung potenzieller Organspender,
– Angehörigenbetreuung möglicher oder tatsächlicher Spender,
– Information ärztlicher und pflegerischer Mitarbeiter über den Organspendeprozess.

Entnahmekrankenhäuser sind zur Meldung potenzieller Organspender rechtlich verpflichtet.

Darüber hinaus wurde die **individuelle Entscheidungsfindung** für oder gegen eine Organentnahme gesetzlich geregelt. Die bisherige „erweiterte Zustimmungslösung" wurde in eine „Entscheidungslösung" gewandelt: Alle Bürger der Bundesrepublik Deutschland sollen sich regelmäßig mit der Frage ihrer eigenen Spendebereitschaft beschäftigen und sind angehalten, diese schriftlich zu dokumentieren. Krankenkassen und private Krankenversicherer sind verpflichtet, ihren Versicherten ab dem 16. Lebensjahr regelmäßig **Informationsmaterial** zum Thema zu übersenden.

Der Gesetzgeber hat an dieser Stelle keine Erklärungsverpflichtung erlassen; das Auslassen einer Entscheidung ist also statthaft. Liegt keine formulierte Entscheidung vor, können und müssen die Angehörigen oder entsprechend benannte andere Personen im Sinne des **mutmaßlichen Willens** des Verstorbenen entscheiden.

> **Alle Bürger der Bundesrepublik Deutschland sollen sich regelmäßig mit der Frage ihrer Spendebereitschaft beschäftigen**

> **Das Auslassen einer Entscheidung ist statthaft**

Beteiligte Institutionen

Die Realisierung einer Organspende erfolgt stufenweise und beinhaltet die folgenden Personen bzw. Institutionen:

– Transplantationsbeauftragter des Entnahmekrankenhauses,
– Deutsche Stiftung Organtransplantation (DSO),
– Eurotransplant,
– Transplantationszentrum.

Die basisnahe Gewährleistung der strukturellen Voraussetzungen, die Erkennung und die Meldung eines Organspenders an die DSO sind die Kernaufgaben des Transplantationsbeauftragten im Entnahmekrankenhaus (◘ **Tab. 2**).

Die DSO ist durch das TPG mit der Organisation der Organspende beauftragt. Sie ist direkter Ansprechpartner in fachlichen und organisatorischen Fragen, koordiniert den eigentlichen Ablauf des Spendeprozesses und bietet Hilfe bei der Betreuung der Angehörigen an.

> **Die Realisierung einer Organspende erfolgt stufenweise**

> **Die DSO ist mit der Organisation der Organspende beauftragt**

Tab. 2 Organisationen des Organspendeprozesses und Kernaufgaben

Beteiligte Organisationen des Organspendeprozesses	
Transplantationsbeauftragter	Erkennung und Meldung potenzieller Spender an DSO
DSO	Fachliche und organisatorische Unterstützung des Transplantationsbeauftragten
	Entscheidungsbegleitung der Angehörigen
	Befunderhebung, Meldung an Eurotransplant
	Organisation der Organentnahme und des Transports
Eurotransplant	Allokation der Spenderorgane
Transplantationszentrum	Übertragung der Spenderorgane
DSO Deutsche Stiftung Organtransplantation.	

Die **Organvermittlung** der an den passenden Empfänger erfolgt durch Eurotransplant, eine gemeinnützige Organisation, die für Belgien, Österreich, Deutschland, Slowenien, Luxemburg, Kroatien, Ungarn und die Niederlande die Allokation der Spenderorgane vornimmt.

Nach Bestimmung der **Organempfänger** und deren Vorbereitung erfolgt die Transplantation schließlich in definierten europäischen Transplantationszentren.

Spendersituation

In Deutschland warten ca. 10.500 Menschen auf ein Spenderorgan

Die Zahl der Patienten, die auf ein Spenderorgan warten, übersteigt bei Weitem die der gespendeten Organe. Aktuell warten in Deutschland ca. 10.500 Menschen auf ein Spenderorgan [18]. Die **Organspendebereitschaft**, gemessen an den tatsächlich realisierten Spenden/1 Mio. Einwohner, zeigt eine ausgesprochen große internationale und regionale Variabilität (☐ **Abb. 1 und 2**).

Seit 2011 wird ein stetiger Rückgang der Spenderzahlen beobachtet

Die Novellierung des TPG hat am relativen Mangel an Spenderorganen bis dato keine erkennbare Besserung erwirkt. Im Gegenteil wird seit 2011 ein stetiger Rückgang der Spenderzahlen und Transplantationen beobachtet. Die Zahl der realisierten Organspenden sank von 14,7/1 Mio. Einwohner im Jahr 2011 (☐ **Abb. 2**) auf 10,7 im Jahr 2014. Als Ursachen werden diskutiert, dass
— die Zunahme von Patientenverfügungen zu früheren Limitierungen der (intensiv-)medizinischen Therapie führt,
— durch eine stetige Zunahme der Arbeitsdichte dem relativ zeitaufwendigen Organspendeprozess im klinischen Alltag weniger Raum eingeräumt wird,
— stattgehabte Manipulationen bei der Ranglistenposition von Empfängern zur Verunsicherungen in der Bevölkerung und des medizinischen Personals geführt haben.

Aufgrund von Manipulationen bei der Organvergabe haben viele Menschen das Vertrauen in die Organspende verloren

In einer 2014 erschienenen Umfrage der Bundeszentrale für gesundheitliche Aufklärung unter 4003 Bundesbürgern gaben 48 % der Befragten an, dass sie durch die Berichterstattung über die Manipulationen bei der Organvergabe „das Vertrauen in die Organspende verloren" hätten [19]. In einer im selben Jahr erschienenen Umfrage unter 2983 am Organspendeprozess beteiligten Ärzten und Pflegekräften gaben 28 % an, dass sich ihre Einstellung zum Thema durch stattgehabte Manipulationen zum Negativen verändert habe [20].

Potenzielle vs. realisierte Organspenden

Bei fehlenden Ausschlussgründen gilt jeder Hirntote als „potenzieller Organspender"

Jeder Hirntote gilt bei Fehlen von Ausschlussgründen für eine Organspende als „potenzieller Organspender". Ziel verschiedener internationaler Arbeiten war es, die tatsächliche Zahl – nicht nur die Anzahl der gemeldeten – Organspender zu erfassen, um Rückschlüsse auf die System- und Prozessqualität schließen zu können.

Eine 2007 erschienene Arbeit analysierte die Zahl der potenziellen Spender auf 136 Intensivstationen in Berlin, Brandenburg und Mecklenburg-Vorpommern für den Zeitraum von 2002 bis 2005 [21]. Unter 2019 Verstorbenen mit primärer oder sekundärer Hirnschädigung wurden 64 % als potenzielle Organspender evaluiert (abgeschlossene Hirntoddiagnostik und keine Kontraindikationen zur Organspende). Die Zahl der potenziellen Organspender betrug 40,7/1 Mio. Einwohner. Tatsächlich wurde bei 47 % dieser potenziellen Spender eine Organspende realisiert – der Hauptgrund für das Nichtrealisieren einer Spende war die **Ablehnung** durch die Angehörigen.

Bei 47 % der potenziellen Spender wurde eine Organspende realisiert

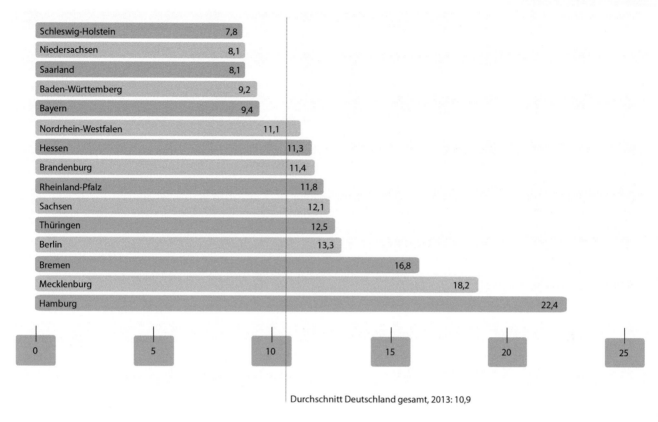

Abb. 1 ▲ Spender/1 Mio. Einwohner, Vergleich der Bundesländer 2013. [1]

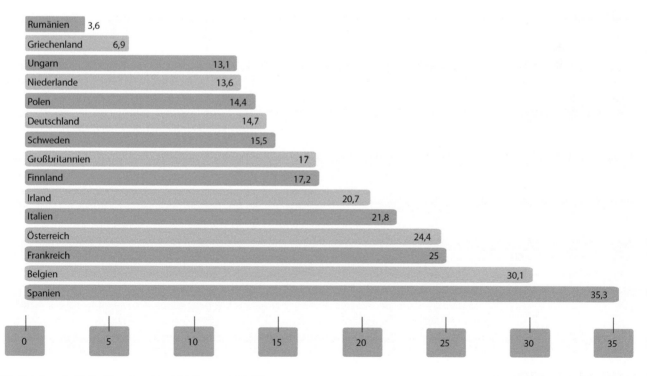

Abb. 2 ▲ Spender/1 Mio. Einwohner, Vergleich Europa, 2011. [1]

Diese Ergebnisse decken sich mit denen ähnlicher Arbeiten aus den USA und Großbritannien: Der Hauptgrund für eine nichtrealisierte Organspende ist weniger die unzureichende Detektion des potenziellen Spenders, sondern die formulierte Ablehnung der Maßnahme [23].

Tab. 3 Wesentliche Änderungen in „Vierte Fortschreibung der Richtlinien zur Feststellung des Hirntods" [3]

– Präzisierung der Anforderungen an die ärztliche Qualifikation
– Darstellung einschränkender Voraussetzungen der Hirntoddiagnostik
– Präzisierung der Durchführung des Apnoetests
– Überarbeitung des Einsatzes apparativer Zusatzuntersuchungen zum Nachweis der Irreversibilität der klinischen Ausfallssymptome
– Darstellung neonatologischer und neuropädiatrischer Besonderheiten der Hirntoddiagnostik im Kindesalter

Kontraindikationen zur Organspende

Grundsätzlich birgt jede Transplantation das Risiko der Übertragung von systemischen Erkrankungen; faktisch verbleiben aber wenige **absolute Kontraindikationen**. Hierzu zählen:

- „Human-immunodeficiency-virus"(HIV)-Infektion,
- floride Tuberkulose,
- gesicherte und nichtsanierte Sepsis mit nachgewiesenen multiresistenten Keimen,
- nichtbehandelbare Infektionen (z. B. Tollwut, Creutzfeld-Jakob-Krankheit),
- nichtkurativ behandeltes Malignom.

Im Rahmen von individuellen Einzelfallentscheidungen sind Organexplantationen unter **„erweiterten Spenderkriterien"**, im Sinne von „relativen Indikationen/Kontraindikationen" möglich. Dies sind:

- Virushepatitiden,
- Sepsis,
- Meningitis,
- Malignome,
- i.v.-Drogen-Abusus.

Bei **Malignomen** ohne Metastasierung oder mit niedrigem Tumor-Grading kann nach der entsprechenden Risikoabwägung eine Spende möglich und sinnvoll sein. Gleichsam kann eine Transplantation des Herzens in Einzelfällen bei höhergradigen malignen Grundleiden diskutiert und ggf. durchgeführt werden.

Grundsätzlich sind alle potenziellen Organspender ungeachtet möglicher Kontraindikationen der DSO zu melden, um die individuelle Eignung zur Organentnahme zu evaluieren. Die **abschließende Entscheidung** über die Eignung und Übertragung eines Organs liegt bei den ex- und transplantierenden Ärzten.

Eine Altersgrenze für die Organspende gibt es nicht. Relevant ist ausschließlich die aktuelle Organfunktion.

Hirntodkonzept und -diagnostik

„Mit dem Hirntod ist naturwissenschaftlich-medizinisch eines der sicheren Todeszeichen des Menschen festgestellt. Der Hirntod wird definiert als der endgültige, nicht behebbare Ausfall der Gesamtfunktion des Großhirns, des Kleinhirns und des Hirnstamms" [3]. Das unwiderrufliche Erlöschen der Gehirnfunktion wird durch die strukturierte Hirntoddiagnostik nachgewiesen. Die erste „Stellungnahme des Wissenschaftlichen Beirates der Bundesärztekammer zur Frage der Kriterien des Hirntods" wurde 1982 verabschiedet. Hierzu erfolgten Fortschreibungen in 1986, 1991 und 1997. Im Januar 2015 wurde die aktuelle „Verfahrensregelung zur Feststellung des endgültigen, nicht behebbaren Ausfalls der Gesamtfunktion des Großhirns, des Kleinhirns und des Hirnstamms" von der BÄK verabschiedet [3]. Diese **Vierte Fortschreibung** wurde im März 2015 vom Bundesministerium für Gesundheit genehmigt. Änderungen der Vierten Fortschreibung sind in der ☐ **Tab. 3** aufgeführt.

Die Feststellung des Hirntods muss grundsätzlich durch Fachärzte mit nachgewiesenen Kenntnissen, Fähigkeiten und Fertigkeiten zur Indikationsstellung der Hirntoddiagnostik durchgeführt werden. Eine wesentliche Änderung der aktuellen Verfahrensregelung ist, dass mindestens einer der beteiligten Ärzte Facharzt für Neurologie oder Neurochirurgie sein muss. Bei Kindern bis zum vollendeten 14. Lebensjahr muss neben einem Neurologen/Neurochirurgen der zweite beteiligte Arzt Facharzt für Kinder- und Jugendmedizin sein.

Jede Transplantation birgt das Risiko der Übertragung von systemischen Erkrankungen

Eine Transplantation des Herzens kann in Einzelfällen bei höhergradigen malignen Grundleiden durchgeführt werden

Alle potenziellen Organspender sind ungeachtet möglicher Kontraindikationen der DSO zu melden

Das unwiderrufliche Erlöschen der Gehirnfunktion wird durch die strukturierte Hirntoddiagnostik nachgewiesen

Mindestens einer der beteiligten Ärzte muss Facharzt für Neurologie oder Neurochirurgie sein

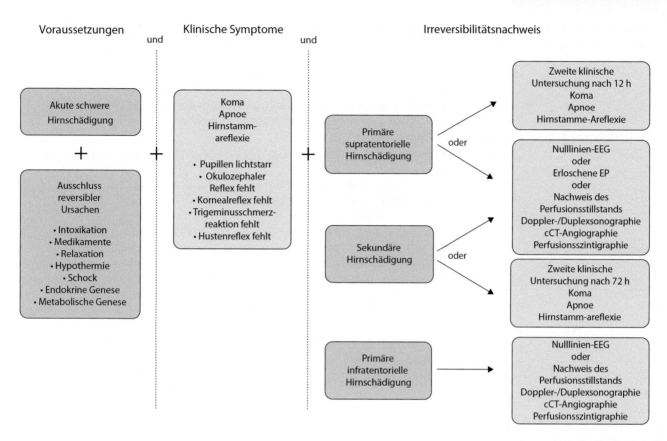

Abb. 3 ▲ Hirntoddiagnostik des Erwachsenen, ab dem 14. Lebensjahr, nach der Vierten Fortschreibung der Richtlinie zur Feststellung des Hirntods [3]

Feststellung des Hirntods beim Erwachsenen/ nach dem vollendetem 14. Lebensjahr

Die **klinische Diagnose** des Hirntods erfordert grundsätzlich die Erfüllung der folgenden Voraussetzungen:

- Koma,
- Hirnstammareflexie und Apnoe,
- Nachweis der Irreversibilität.

Die Diagnose erfolgt stufenweise (◻ **Abb. 3**) durch:
- Feststellung der Voraussetzungen zur Hirntoddiagnostik,
- Feststellung der klinischen Symptome,
- Nachweis der Irreversibilität.

Voraussetzungen

Voraussetzung zur Hirntoddiagnose ist das Vorliegen einer schweren primären oder sekundären Hirnschädigung. Folgende **reversible Ursachen** sind auszuschließen:
- Intoxikationen,
- Einwirkung dämpfender Medikamente,
- Vorliegen einer neuromuskulären Blockade,
- reversible Erkrankungen des Hirnstamms oder des peripheren Nervensystems,
- Hypothermie,
- Kreislaufschock,
- Koma bei endokriner, metabolischer oder entzündlicher Erkrankung.

> **Voraussetzung zur Hirntoddiagnose ist das Vorliegen einer schweren Hirnschädigung**

Klinische Symptome

Es ist zu prüfen, ob alle der nachfolgend genannten Befunde als Ausdruck der **Hirnstammareflexie** vorliegen:

- Koma,
- fehlender Pupillenreflex, Pupillen: lichtstarr, ohne Mydriatikum mittel- bis maximal weit,
- fehlender okulozephaler oder fehlender vestibulookulärer Reflex,
- fehlender Kornealreflex,
- fehlende Reaktion auf Schmerzreiz im Trigeminusbereich und fehlende zerebrale Reaktion auf Schmerzreiz außerhalb des Trigeminus,
- fehlender Pharyngeal- und Trachealreflex,
- Ausfall der Spontanatmung (Apnoetestung).

Das Vorgehen zum Nachweis der **Apnoe** wurde in der aktuellen Verfahrensregelung spezifiziert. Der Nachweis ist erfolgt, wenn es bei einem arteriellen Kohlenstoffdioxidpartialdruck (p_aCO_2) > 8 kPa (60 mmHg) zu keinem Einsetzen der Spontanatmung kommt. Der Grenzwert von 8 kPa setzt eine zu Lebzeiten regelhafte **Dekarboxylierung** voraus. Für Patienten, deren Eigenatmung chronisch an einen p_aCO_2 > 6 kPa (45 mmHg) adaptiert ist, sind keine Mindestwerte des p_aCO_2 definiert. In diesen Fällen ist eine apparative Zusatzdiagnostik zum Nachweis des **zerebralen Perfusionstillstands** erforderlich.

Die klinischen Untersuchungen der oben aufgeführten klinischen Symptome sind als Videodatei (s. Zusatzmaterial in der Onlineversion des Beitrags: Video 1) zu diesem Beitrag unter http//www.springermedizin.de demonstriert.

Irreversibilitätsnachweis

Bei primären Hirnschädigungen ist im Rahmen des Irreversibilitätsnachweises eine Differenzierung in infra- und supratentorielle Schädigung notwendig (**◘ Abb. 4**). Die Bestätigung der **Irreversibilität** erfolgt bei primär supratentoriellen oder sekundären Hirnschädigungen durch den erneuten Nachweis der klinischen Symptome in einer zweiten klinischen Untersuchung oder durch ergänzende apparative Zusatzdiagnostik. Bei primär infratentoriellen Schädigungen ist der Nachweis mithilfe des Elektroenzephalogramms (EEG) oder der Nachweis des Stillstands der zerebralen Perfusion obligat erforderlich (**◘ Abb. 3**).

Apparative Zusatzdiagnostik

Zum apparativen Feststellung des Hirntods ist ein **Nulllinien-EEG** oder der direkte Nachweis des zerebralen Perfusionsstillstands durch Doppler-/Duplexsonographie, zerebrale Perfusionsszintigraphie oder computertomographische Angiographie (CT-Angiographie) möglich. Eine weitere Verlaufsuntersuchung ist hier nicht mehr notwendig. Im Rahmen von primär supratentoriellen oder sekundären Hirnschädigungen ist der Nachweis auch durch Ausschluss evozierter Potenziale statthaft [frühe akustisch evozierte Potentiale (FAEP), somatosensorisch evozierte Potenziale (SEP)].

Pathophysiologische Veränderungen

Die Zeitspanne zwischen dem Beginn der Hirnschädigung und dem Eintritt des Hirntods kann erheblich variieren. Verläufe von wenigen Stunden bis zu mehreren Tagen sind beschrieben [24]. Das Verständnis der pathophysiologischen Veränderungen während dieser Zeitspanne bildet die Grundlage der organprotektiven Therapiemaßnahmen.

Ungeachtet der zugrunde liegenden Hirnschädigung führt die schwere zerebrale Läsion zu einem zunehmenden **Hirnödem**. Als Folge des steigenden intrakraniellen Drucks wird zunächst der venöse Abfluss und in der Folge auch der arterielle Zufluss des Gehirns komprimiert; letztendlich resultiert der intrazerebrale Perfusionsstillstand. Die intrakranielle Druckzunahme führt zur **Herniation** von Hirnmasse durch das Tentorium cerebelli und/oder das Foramen magnum („Einklemmung", „zerebrale Herniation", „coning").

Der Nachweis erfordert ein Ausbleiben der Spontanatmung bei p_aCO_2 > 8 kPa

Bei primären Hirnschädigungen ist eine Differenzierung in infra- und supratentoriell notwendig

Bei primär supratentoriellen oder sekundären Hirnschädigungen genügt der Ausschluss evozierter Potenziale

Die Zeitspanne zwischen Beginn der Hirnschädigung und Eintritt des Hirntods kann erheblich variieren

Als Folge des steigenden intrakraniellen Drucks werden venöser Ab- und arterieller Zufluss des Gehirns komprimiert

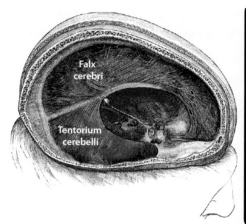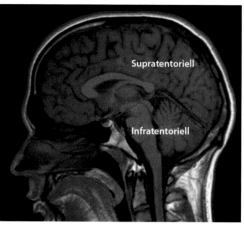

Abb. 4 ▲ Projektion des Tentoriums und Position einer supratentoriellen vs. einer infratentoriellen Hirnschädigung

Die zerebrospinale Ischämie beginnt im Großhirn und schreitet via Pons, Kleinhirn und Medulla oblongata bis in die kranialen Anteile des Rückenmarks fort. Diese von kranial nach kaudal fortschreitende Ischämie führt zur Minderperfusion und Stimulation der Vaguskerne, bis diese letztendlich vollständig ischämisch verbleiben. Auf der Höhe der Pons kommt es zur **Sympathikusaktivierung** („cushing reflex"). Klinisch bewirkt diese unkontrollierte wechselseitige vagale und sympathikotone Stimulation ein Bild aus Brady- und Tachykardie sowie Hypotonie und Hypertonie („autonomer Sturm", [25]).

Die zerebrospinale Ischämie beginnt im Großhirn

Hämodynamik, Flüssigkeits- und Elektrolythomöostase

In der Phase des autonomen Sturms, auch als „Katecholaminsturm" bezeichnet, kommt es zur Erhöhung des Adrenalinspiegels im Blut. Die Ausprägung der Erhöhung der Serumkonzentration von Adrenalin hängt von der Geschwindigkeit des Anstiegs des intrakraniellen Drucks ab [26]. Klinisch zeigte sich eine deutliche **arterielle Hypertension**. Bei 20–25 % der potenziellen hirntoten Organspender werden myokardiale Ischämien beschrieben [26], die sowohl durch die ausgeprägte Erhöhung der Vor- und Nachlast als auch durch die direkte sympathikotone Belastung des Herzens entstehen.

Mit dem Erliegen des Sympathikotonus im Rahmen der Einklemmung führt die resultierende generalisierte Vasodilatation zur arteriellen Hypotonie.

In der Phase des autonomen Sturms erhöht sich der Adrenalinspiegel im Blut

Pulmonale Funktionsstörungen

Im Rahmen des Hirntods kommt es zu einer systemischen, abakteriellen **Entzündungsreaktion**, die v. a. die Lungen betrifft. Ursächlich für die pulmonale Inflammation sind die Liberation von Entzündungsmediatoren und die Aktivierung von neutrophilen Granulozyten [27]. Der Auslösemechanismus ist bis dato nicht schlüssig geklärt. Das resultierende „neurogene, interstitielle Lungenödem" entsteht durch die inflammationsbedingte Permeabilitätsstörung des Lungenkapillarendothels und durch den Anstieg der kardialen Nachlast beim Katecholaminsturm [28].

Ein „neurogenes, interstitielles Lungenödem resultiert

Metabolische Funktionsstörungen

Durch den Funktionsverlust des Hypophysenhinterlappens entwickelt sich ein Diabetes insipidus centralis. Es kommt zu Störungen des Flüssigkeits- und des Elektrolythaushalts mit den Leitsymptomen Polyurie, Hypovolämie und Hypernatriämie [25].

Der Hypophysenvorderlappen wird meist nicht relevant geschädigt, da eine ausreichende Perfusion über sinusoidale Kapillaren erfolgt [29]. Erkennbare Störungen treten bei fehlendem Schilddrüsenhormon (thyroidstimulierendes Hormon, TSH) und Nebennierenrindenhormon (adrenokortikotropes Hormon, ACTH) auf: Der Mangel an TSH löst eine Hyperglykämie und Hypothermie aus. Die durch ACTH-Mangel bedingte **Nebenniereninsuffizienz** aggraviert das Bild der allgemeinen Kreislaufinsuffizienz und Elektrolytstörungen.

Aufgrund des Funktionsverlusts des Hypophysenhinterlappens entwickelt sich ein Diabetes insipidus centralis

Der Mangel an TSH löst eine Hyperglykämie aus

Durch den Verlust der hypothalamischen Regulation entsteht eine Dysregulation der Körpertemperatur

In bis zu etwa 50 % der Fälle kommt es zur disseminierten intravasalen Gerinnung

Unbehandelt führen die pathophysiologischen Veränderungen des Hirntods zu generalisierten Organfunktionsstörungen

Ein restriktives Flüssigkeitsregime bessert die Organqualität der Lungen zur Transplantation

Die Gabe von HES 200/0,6 vs. 130/0,4 ist mit einer schlechteren Nierenfunktion nach Transplantation verbunden

Die Indikation zur Bluttransfusion erfolgt anhand individueller Erfordernisse

Katecholamin der 1. Wahl in Europa ist Noradrenalin

Durch den Verlust der hypothalamischen Regulation entsteht eine Dysregulation der Körpertemperatur. Nach initialer Hyperthermie kommt es zur **Hypothermie**. Diese resultiert sowohl aus dem Funktionsverlust der zentralen Temperaturregulation als auch aus dem Mangel an TSH, der verringerten Muskelaktivität, dem reduzierten Metabolismus und der peripheren Vasodilatation.

In bis zu etwa 50 % der Fälle kommt es zur disseminierten intravasalen Gerinnung [25]. Die Ursache dieses Phänomens ist nicht abschließend geklärt. Es wird angenommen, dass der Auslöser die Freisetzung von Gewebefaktor aus nekrotischem Hirngewebe ist.

Organprotektive Therapie

Mit der Diagnose des Hirntods endet der kurative Behandlungsansatz; Ziel ist nun die Protektion möglicher Spenderorgane. Unbehandelt führen die pathophysiologischen Veränderungen des Hirntods zu generalisierten Organfunktionsstörungen. Es konnte gezeigt werden, dass die Qualität der organprotektiven Therapie direkten Einfluss auf den späteren Transplantationserfolg hat [4, 5, 6, 7, 8, 9, 10, 11, 12, 13, 14, 15].

Die empfohlenen Zielwerte der organprotektiven Therapie spiegeln im Grunde **physiologische Normwerte** wieder. Das Therapieziel ist die Gewährleistung der optimalen Organperfusion und -oxygenierung (◻ **Tab. 4**). Die im Folgenden erläuterten Therapieansätze sind in ◻ **Abb. 5** zusammengefasst.

Flüssigkeitsmanagement

Vasoplegie und arterielle Hypotension im Rahmen des „autonomen Sturms" bedürfen der zielorientierten Volumen- und Katecholamintherapie. Eine periphere Mikrozirkulationsstörung ist zu vermeiden. In mehreren Arbeiten konnte gezeigt werden, dass ein restriktives Flüssigkeitsregime die Organqualität der Lungen zur Transplantation bessert [4, 5]. Vor diesem Hintergrund ist die Indikation eines erweiterten, invasiven Monitorings zur Steuerung der Zufuhr von Volumen und vasoaktiven Substanzen großzügig zu stellen.

Es konnte nicht gezeigt werden, dass eine spezifische Zusammensetzung der genutzten Infusionslösung einen Vorteil im Spendermanagement birgt. Belegt ist, dass die Flüssigkeitssubstitution mit hydroxyethylstärkehaltigen (HES)-Präparaten mit einer schlechteren Organfunktion nach Nierentransplantation verbunden ist [6]. Dieser Einfluss steht im direkten Zusammenhang von Molekülgröße, Substitutionsgrad und Stärkekonzentration der HES-Lösung: Die Gabe von HES 200/0,6 vs. 130/0,4 ist mit einer schlechteren Nierenfunktion nach Transplantation verbunden [7]. Vor diesem Hintergrund hat die Volumensubstitution mit **kristalloiden Infusionslösungen** zu erfolgen.

Die Indikation zur Gabe von Bluttransfusionen erfolgt anhand der individuellen Erfordernisse. Eine zentralvenöse Sauerstoffsättigung > 70 %, ein Hämatokritwert > 20 % und eine Serum-Laktat-Konzentration im Normbereich sollten als Surrogatparameter genutzt werden [22].

Kardiovaskuläres System

Die Zielwerte des mittleren arteriellen Blutdrucks (MAD) und des systemisch-vaskulären Widerstands (SVRI) sind in ◻ **Tab. 4** aufgeführt. Die Wahl des Katecholamins erfolgt international unterschiedlich: Katecholamin der 1. Wahl in Europa ist Noradrenalin, im angloamerikanischen Raum Dopamin. Für die Gabe von relativ hohen Noradrenalindosierungen (> 0,5 µg/kgKG/min) konnte eine schlechtere Organfunktion nach Herztransplantation [8] belegt werden. **Vasopressin** reduziert den Bedarf an Noradrenalin bei Organspendern [10, 26], und rational erscheint der Einsatz bei gleichzeitig aufgetretenem Diabetes insipidus sinnvoll. Die kanadischen Leitlinien der organprotektiven Therapie [30] formulieren Vasopressin als Vasotonikum der 1. Wahl; eine Überlegenheit gegenüber Noradrenalin oder Dopamin konnte nicht belegt werden.

In Phasen der arteriellen Hypertension im Rahmen des „Katecholaminsturms" sollte eine Senkung mit α_1-Antagonisten (Urapidil) oder Nifedipin erfolgen.

Tab. 4 Zielwerte der organprotektiven Therapie [22]

Zielwerte der organprotektiven Therapie	
Intensivmedizinisches Standard-Monitoring	
Mittlerer arterieller Blutdruck (MAD, mmHg)	70–100
Zentralvenöser Druck (ZVD, mmHg)	7–10
Herzfrequenz (HF, 1/min)	70–100
Pulsoxymetrisch gemessene Sauerstoffsättigung (S_pO_2, %)	>95
Zentrale Körpertemperatur (°C)	>35
Urinvolumen (ml/kgKG/h)	1–2
Zentral-venöse Sauerstoffsättigung ($S_{zv}O_2$, %)	>70
Erweitertes intensivmedizinisches Monitoring	
Herzindex („cardiac index, CI, l/min/m^2)	3,0–5,0
Schlagvolumenindex (SVI, ml/m^2)	40–60
Pulmonalarterieller Verschlussdruck (PCWP, mmHg)	≤12
Systemisch-vaskulärer Widerstandsindex (SVRI, dyn·s·cm^{-5}·m^2)	2000 ± 500
Intrathorakaler Blutvolumenindex (ITBVI, ml/m^2)	≥850–1000
Extravasaler Lungenwasserindex (ELWI, ml)	3–7
Blugasanalyse und andere Laborwerte	
Arterielle Blutgasanalyse	Normbereich
Natrium im Serum (mmol/l)	135–145
Kalium im Serum (mmol/l)	3,5–5
Hämatokrit (%)	20–30
Blutzucker [mg/dl (mmol/l)]	<180 (10)
Laktat (mmol/l)	<3

Lungen

Eine lungenprotektive Ventilation [Tidalvolumina 6–8 ml/kgKG, Spitzendruck < 30 mbar, „positive end-expiratory pressure" (PEEP) 8–10 mbar] ist allgemein anerkannter Standard der invasiven Ventilationstherapie. Dieses Regime sollte nach Eintreten des Hirntods beibehalten werden: Eine lungenprotektive Ventilation erhöht die Organqualität im Sinne der Transplantationsfähigkeit, hat aber keinen Einfluss auf den Transplantationserfolg an sich [11].

Ein restriktives Flüssigkeitsmanagement sollte verfolgt werden (s. Abschn. „Flüssigkeitsmanagement"; [4, 5]). Supportive intensivmedizinische Maßnahmen wie Recruitment-Maöver, Mukolyse, Bronchialtoilette und Lagerungsmaßnahmen sind obligat.

> **Eine lungenprotektive Ventilation erhöht die Transplantationsfähigkeit**

Endokrines System und Elektrolythaushalt

Die unspezifische systemische Inflammation im Rahmen des Hirntods führt zur pulmonalen Infiltration von Entzündungsmediatoren [25, 27]. Es konnte gezeigt werden, dass die Höhe der Serumkonzentration von **Interleukin-6** direkten Einfluss auf die Transplantierbarkeit der Lungen und das Überleben des Organempfängers hat [12]. Eine Verbesserung des Transplantationserfolgs durch die Gabe von Kortison zur Limitierung dieser inflammatorischen Prozesse ist belegt [13]. Der nationale Leitfaden der DSO [22] empfiehlt möglichst früh nach der Hirntodfeststellung die Bolusgabe von 250 mg **Methylprednisolon** mit anschließender kontinuierlicher Gabe von 100 mg/h. Faktisch besteht keine ausreichende Evidenz, die diese hohe Dosierung rechtfertigt. Eine Arbeit aus dem Jahr 2013 verglich die oben beschriebenen Therapie („high-dose") mit einer „Low-dose"-Therapiegruppe von 300 mg Hydrokortison/24 h. Die Ergebnisse hinsichtlich des organprotektiven Donormanagements (Oxygenierungsindex, Katecholaminbedarf) und des eigentlichen Transplantationsergebnisses von Herz und Lungen waren gleich. Hingegen fand sich ein geringerer Insulinbedarf in der Low-dose-Therapiegruppe [13].

> **Eine Verbesserung des Transplantationserfolgs durch Kortisongabe ist belegt**

Ein Urinvolumen von > 5 ml/kgKG/h mit einem spezifischen Gewicht < 1005 zeigt einen Diabetes insipidus centralis an, infolgedessen häufig eine Hypernatriämie entsteht. Die Ergebnisse verschiedener Untersuchungen konnten belegen, dass eine persistierende Hypernatriämie (> 155 mmol/l) mit einer größeren Wahrscheinlichkeit des Transplantatversagens von Leber [14] und Herz [25] verbunden ist. Sind die Kriterien des Diabetes insipidus erfüllt, erfolgt die Volumensubstitution

> **Ein Urinvolumen > 5 ml/kgKG/h mit einem spezifischen Gewicht < 1005 zeigt einen Diabetes insipidus centralis an**

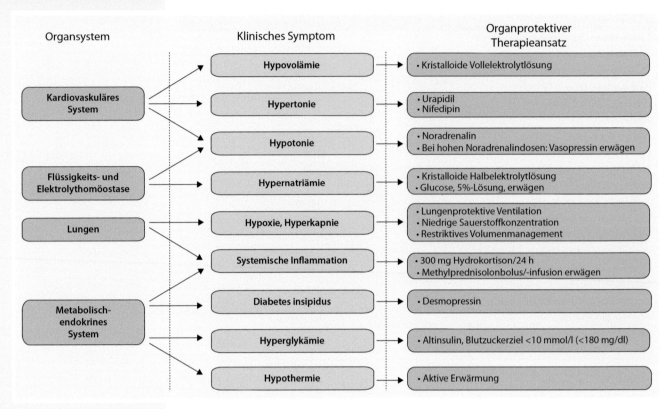

Organsystem	Klinisches Symptom	Organprotektiver Therapieansatz
Kardiovaskuläres System	Hypovolämie	• Kristalloide Vollelektrolytlösung
	Hypertonie	• Urapidil • Nifedipin
	Hypotonie	• Noradrenalin • Bei hohen Noradrenalindosen: Vasopressin erwägen
Flüssigkeits- und Elektrolythomöostase	Hypernatriämie	• Kristalloide Halbelektrolytlösung • Glucose, 5%-Lösung, erwägen
Lungen	Hypoxie, Hyperkapnie	• Lungenprotektive Ventilation • Niedrige Sauerstoffkonzentration • Restriktives Volumenmanagement
	Systemische Inflammation	• 300 mg Hydrokortison/24 h • Methylprednisolonbolus/-infusion erwägen
Metabolisch-endokrines System	Diabetes insipidus	• Desmopressin
	Hyperglykämie	• Altinsulin, Blutzuckerziel <10 mmol/l (<180 mg/dl)
	Hypothermie	• Aktive Erwärmung

Abb. 5 ▲ Organprotektive Therapieansätze. [3]

mit Halbelektrolyt- oder 5 %iger Glucoselösung. **Desmopressin** sollte als i.v.-Bolus gegeben werden (0,5–4 µg, [22]).

Die Verabreichung von Steroiden und die Volumensubstitution mit Glucoselösungen führen zur Hyperglykämie. Eine unzureichende Blutzuckereinstellung ist mit einer erhöhten Inzidenz von Nierenversagen nach Transplantation verbunden [15]. Die Therapie erfolgt über die kontinuierliche Gabe von **Altinsulin** über Perfusor; Zielwert der Blutzuckereinstellung ist < 10 mmol/l (< 180 mg/dl).

Die Datenlage zur Substitution von **Schilddrüsenhormonen** ist unklar; randomisierte Studien konnten keinen Vorteil belegen [25]. In Deutschland wird die Substitution nicht regelhaft empfohlen [22].

Einwilligung zur Organentnahme, Angehörigen-kommunikation, Patientenverfügung

In 14 % der realisierten Organspenden wurde die Zustimmung zu einer Spende zu Lebzeiten schriftlich dokumentiert (Organspendeausweis oder ähnliche schriftliche Niederlegung). In weiteren 25 % war der Wille mündlich formuliert. Zusammenfassend liegt bei über 60 % der potenziellen Organspenden keine schriftliche oder mündliche Stellungnahme zur Spenderbereitschaft vor [1].

Der schriftlich geäußerte Wille ist rechtlich bindend; liegt dieser nicht vor, gilt es im Angehörigengespräch den mutmaßlichen Willen des Verstorbenen zu evaluieren. Als **„nächste Angehörige"** zählen: Ehepartner, eingetragener Lebenspartner, Kinder, Eltern, Vormund, Pfleger, Geschwister, Großeltern und/oder offenkundig persönlich nahestehende Personen (Partner), die aufgrund des regelmäßigen Umgangs mit dem Verstorbenen dessen tatsächlichen Willen wiedergeben können. Grundsätzlich müssen die Angehörigen volljährig sein und in den letzten 2 Jahren persönlichen Kontakt zum Patienten gehabt haben. Das Ziel des Gesprächs ist, im Konsens aller Beteiligten den Willen des Verstorbenen zu erkennen und eine dauerhaft stabile Entscheidung herbeizuführen.

Die Gesprächsführung erfordert ein hohes Maß an Souveränität. Über 60 % der Mitarbeiter, die an einem Organspendeprozess beteiligt sind, geben an, das sie die Betreuung der Angehörigen als belastend empfinden. Dies wird als schwerwiegender empfunden als die Pflege und die Behandlung des Hirntoten [16].

Eine unzureichende Blutzuckereinstellung ist mit einer erhöhten Inzidenz von Nierenversagen nach Transplantation verbunden

In 14 % der realisierten Organspenden wurde die Zustimmung zu einer Spende zu Lebzeiten schriftlich dokumentiert

Der schriftlich geäußerte Wille ist rechtlich bindend

Die Führung eines Gesprächs mit den Angehörigen erfordert ein hohes Maß an Souveränität

Eine bestehende Patientenverfügung ist im Rahmen des Entscheidungsprozesses zu beachten, schließt eine Organspende aber nicht per se aus. Die BÄK hat hierzu 2013 ein „Arbeitspapier zum Verhältnis von Patientenverfügung und Organspendeerklärung" veröffentlicht [31]. Liegen sowohl eine Patientenverfügung, die (weitere) lebenserhaltende Maßnahmen in der aktuellen Situation untersagt, als auch eine positive Organspendeerklärung vor, sind die folgenden Fallkonstellationen im Entscheidungsweg zu unterscheiden:

— Ist zu vermuten, dass der Hirntod bereits eingetreten ist, würde es der Organspendeerklärung des Patienten entsprechen, die intensivmedizinische Behandlung fortzusetzen und eine Organspende zu realisieren.
— Wird der Hirntod aufgrund der klinischen Einschätzung binnen weniger Tage erwartet und ist anzunehmen, dass der Patient noch vor Abschluss der Hirntoddiagnostik versterben wird, wenn dem in der Patientenverfügung dokumentierten Wunsch nach Therapiebegrenzung gefolgt würde, kann aus der Organspendeerklärung nicht geschlossen werden, dass der Patient mit der Fortführung der intensivmedizinischen Therapie einverstanden wäre. Die eigentliche Entscheidung über eine mögliche Fortsetzung der Therapie, um letztendlich eine Organspende zu realisieren, ist mit dem Vertreter des Patientenwillens bzw. den Angehörigen des Patienten zu treffen.
— Hat der Patient in seiner Verfügung einer Reanimation widersprochen, ist diese zu unterlassen, auch wenn eine positive Organspendeerklärung vorliegt: Eine Reanimation stellt einen erheblichen Eingriff dar, der nicht durch eine Organspendeerklärung gerechtfertigt werden kann. Die Wiederbelebung und nachfolgenden intensivmedizinischen Maßnahmen sind rechtlich unzulässig und gelten als ethisch nichtvertretbar [31].

In den Fällen, in denen eine Patientenverfügung, aber keine schriftliche Organspendeerklärung vorliegt, entscheidet der zu Lebzeiten mündlich formulierte oder der mutmaßliche Wille des Patienten über eine mögliche Organentnahme. Eine intensivmedizinische und/oder organprotektive Therapie kann also statthaft sein, wenn sie das spezielle Ziel der Organspende verfolgt und der Patient diese – entgegen seiner grundsätzlichen Verfügung – gewünscht hätte.

Anästhesie zur Organentnahme

Die anästhesiologische Betreuung während der Organentnahme setzt die organprotektiven Therapie fort (◻ Tab. 4).

Eine **Narkose** ist, aufgrund des nachgewiesenen Hirntods, nicht notwendig. Es bleiben aber Funktionen des vegetativen Nervensystems erhalten, die, ausgelöst durch den chirurgischen Stimulus, zu arterieller Hypertonie, Tachykardie oder spinalen Reflexen führen können.

Zur Vermeidung vegetativer Reaktionen durch Stimulation von Nozizeptoren wird empfohlen, eine neuromuskularer Blockade durchzuführen. Obwohl verschiedene Arbeiten ein „ischämisches Präkonditionieren" von Leber und Herz bei inhalativer Anästhesieführung diskutieren [32], wird nicht empfohlen, eine vollumfängliche Anästhesie vorzunehmen [22].

Fazit für die Praxis

— Grundsätzlich ist jeder Hirntote ein potenzieller Organspender. Alle deutschen Kliniken sind zur Meldung potenzieller Organspender und zur Mitarbeit am Organspendeprozess verpflichtet. Die rechtlichen Grundlagen regelt das TPG.
— Eine der unabdingbaren Voraussetzungen für die Organspende ist die Feststellung des Hirntods gemäß den Richtlinien der BÄK. Der Hirntod ist mit komplexen pathophysiologischen Veränderungen der kardiopulmonalen Funktion sowie der Flüssigkeits-, Elektrolyt- und metabolischen Homöostase verbunden.
— Mit der Feststellung des Hirntods beginnt bei entsprechender Organspendeerklärung des Verstorbenen die zielgerichtete organprotektive Therapie, die letztendlich auf die optimale Organperfusion und -oxygenierung fokussiert. Die Qualität dieser Organprotektion hat direkten Einfluss auf den Transplantationserfolg.

Eine bestehende Patientenverfügung schließt eine Organspende nicht per se aus

Die anästhesiologische Betreuung während der Organentnahme setzt die organprotektive Therapie fort

Zur Vermeidung vegetativer Reaktionen wird eine neuromuskuläre Blockade empfohlen

Korrespondenzadresse

Dr. G. Gerresheim
Klinik für Anästhesiologie und Intensivmedizin
Kliniken des Landkreises Neumarkt i.d.OPf., Nürnberger Str. 12, 92318 Neumarkt
Goetz.Gerresheim@klinikum.neumarkt.de

Einhaltung ethischer Richtlinien

Interessenkonflikt. T. Goroll, G. Gerresheim, W. Schaffartzik und U. Schwemmer geben an, dass kein Interessenkonflikt besteht.

Dieser Beitrag beinhaltet keine Studien an Menschen oder Tieren.

Literatur

1. Deutschen Stiftung Organtransplantation: Jahresbericht 2014
2. Gesetz zur Änderung des Transplantationsgesetztes, 01.08.2012; BGBL.35:1601 ff Gesetz zur Regelung der Entscheidungslösung im Transplantationsgesetz, 01.11.2012; BGBL.33:1504 ff
3. Bundesärztekammer (2015) Beschluss der Bundesärztekammer über die Richtlinie gemäß § 16 Abs. 1 S. 1 Nr. 1 TPG für die Regeln zur Feststellung des Todes nach § 3 Abs. 1 S. 1 Nr. 2 TPG und die Verfahrensregeln zur Feststellung des endgültigen, nicht behebbaren Ausfalls der Gesamtfunktion des Großhirns, des Kleinhirns und des Hirnstamms nach § 3 Abs. 2 Nr. 2 TPG, Vierte Fortschreibung. Dtsch Arztebl 112: A1256 -A1287
4. Raemdonck D, Neyrinck A, Verleden GM et al (2009) Lung donor selection and management. Proc Am Thorac Soc 6:28–38
5. Angel LF, Levine DJ, Restrepo MI et al (2006) Impact of a lung transplantation donor-management protocol on lung donation and recipient outcome. Am J Respir Crit Care Med 174:710–716
6. Cittanova M, Leblanc I, Legendre C et al (1996) Effect of hydroxyethylstarch in brain-dead kidnex donors on renal function in kidney-transplant recipients. Lancet 348:1620–1622
7. Blasco V, Leone M, Antonini F et al (2008) Comparison of the novel hydroxyethylstarch 130/0.4 and hydroxyethylstarch 200/0.6 in brain-dead donor resuscitation on renal function after transplantation. Br J Anaesth 100:504–508

8. Stehlik J, Feldmann DS, Brown RN et al (2010) Interactions among donor characteristics influence post-transplant survival: a multiinstitutional analysis. J Heart Lung Transplant 29:291–298
9. Yoshioka T, Sugimoto H, Uenishi M et al (1986) Prolonged hemodynamic maintenance by the combined administration of vasopressin and epinephrine in brain death: a clinical study. Neurosurgery 18:565–567
10. Barret LK, Singer M, Clapp LH et al (2007) Vasopressin: mechanisms of action on the vasculate in health and septic shock. Crit Care Med 35:33–40
11. Mascia L, Pasero D, Slutzky A et al (2010) Effect of a lung protective strategy for organ donors on eligibility and availability of lungs for transplantation. JAMA 23:2620–2627
12. Fisher AJ, Donnelly SC, Hirani N et al (2001) Elevated levels of interleukin-8 in donor lungs is associated with early graft failure after lung-transplantation. Am J Respir Crit Care Med 163:259–265
13. Dhar R, Cotton C, Coleman J et al (2013) Comparison of high- and low-dose corticosteroid regimens for organ donors management. J Crit Care 28:111.e1–e7
14. Totsuka E, Fung U, Hakameda K et al (2004) Analysis of clinical variables of donors and recipiients with respect to short-term graft outcome in human liver transplantation. Transplant Proc 36:2215–2218
15. Blasi-Ibanez A, Hirose R, Feiner J et al (2009) Predictors associated with terminal renal function in deceased organ donors in the intensive care unit. Anesthesiology 110:333–341

16. Bein T, Schlitt HJ, Bösebeck D (2005) Hirntodbestimmung und Betreuung des Organspenders. Dtsch Arztebl 5:A278–A283
17. Gesetz über die Spende, Entnahme und Übertragung von Organen vom 05.11.1997 (Transplantationsgesetz);BGBL.I:2631 ff
18. http://www.eurotransplant.eu. Zugegriffen: 03. Juli 2015
19. Bundeszentrale für gesundheitliche Aufklärung (2014) Einstellung und Verhalten der deutschen Allgemeinbevölkerung (14–75 Jahre) zur Organspende.
20. Grammenos D, Bein T, Briegel J et al (2014) Einstellung von potenziell am Organspendeprozess beteiligten Ärzte und Pflegekräften in Bayern zu Organspende und Transplantation. Dtsch Med Wochenschr 139:1289–1294
21. Wesslau C, Gabel D, Grosse K (2007) Wie groß ist das potential an Organspendern? Anästh Intensivmed 48:506–517
22. Deutschen Stiftung Organtransplantation (2011) Leitfaden für die Organspende, 3. Aufl., Deutschen Stiftung Organtransplantation, Frankfurt a. M.
23. Sheehy E, Conrad SL, Brigham LE et al (2003) Estimating the number of potential organ donors in the United States. N Engl J Med 349(7):667–674
24. Hömme R, Neeser G (2007) Organspende. Anaesthesist 56:1291–1303
25. McKeown DW, Bonser RS, Kellum JA (2012) Management of the heart-beating brain-dead organ donor. Br J Anaesth 108:i96–i107

26. Novitzky D, Rhodin J, Cooper DK et al (1997) Ultrastructure changes associated with brain death in the human donor heart. Transpl Int 10:24–32
27. Fisher AJ, Donnelly SC, Hirani N et al (1999) Enhanced pulmonary inflammation in organ donors following fatal non-traumatic brain injury. Lancet 353:1412–1413
28. Avlonitis VS, Wigfield CH, Kirby JA et al (2005) The hemodynamic mechanisms of lung injury and systemic inflammatory response following brain death in the transplant donor. Am J Transplant 5:684–693
29. Tien RD (1992) Sequence of enhancement of various portions of the pituitary gland on gadolinium-enhanced MR images: correlation with regional blood supply. Am J Roentgenol 158:651–654
30. Shemie SD, Ross H, Pagliarello J et al (2006) Organ donor management in Canda: recommendations of the forum on medical management to optimize donor organ potential. Can Med Assoc J 174:13–30
31. Bundesärztekammer (2013) Arbeitspapier zum Verhältnis von Patientenverfügung und Organspendeerklärung. Dtsch Ärztebl 12:A572–A574
32. Minguet G, Joris J, Lamy M et al (2007) Preconditioning and protection against ischaemic-reperfusion in non-cardiac organs: a place for volatile anaesthetics? Eur J Anaesthesiol 24:733–745

Anaesthesist 2015 · 64:625–639
DOI 10.1007/s00101-015-0067-x
Online publiziert: 11. August 2015
© Springer-Verlag Berlin Heidelberg 2015

Redaktion
H. Forst, Augsburg
T. Fuchs-Buder, Nancy
A. Heller, Dresden
M. Weigand, Heidelberg

T. Krönauer[1] · P. Friederich[2]
[1] Klinik für Anästhesiologie und Operative Intensivmedizin, Klinikum Augsburg, Augsburg, Deutschland
[2] Klinik für Anästhesiologie, Operative Intensivmedizin und Schmerztherapie, Städtisches Klinikum München GmbH, Klinikum Bogenhausen, München, Deutschland

Perioperative Betreuung von Patienten mit Long-QT-Syndrom

Zusammenfassung

Das Long-QT-Syndrom (LQTS) wird durch eine funktionelle Störung von Ionenkanälen des menschlichen Herzens verursacht, die mit der namengebenden Verlängerung des QT-Intervalls im Elektrokardiogramm (EKG) und einer Prädisposition für Herzrhythmusstörungen (z. B. Torsade de pointes, TdP) und kardiale Ereignisse bis zum plötzlichen Herztod einhergeht. Es wird zwischen einer angeborenen („congenital", cLQTS) und einer erworbenen Form der Erkrankung („acquired", aLQTS) unterschieden. Die Prävalenz des cLQTS wird mit 1:2000 angegeben; das aLQTS ist wesentlich häufiger und besitzt eine hohe Dunkelziffer von symptomfreien Betroffenen. Das cLQTS ist damit häufiger als die in der Anästhesiologie vielfach diskutierte maligne Hyperthermie (MH), der in der Bevölkerung eine Prävalenz zur Disposition von 1:3000 zugeordnet wird. Die Inzidenz wird mit einer Spannweite von 1:5000–1:100.000 Narkosen noch deutlich niedriger beziffert. Geht man von ca. 40.000 betroffenen Patienten mit cLQTS in Deutschland aus, müssen sich pro Jahr statistisch 5 bis 10 der Patienten mit cLQTS und noch deutlich mehr Patienten mit aLQTS einer Operation in Allgemeinanästhesie unterziehen. Daraus ergibt sich eine bislang in dieser Höhe nichtwahrgenommene Bedeutung dieses Krankheitsbilds, dessen potenziell tödliche Komplikationen bei Beachtung der im Folgenden dargelegten Vorgehensweise bestmöglich vermieden werden können und das LQTS im perioperativen Verlauf, auch bei Kindern, weitgehend beherrschbar machen.

Zu diesem Beitrag gibt es folgende ergänzende Publikation in dieser Ausgabe: Krönauer T, Friederich P (2015) Das Long-QT-Syndrom – Historie, Genetik, klinische Symptome, Ursachen und Therapie. Anaesthesist DOI 10.1007/s00101-015-0068-9.

Schlüsselwörter

Herzrhythmusstörungen · Allgemeinanästhesie · Torsade de pointes · Trigger · Medikamenteninteraktionen

Lernziele

Nach der Lektüre dieses Beitrags …

— können Sie die wichtigen präoperativ zu erhebenden Befunde des Long-QT-Syndroms (LQTS) korrekt erfragen.

— kennen Sie die wesentlichen Trigger-Faktoren von Arrhythmien bei LQTS und Strategien zu deren Vermeidung.

— sind Sie in der Lage, anhand pharmakologischer Interaktionen die richtigen Medikamente für die Anästhesie bei Patienten mit LQTS auszuwählen.

— kennen Sie ein strukturiertes Vorgehen für die perioperative Betreuung von Patienten mit LQTS, einschließlich des notwendigen Monitorings.

— wissen Sie, durch welche Prädiktoren eine Torsade de pointes (TdP) angekündigt wird und wie im Fall ihres Auftretens die korrekte Therapie durchzuführen ist.

Anästhesiologische Besonderheiten

Aus den Erläuterungen zu Physiologie, Entstehung und Risiken des Long-QT-Syndroms (LQTS; Komplementärbeitrag im vorliegenden Heft) wird deutlich, dass Patienten mit LQTS eine spezielle Herausforderung an das gesamte perioperative Behandlungsteam darstellen [1, 2, 3]. Hierbei dürften Kinder, gebärfähige Frauen, kardiale Risikopatienten mit koronarer Herzkrankheit (KHK) und niedriger Ejektionsfraktion, Patienten mit angeborenem LQTS („congenital", cLQTS) und Patienten mit Leberinsuffizienz oder der Einnahme von Zytochrom-P450(CYP)-inhibierenden Medikamenten ein besonderes Risikoprofil besitzen. Allein durch Kenntnis der molekularen Pathophysiologie des LQTS und seiner Trigger lässt sich das perioperative Management rational begründen. Dieser Beitrag stellt ein in diesem Kontext strukturiertes Vorgehen und notwendiges Monitoring bei Patienten mit LQTS in Anästhesie und Intensivmedizin anschaulich dar.

Aufgrund der molekularbiologischen Erkenntnisse zu Ursachen und Auswirkungen des LQTS ergeben sich aus anästhesiologischer Sicht wichtige Aspekte für den perioperativen Verlauf. Aufgrund

Perioperative treatment of patients with long QT syndrome

Abstract

Long QT syndrome (LQTS) is caused by a change in cardiac repolarization due to functional ion channel dysfunction which is associated with an elongation of the QT interval (hence the name) in the electrocardiogram and a predisposition to cardiac rhythm disorders (e.g. torsade de pointes, TdP) as well as cardiac events up to sudden cardiac death. There is a congenital (cLQTS) and an acquired (aLQTS) form of the disease. The prevalence of cLQTS is 1 in 2000 but aLQTS is much more common and includes a grey area due to many asymptomatic patients. The LQTS is, therefore, more common than malignant hyperthermia which is much discussed in anesthesiology and has a reported prevalence in the population of 1:3000. Considering the prevalence of both aLQTS as well as cLQTS the importance of the LQTS seems to be underestimated in current perioperative care. Potential perioperative risks of such patients can be significantly reduced by appropriate patient management. This includes adequate preoperative preparation, the correct choice of anesthetic medication as well as adequate perioperative monitoring and preparedness for immediate pharmaceutical and electrical intervention in case of typical cardiac rhythm disturbances, such as TdP arrhythmia.

Keywords

Arrhythmias, cardiac · General anesthesia · Torsade de pointes · Trigger · Drug interactions

Tab.1 Risikofaktoren einer Torsade-de-pointes-Tachykardie

EKG-Veränderungen	Sonstige
Short-Long-Short Sequenzen im RR-Abstand (◘ Abb. 1)	Weibliches Geschlecht
R-auf-T-Phänomen (◘ Abb. 2)	Hypoxämie
T-Wellen-Alternans (◘ Abb. 3)	Elektrolytstörungen (Hypokaliämie)
Verlängerung des QT/QTc-Intervalls	Hypo/Hyperthermie
	Kardiale Vorerkrankungen
	Hohes Lebensalter
	Organdysfunktion (Leber, Niere)
	Psychiatrische Erkrankungen
	Medikamente
	ZNS (z. B. intrakranielle Blutung)

der **genetischen Heterogenität** und der variablen Penetranz der Erkrankung muss davon ausgegangen werden, dass ein deutlich höherer Prozentsatz der Bevölkerung und somit der Patienten mit bislang klinisch asymptomatischen Mutationen in für Ionenkanalproteine codierenden Genen betroffen ist als bislang angenommen. Ungefähr 30 % der Patienten mit genetischem Korrelat eines LQTS bleiben trotz einer Mutation bei normalem Phänotyp und unauffälligem QT-Intervall bis zu einem Erstereignis undiagnostiziert [4]. Dies stellt eine Schwierigkeit bei der Zuordnung zu cLQTS oder aLQTS dar. Die am häufigsten ein aLQTS auslösenden Faktoren sind jedoch mit großem Abstand **QT-verlängernde Medikamente** [5], die auch in der perioperativen Behandlung verabreicht werden. Trotz der relativen Seltenheit der Erkrankung sind ihre Auswirkungen, wenn sie plötzlich im Rahmen einer Narkose auftreten, häufig schwer zu beherrschen [6]. Das erhöhte **Trigger-Potenzial** für derartige maligne Herzrhythmusstörungen vom TdP-Typ bei bislang symptomfreien Patienten begründet sich durch die Kombination aus [3]:

- gesteigertem Sympathikotonus (Trigger) wegen der Aufregung des Patienten vor einem Eingriff,
- notwendiger Applikation anästhetischer Medikamente (Trigger),
- zahlreicher auditorischer Stimuli (Trigger) während der Ein- und Ausleitung der Narkose.

Durch die Schwierigkeit, präoperativ ein nichtvordiagnostiziertes LQTS zu erkennen, fehlt meist eine adäquate **prophylaktische Medikation**. Aufgrund der geringen Korrelation zwischen Geno- und Phänotyp sowie der insgesamt hohen Inzidenz des LQTS wird eine relevante Zahl der Betroffenen auch in Zukunft bei fehlendem kardialen Erstereignis präoperativ nicht identifiziert werden können. Umso wichtiger ist im Prämedikationsgespräch die Erhebung der Familienanamnese, u. a. mit der Frage nach plötzlichen, unklaren Todesfällen bei Verwandten in jungem Alter [7].

Torsade-de-pointes-Tachykardie

Torsade de pointes bezeichnet eine Sonderform der polymorphen ventrikulären Tachykardie (PVT). Die meist durch **myokardiale Ischämie** ausgelöste PVT zeichnet sich durch multiple Ursprungsorte im Ventrikelmyokard aus. Dies zeigt sich im Elektrokardiogramm (EKG) in polymorphen QRS-Komplexen, die in Amplitude, Dauer und Ausschlagsrichtung variieren [8].

Eine TdP kann im Zusammenhang mit der angeborenen oder erworbenen Verlängerung des QT-Intervalls ausgelöst werden und äußert sich im EKG in wellen- bzw. spindelförmigen QRS-Komplexen bei einer Frequenz von > 150 Schlägen/min. Alle 5 bis 10 Kammeraktionen ändern die QRS-Komplexe ihre Amplitude und ihre Ausschlagsrichtung; hierdurch entsteht eine Folge von sich um die isoelektrische Linie drehenden Kammerkomplexen. Stellt man sich dieses wellenförmige Muster nun um die isoelektrische Linie rotiert vor, entsteht ein **schraubenähnliches Gebilde**. Auf diesen Aspekt der schraubenförmigen Windung der EKG-Linie um die isoelektrische Achse geht die 1966 durch den Kardiologen Francois Dessertenne erstmals verwendete französische Bezeichnung Torsade de pointes für die beschriebene Rhythmusstörung zurück [8]. Ausgelöst wird die TdP durch eine in die vulnerable Phase der Repolarisation des Herzens frühzeitig einfallende ventrikuläre Extrasystole, das **R-auf-T-Phänomen**. Eine verlängerte QT-Zeit begünstigt ihre Entstehung ebenso wie weibliches Geschlecht, Hypoxämie und Hypokaliämie. Im EKG können neben der QT-Verlängerung weitere Veränderungen, wie „Short-long-short"-Sequenzen im RR-Abstand, T-Wellen-Alternans und R-

Ungefähr 30 % der Patienten mit genetischem Korrelat eines LQTS bleiben bis zum Erstereignis undiagnostiziert

Wichtig ist im Prämedikationsgespräch die Frage nach plötzlichen, unklaren Todesfällen bei Verwandten in jungem Alter

Torsade de pointes bezeichnet eine Sonderform der polymorphen ventrikulären Tachykardie

Eine TdP kann im Zusammenhang mit der Verlängerung des QT-Intervalls ausgelöst werden

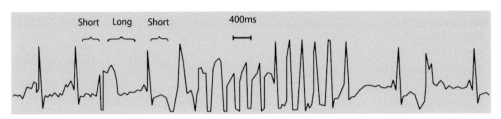

Abb. 1 ▲ „Short-long-short"-Sequenz

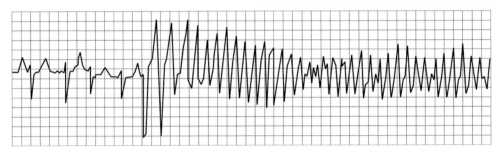

Abb. 2 ▲ Entstehung einer Torsade-de-pointes-Tachykardie (R-auf-T-Phänomen)

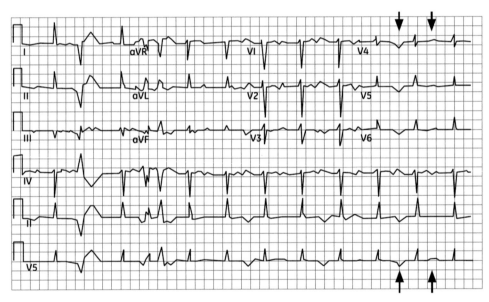

Abb. 3 ▲ T-Wellen-Alternans

Medikamentennebenwirkungen sind die häufigsten Ursachen für eine TdP

auf-T-Phänomen als Vorboten einer TdP auftreten (◨ **Tab. 1**; ◨ **Abb. 1, 2; 3**; [9]) Typische Symptome während einer Episode sind Schwindel und Synkopen.

Wie einige andere VT ist die TdP häufig selbstlimitierend, allerdings kann es auch zu persistierenden Episoden oder zum Übergang ins Kammerflimmern mit fatalem Ausgang kommen [10]. Medikamentennebenwirkungen sind die häufigsten Ursachen für eine TdP. Diese häufig bei aLQTS vorkommende, medikamentös-induzierte TdP wird durch folgende 3 Faktoren definiert: Der Patient steht unter Medikation mit einem das QT-Intervall verlängernden Agens (aktuelle Listen: www.crediblemeds.org), die QTc-Zeit beträgt > 500 ms, und im EKG wird eine PVT mit den oben genannten charakteristischen Merkmalen der TdP registriert. Bei dieser Definition gilt es allerdings zu beachten, dass diese Kriterien nicht bei jeder TdP zwangsläufig auftreten. So kann es im Rahmen eines cLQTS auch ohne Medikation zu TdP kommen (Komplementärbeitrag im vorliegenden Heft). Des Weiteren kann ein TdP im EKG schwer zu erkennen sein und auch bei QTc-Zeiten < 500 ms auftreten [11]. Eine Auswahl der bisher in der Literatur zu intraoperativen TdP veröffentlichten Fallberichte zeigt ◨ **Tab. 2**. Das Risiko bei Kindern mit LQTS, im Rahmen einer Allgemeinanästhesie eine TdP zu entwickeln, liegt in einem Bereich bis 5 % [12].

Tab. 2 Fallberichte über intraoperativ aufgetretene Torsades de pointes

Titel	Autor	Journal	Jahr
„A case of torsade de pointes in a patient with severe aortic stenosis during carotid endarterectomy"	Nonaka [13]	*Masui*	2013
„Postanesthetic torsade de pointes in a patient with unrecognized long QT syndrome"	Lee [14]	*Korean Journal of Anesthesiology*	2011
„Torsades de pointes during laparoscopic adrenalectomy of a pheochromocytoma"	vd Heide [15]	*Journal of Medical Case Reports*	2011
„Torsade de pointes during sevoflurane anesthesia and fluconazole infusion in a patient with long QT syndrome"	Tacken [16]	*Acta Anaesthesiologica Belgica*	2011
„Torsade de pointes associated with severe bradycardia after induction of general anesthesia"	Hamaguchi [17]	*Masui*	2011
„Long QT syndrome provoked by induction of general anesthesia"	JY Kim [18]	*Korean Journal of Anesthesiology*	2010
„Torsade de pointes in a patient with acute prolonged QT syndrome and poorly controlled diabetes during sevoflurane anaesthesia"	Thiruvenkatarajan [19]	*Anaesthesia Intensive Care*	2010
„Torsades de pointes triggered by severe diastolic hypotension with low hematocrit in the neohepatic stage of liver transplantation"	Chin [20]	*Transplant Proceedings*	2010
„Intraoperative cardiac arrest in acquired long QT syndrome"	Dolenska [6]	*British Journal of Anaesthesia*	2009
„QT interval prolongation and ventricular fibrillation in childhood end-stage renal disease"	GB Kim [21]	*International Journal of Cardiology*	2008
„Dolasetron-induced torsades de pointes"	Turner [22]	*Journal of Clinical Anesthesia*	2007
„Torsade de pointes during sevoflurane anesthesia in a child with congenital long QT syndrome"	Saussine [23]	*Pediatric Anesthesia*	2006
„Ventricular tachycardia during general anesthesia in a patient with congenital long QT syndrome"	Katz [24]	*Canadian Journal of Anesthesia*	2003
„Effects of sevoflurane on QT interval in a patient with congenital long QT syndrome"	Gallagher [25]	*Anesthesiology*	1998
„Intraoperative torsade de pointes ventricular tachycardia and ventricular fibrillation during sevoflurane anesthesia"	Abe [26]	*Anesthesia and Analgesia*	1998

Präoperative Evaluation

Die präoperative Evaluation, insbesondere die **Familienanamnese** mit der Frage nach plötzlichen, unklaren Todesfällen bei Verwandten in jungem Alter kann Hinweise auf das Vorliegen einer kardialen Erkrankung liefern. Bei bereits gestellter Diagnose eines cLQTS oder aLQTS ist, neben einer diagnostischen Abklärung der QT/QTc-Zeit im EKG zur Ermittlung eines Ausgangswerts des QT-Intervalls, die ausführliche Anamnese der **klinischen Symptomatik** ein wichtiger Bestandteil.

Die Evaluierung vorhandener Trigger im Rahmen stattgehabter Ereignisse und das Auftreten von Symptomen bei Belastung oder in Ruhephasen geben einen ersten Anhaltspunkt zur Einordnung in eine Untergruppe des LQTS (Komplementärbeitrag im vorliegenden Heft). Eine exakte Genotypisierung wäre vorteilhaft, wird aber in der Mehrheit der Fälle nicht vorliegen. Das Verschieben einer Operation bis zum Erhalt der molekulargenetischen Ergebnisse ist meist schwer umsetzbar. Bei der Betrachtung der **Dauermedikation** des Patienten sollte darauf geachtet werden, dass auf Medikamente mit QT-verlängerndem Potenzial verzichtet wird oder diese – sofern medizinisch vertretbar – in einem der Substanz entsprechenden Zeitintervall vor der Operation abgesetzt werden [1].

> Die Evaluierung vorhandener Trigger gibt einen ersten Anhaltspunkt zur Einordnung in eine LQTS-Untergruppe

Im Gegensatz dazu ist eine Fortführung der Therapie mit einem β-Rezeptoren-Blocker auch am Operationstag indiziert. In der Laborkontrolle ist ein besonderer Wert auf einen **Elektrolytspiegel** im Normbereich zu legen (Kalium, Magnesium, Kalzium; [2]).

Bei Patienten, die bereits einen Implantierbaren Kardioverter Defibrillator (ICD) besitzen, ist dieser auf seine Funktion zu überprüfen. Aus Sicherheitsgründen ist in Analogie zum standardmäßigen Vorgehen bei Patienten mit Schrittmacher oder ICD die Schockfunktion für das kürzeste mög-

> Die Fortführung der Therapie mit einem β-Rezeptoren-Blocker am Operationstag ist indiziert
> Ein bereits vorhandener ICD ist auf seine Funktion zu überprüfen

liche perioperative Intervall auszustellen [27]. Abschließend ist eine **anxiolytische Prämedikation** unabdingbar. Hierfür kann Midazolam, Lorazepam oder Clonidin verwendet werden; dabei muss auf die Besonderheiten bei Patienten unter QT-verlängernder Polypharmakotherapie geachtet werden (Komplementärbeitrag im vorliegenden Heft), um die durch andere Substanzen, z. B. Midazolam veränderte Metabolisierung und Medikamenteninteraktionen zu berücksichtigen [1, 2, 3].

Auswahl des Narkoseverfahrens

Im Rahmen einer Allgemeinanästhesie werden häufig Medikamente verabreicht, die eine Interaktion mit der **kardialen Repolarisation** aufweisen [1, 2, 3, 28, 29]. Bei der Entscheidung für oder gegen eine Substanz ist deshalb bei einem Patienten mit LQTS besondere Achtsamkeit geboten. Die Auswirkung verschiedener Pharmaka auf gesunde Patienten ist zwar nicht ohne Einschränkungen übertragbar, aus den in der Literatur beschriebenen Eigenschaften lassen sich jedoch bestimmte Empfehlungen ableiten.

Narkotika

Zur Narkoseeinleitung ist Propofol das Mittel der Wahl

Zur Narkoseeinleitung ist Propofol das Mittel der Wahl. Einerseits besitzt es bei gesunden Patienten geringe oder keine Auswirkungen auf die Dauer des QT-Intervalls. Andererseits normalisierte sich eine mit Sevofluran assoziierte Verlängerung des QT-Intervalls nach Umstellung auf Propofol [30]. Eine Alternative stellt die Gruppe der Barbiturate dar, da diese geringe direkte Auswirkungen auf das QT-Intervall zeigen. Es ist allerdings die weitere Medikation des Patienten zu beachten, da Barbiturate aufgrund ihrer Metabolisierung über CYP-Enzyme der Leber die Plasmaspiegel anderer, evtl. die QT-Zeit betreffende Medikamente erhöhen und dadurch indirekt Einfluss auf die Repolarisation des Herzens nehmen können. **Pentobarbital** verlängert zwar das QT-Intervall geringfügig, wirkt jedoch durch seine vorwiegend in epi- und endokardialen Zellen wirksam werdenden, aktionspotenzialverlängernden Effekte arrhythmieprotektiv [31].

Aufgrund der Verstoffwechselung von Midazolam und Lorazepam über CYP-Enzyme ist die Begleitmedikation des Patienten zu überprüfen

Die **Benzodiazepine** Midazolam und Lorazepam werden sowohl bevorzugt als Anxiolytika zur Prämedikation eingesetzt als auch zur Narkoseinduktion verwendet, da sie keine relevanten Auswirkungen auf die Repolarisationszeit des Herzens besitzen [32]. In Analogie zu den Barbituraten ist aufgrund der Verstoffwechselung über CYP-Enzyme die Begleitmedikation des Patienten zu überprüfen. Vermieden werden sollte hingegen der Einsatz von **Ketamin**, um keine unnötige Stimulation des sympathischen Nervensystems (potenzieller Trigger des LQTS) auszulösen.

Volatile Anästhetika

Inhalationsnarkotika der Gruppe der halogenierten Äther führen zu einer Verlängerung des QT-Intervalls

Zu den weltweit am häufigsten zur Narkoseaufrechterhaltung eingesetzten volatilen Anästhetika existieren, bezogen auf ihre Interaktion mit dem QT-Intervall, zahlreiche, z. T. auch widersprüchliche Publikationen. Mit Sicherheit konnte eine konzentrationsabhängige, reversible Hemmung menschlicher **Kaliumkanäle** bei klinisch verwendeten Gaskonzentrationen festgestellt werden (Kv3 und Kv1.1; [29]). Die mehrheitlich veröffentlichte Beobachtung in diesem Kontext ist, dass sämtliche Inhalationsnarkotika aus der Gruppe der halogenierten Äther sowie das klinisch in Europa wenig verwendete Halothan zu einer Verlängerung des QT-Intervalls führen [33, 34]. Ungeachtet dessen sollte auf Halothan im Rahmen eines LQTS generell verzichtet werden, um seine Katecholaminsensibilisierung des Myokards mit erhöhtem Risiko für Tachyarrhythmien zu vermeiden. Trotz der oben genannten Auswirkungen wurden in der Literatur Fallberichte zu komplikationslos durchgeführten Narkosen mit diversen volatilen Anästhetika bei Patienten mit LQTS unter β-Rezeptoren-Blocker-Therapie publiziert [24]. Andererseits wurde im Rahmen verschiedener Gasnarkosen auch über Tachyarrhythmien, TdP und maligne ventrikuläre Arrhythmien bis hin zu Kammerflimmern berichtet (Halothan >Sevofluran >Isofluran; [6, 12, 23, 24]).

Über Propofol wurden bislang keine Publikationen zu malignen Herzrhythmusstörungen verfasst. Des Weiteren entfällt bei Propofol im Gegensatz zu volatilen Anästhetika eine relevante Verlängerung des QT-Intervalls [35]. Auch wenn bislang kein direkter kausaler Zusammenhang zwischen der Auslösung von TdP oder anderen malignen Herzrhythmusstörungen aufgrund des QT-verlängernden Potenzials volatiler Anästhetika gezeigt werden konnte, scheint es **klassenspezifische**

Auswirkungen zu geben. Bei zusätzlich auftretenden Elektrolytstörungen, Hypothermie, cLQTS oder aLQTS könnte die Verwendung von volatilen Anästhetika einen zusätzlichen Risikofaktor von klinischer Relevanz bedeuten [36].

Zusammengefasst ist aufgrund der derzeitigen Datenlage zur Narkoseeinleitung und -aufrechterhaltung bei Patienten mit LQTS aus Sicht der Autoren Propofol zu bevorzugen. Kontrovers stellt sich die Situation bei Kindern mit LQTS dar. Hier sind potentielle Trigger gegeneinander abzuwägen. Gegebenenfalls bildet die Maskeneinleitung mit Sevofluran (Trigger) unter EKG-Monitoring gegenüber dem auf das Kind einwirkenden Stress (Trigger) bei Punktion zur Anlage eines i.v.-Zugangs etc. einen begründeten Ausnahmefall, der je nach Patient individuell entschieden werden muss.

> Bei Kindern sind potenzielle Trigger gegeneinander abzuwägen

Muskelrelaxanzien

Auswahl

Bei der Wahl des optimalen Muskelrelaxans für Patienten mit LQTS gilt es, die möglichen unerwünschten Nebenwirkungen des Relaxans zu beachten, da einige dieser Nebenwirkungen (Bradykardie, Sympathikusaktivierung und Hyperkaliämie) als Trigger-Faktoren maligner Arrhythmien bei LQTS infrage kommen können. Zusätzlich in Erwägung zu ziehende Aspekte bei der Wahl des Relaxans sind Wirkdauer, geringe Auswirkungen auf andere muskarinerge Rezeptoren und eine möglichst geringe Histaminfreisetzung. Die QTc-Zeit bleibt bei Verwendung folgender Substanzen unverändert [37]:

- Pancuronium,
- Atracurium,
- Vecuronium.

> Einige Nebenwirkungen von Muskelrelaxanzien können als Trigger-Faktoren maligner Arrhythmien bei LQTS infrage kommen

Nach Succinylcholingabe tritt eine QTc-Zeit-Verlängerung ein [38]. Aufgrund der zusätzlich auftretenden vegetativen Nebenwirkungen ist Succinylcholin nicht zu empfehlen. Gleiches gilt für Pancuronium, das neben seiner indirekt sympathikomimetischen Komponente durch Vagolyse auch aufgrund seiner langen Halbwertszeit nachteilig sein könnte. Die historisch größte Erfahrung bei Patienten mit LQTS besteht mit **Vecuronium**, im klinischen Alltag wird es jedoch selten eingesetzt, da es durch das neuere Rocuronium verdrängt wurde. Bislang liegen keine Fallberichte über die Auslösung einer malignen Arrhythmie durch Vecuronium vor. Allerdings wird Vecuronium mittlerweile im klinischen Alltag vergleichsweise selten eingesetzt. Mit dem neueren **Rocuronium** steht ein weiteres, regelhaft verwendetes Steroidderivat zur Verfügung, das bislang nicht als kausale Ursache einer TdP in der Literatur erwähnt wurde und in einer klinischen Studie keinen signifikanten Effekt auf das QT-Intervall gezeigt hat [39]. Im Rahmen einer „rapid sequence induction" (RSI) kann deshalb aus Sicht der Autoren des vorliegenden Beitrags eine bevorzugte Verwendung von Rocuronium gegenüber Succinylcholin erwogen werden.

> Die größte klinische Erfahrung bei Patienten mit LQTS existiert für Vecuronium

Die Gruppe der **Benzylisochinolone** scheint aufgrund ihrer nahezu fehlenden Interaktion mit dem QT-Intervall und ebenfalls geringen Auswirkungen auf den Sympathikotonus eine sichere Alternative darzustellen. Allerdings zeichnet sie sich durch eine im Vergleich zu den Steroidderivaten erhöhte **Histaminausschüttung** aus, und es fehlen gegenüber Vecuronium verwertbare, klinische Erfahrungswerte. Vor allem Cisatracurium wäre aufgrund seiner vergleichsweise seltenen Histaminliberation und hämodynamisch günstigen Eigenschaften eine mögliche Variante. Im Vergleich zu Vecuronium weist es eine kürzere Halbwertszeit auf, und seine Metabolisierung durch Hoffmann-Elimination ist von der Leber- und Nierenfunktion unabhängig. Die fehlenden metabolischen Interaktionen mit anderen Medikamenten könnten bei Kombinationstherapie mit QT-verlängernden Substanzen bzw. bei Intensivpatienten unter Polychemotherapie vorteilhaft sein. Bis zu einer klinischen Evaluierung von Studienergebnissen zu Cisatracurium und Rocuronium bleibt somit Vecuronium das Relaxans mit der meisten klinischen Erfahrung bei Patienten mit LQTS [1, 3]. Allerdings existieren bislang keine Publikationen, die gegen einen Einsatz von Cisatracurium oder Rocuronium bei Patienten mit LQTS sprechen. Weitere Erfahrung in der klinischen Praxis wäre wünschenswert.

> Cisatracurium ist aufgrund seiner hämodynamisch günstigen Eigenschaften eine mögliche Variante

Antagonisierung

Die Antagonisierung von Muskelrelaxanzien durch **Acetylcholinesterasehemmer** ist bei Patienten mit LQTS kritisch zu sehen, da sowohl deren alleinige Gabe durch konsekutive Bradykardie als auch die kombinierte Gabe mit Anticholinergika zu einer signifikanten Verlängerung der QTc-Zeit führen [40]. Pleym et al. [41] publizierten in einem Fallbericht eine Episode von Kammerflimmern nach Gabe von Glycopyrronium und Neostigmin zur Extubation im Rahmen einer komplikationslos verlaufenden Appendektomie bei einer Patientin mit bis dato nichtdiagnostiziertem LQTS. Eine Antagonisierung von Muskelrelaxanzien mit Acetylcholinesterasehemmern sollte deshalb im Rahmen der Allgemeinanästhesie eines Patienten mit LQTS nach Möglichkeit unterbleiben und allenfalls unter Vermeidung höhergradiger Veränderungen der Herzfrequenz durchgeführt werden. In Analogie zu Fallberichten maligner Arrhythmien bei volatilen Anästhetika und Muskelrelaxanzien standen die Patienten überwiegend nicht unter der Therapie mit β-Rezeptoren-Blockern, was einerseits deren wesentliche Bedeutung bei der protektiven Dauertherapie eines LQTS stützt [42] und andererseits die Gabe eines kurz wirksamen β-Rezeptoren-Blockers vor Antagonisierung eines Muskelrelaxans in Erwägung ziehen lässt.

Im Gegensatz dazu weist das Medikament Sugammadex aufgrund seines Wirkmechanismus nahezu keine anticholinergen Nebenwirkungen auf und führt auch nicht zu einer signifikanten Verlängerung der QT-Zeit [43]. Nach Indikationsstellung zur Antagonisierung von Muskelrelaxanzien vom Aminosteroidtyp stellt Sugammadex somit das Mittel der Wahl dar. Die höchste Wirksamkeit wird nur bei der Antagonisierung von Rocuronium erzielt.

> **Zur Antagonisierung von Muskelrelaxanzien vom Aminosteroidtyp stellt Sugammadex das Mittel der Wahl dar**

Analgetika

Die intraoperativ standardmäßig verwendeten Opioide sind bei Patienten mit LQTS einsetzbar. Zur Auswirkung von Opioiden auf das QT-Intervall wurden bislang in der wissenschaftlichen Literatur kaum Daten veröffentlicht. Unter hohen Dosen von **Sufentanil** konnten zwar Auswirkungen auf das QT-Intervall beobachtet werden [44]. Allerdings litten die betroffenen Patienten unter kardialen Erkrankungen, die im Rahmen von Narkosen generell zu Repolarisationsstörungen prädisponieren [45]. Eine Ausnahme stellt das Opioid **Methadon** dar, das hier der Vollständigkeit halber erwähnt wird, da es überwiegend als Substitutionsmittel eingesetzt und im klinischen Operationsalltag nicht zur intraoperativen Analgesie verwendet wird. In der Vergangenheit wurde Methadon mehrfach mit einer QT-Verlängerung, malignen Arrhythmien vom TdP-Typ und plötzlichem Herztod in Verbindung gebracht [46]. Dies ist bei Patienten zu beachten, die infolge eines **Drogenabusus** eine Dauertherapie mit Methadon erhalten.

> **Die intraoperativ standardmäßig verwendeten Opioide sind bei Patienten mit LQTS einsetzbar**

Antiemetika

Eine Sonderstellung unter den additiv verabreichten Medikamenten nehmen die Antiemetika, allen voran Droperidol, ein. Infolge einer „Black-box"-Warnung für Droperidol durch die Food and Drug Administration (FDA) im Dezember 2001 wegen einer möglichen Triggerung von TdP wurde Droperidol in mehreren Ländern, u. a. in Deutschland, vom Hersteller Janssen-Cilag vom Markt genommen. Anschließend wurde die Lizenz von der Fa. Arzneimittel ProStrakan erworben, und nach einem erneuten Zulassungsverfahren ist Droperidol in einigen europäischen Ländern seit 2007, in Deutschland seit 2008, wieder im Handel. Bei Patienten mit LQTS ist Droperidol gemäß Herstellerangabe kontraindiziert, da es eine hohe Affinität zu HERG-Kanälen besitzt, diese blockiert und zu einer Verlängerung der Repolarisationszeit führt [47]. Abhängig vom Subtyp des LQTS verursacht Droperidol in vitro differierende Effekte. Ein subtypspezifisches perioperatives Management bei Patienten mit LQTS könnte deshalb die Sicherheit vermutlich verbessern. Eine vergleichbare Qualität zur Prophylaxe von postoperativer Übelkeit und Erbrechen (PONV) bietet der 5-HT$_3$-Rezeptorantagonist **Ondansetron**, der allerdings aufgrund einer auftretenden QT-Verlängerung infolge einer HERG-Blockade ebenfalls in die Gruppe der Medikamente mit möglichem TdP-Risiko aufgenommen wurde [48]. Bei Patienten mit LQTS, die aufgrund eines positiven Apfel-Score [49] eine antiemetische Behandlung erhalten, sollte bevorzugt das Kortikosteroid **Dexamethason** verabreicht werden, da diese Substanz weder eine QT-Verlängerung noch ein erhöhtes arrhythmogenes Potenzial aufweist.

> **Bei Patienten mit LQTS ist Droperidol gemäß Herstellerangabe kontraindiziert**

Regionalanästhesie

Auch im Rahmen regionaler Anästhesieverfahren ist bei Patienten mit LQTS erhöhte Aufmerksamkeit geboten. Ungefähr 25 % aller verwendeten Arzneimittel liegen in Form eines Racemats, also einer 1:1-Mischung der **Enantiomerenpaare** des Wirkstoffs vor. In Abhängigkeit vom Chiralitätszentrum und der daraus resultierenden Drehrichtung für linear-polarisiertes Licht können sich aufgrund der Stereoselektivität sowohl in Pharmakodynamik und -kinetik als auch im pharmakologischen Effekt selbst wesentliche Unterschiede ergeben [50]. In der Gruppe der Lokalanästhetika interagieren die Aminoamide direkt mit kardialen HERG-Kanälen; hierbei ist die Affinität des häufig verwendeten Wirkstoffs Bupivacain am höchsten [51, 52]. Die Potenz zur Veränderung kardialer Ionenströme ist bei **Bupivacain** außerdem je nach Enantiomerform unterschiedlich stark ausgeprägt. Analog bindet auch **Ropivacain** an den geöffneten oder inaktivierten HERG-Kanal und stabilisiert diesen im inaktivierten Zustand, woraus sich Veränderungen des kardialen Ionenstroms ergeben können [53]. Bei gesunden Patienten haben die im Rahmen der Regionalanästhesie erreichten Plasmaspiegel der Lokalanästhetika trotz ihrer Affinität zu HERG- und HERG/MirP1-Kanälen [54] jedoch keine Auswirkungen auf das QT-Intervall [55]. Diese Affinität für kardiale Ionenkanäle und die Potenz zu ihrer Blockade hängt vom verwendeten Lokalanästhetikum, dem erreichten Plasmaspiegel und auch von der LQTS-Subgruppe ab. Die Sensibilität für eine Inhibierung ist bei Bupivacain und Ropivacain höher als bei Mepivacain und Lidocain [51]. Es wurde nachgewiesen, dass sich pharmakologische Effekte bei mutierten KCNQ1/KCNE1-Kanälen wie im LQT1 potenzieren können. Somit könnten verschiedene Unterformen des LQTS ein erhöhtes Risiko für die Entstehung einer ventrikulären Arrhythmie bei der Durchführung einer Regionalanästhesie aufweisen [56]. Ob sich in der Folge bei Patienten mit LQTS bereits bei niedrigeren Plasmaspiegel klinisch relevante Veränderungen ergeben, ist bisher unbekannt. Ein erhöhtes torsadogenes Potenzial kann in dieser Patientengruppe aber nicht ausgeschlossen werden, eine vitale Bedrohung ist bei nichtsystemisch wirkenden Lokalanästhetika jedoch aus Sicht der Autoren äußerst gering. Zudem wurde bereits ein Fallbericht über den komplikationslosen Einsatz von L-Bupivacain bei einer kombinierten Spinal- und Epiduralanästhesie im Rahmen einer Sectio caesarea bei einer Patientin mit bekanntem cLQTS publiziert [57].

Konsens besteht darüber, dass auf Adrenalin als Zusatz zum Lokalanästhetikum verzichtet werden sollte, um die Gefahr eines proarrhythmogenen Effekts sowie eine paradoxe Verlängerung des QT-Intervalls bei cLQTS auszuschließen [58]. Wie bei allen Patienten mit LQTS kommen einer ausreichenden Prämedikation zur Anxiolyse und einer ruhigen Umgebung zur Vermeidung von Aufregung erhebliche Bedeutung zu, um etwaige nichtmedikamentöse Trigger-Faktoren zu minimieren.

> Die Aminoamide interagieren direkt mit kardialen HERG-Kanälen

> Bei gesunden Patienten haben die Lokalanästhetikaplasmaspiegel keine Auswirkungen auf das QT-Intervall

> Auf Adrenalin als Lokalanästhetikumzusatz sollte verzichtet werden

Perioperative Überwachung und Monitoring

Intraoperativ hat bei Patienten mit LQTS eine kontinuierliche, bevorzugt automatisierte Überwachung des QT/QTc-Intervalls oberste Priorität. Dazu sollte standardmäßig ein **12-Kanal-EKG** abgeleitet werden, um Informationen aus mehreren Ableitungen verwenden zu können. Die Anlage eines zentralen Venenkatheters (ZVK) für das etwaige Einbringen eines temporären Schrittmachers sollte in Erwägung gezogen werden. Darüber hinaus muss im Verlauf der Operation an die regelmäßige Überprüfung der Elektrolytspiegel gedacht werden. Diese sollten idealerweise im hochnormalen Bereich liegen, da durch erniedrigte Plasmaspiegel von Kalium, Kalzium und Magnesium eine verspätete Repolarisation in Herzmuskelzellen begünstigt werden kann. Die Gabe von Magnesium ist bereits bei normalem Magnesiumspiegel zu empfehlen, da es eine hohe therapeutische Breite aufweist und das Membranpotenzial stabilisiert [2]. Ferner ist die Körpertemperatur des Patienten zu überwachen, da eine Unterkühlung das QT-Intervall verlängert sowie im Anschluss an die Operation zu postoperativem Zittern („shivering") führt und dadurch eine Sympathikusaktivierung bewirkt. Auch bei Erfüllung dieser Vorgaben in Kombination mit einer ruhigen, entspannenden Umgebung ist ein **Defibrillator** in der gesamten perioperativen Betreuung des Patienten immer griffbereit vorzuhalten, um im Notfall bei kreislaufwirksamer TdP gemäß den Richtlinien der American Heart Association für VT mit 120–200 J zu defibrillieren [59]. Bei Kindern sind 4 J/kgKG zu wählen [60]. Eine zusammenfassende Übersicht des perioperativen Managements bei Patienten mit LQTS bietet ◘ Tab. 3.

> Die Körpertemperatur des Patienten ist zu überwachen

Tab. 3 Perioperatives Management bei Patienten mit Long-QT-Syndrom. (Modifiziert nach [1, 2, 3])

Stadium	Maßnahmen
Präoperativ	β-Rezeptoren-Blockade erwägen
	Elektrolytspiegel im Normbereich sicherstellen: Kalium, Magnesium, Kalzium
	Genotypbasierte Therapie fortsetzen
	Medikamentenanalyse: QT-verlängernde Substanzen vermeiden
	Adäquate Prämedikation und Anxiolyse
	ICD-Kontrolle und Vorgehen gemäß ICD-Empfehlungen
	Diagnostische Abklärung, ggf. kardiologisches Konsil bzw. Genotypisierung
	Ausgangswert für das QT/QTc-Intervall in Ruhe bestimmen
	Ruhige Umgebung
	Defibrillator griffbereit
Intraoperativ	Ruhige Umgebung
	QT-Intervall-Monitoring mit mindestens 5-Pol-EKG
	Zentralen Venenkatheter erwägen (Schrittmacher-Stimulation im Notfall)
	Sympathische Stimulation minimieren
	– Adäquate Narkosetiefe vor Laryngoskopie
	– Orale Gabe eines Lokalanästhetikums (Spray) in Erwägung ziehen
	– Kurz wirksame β-Rezeptoren-Blockade (Esmolol)
	Bei Regionalverfahren: Lokalanästhetikum ohne Adrenalinzusatz
	Normothermie, Normoxie, Normokapnie, Normovolämie
	Elektrolytspiegel
	Hohe intrapulmonale Drücke/Rekrutierungsmanöver vermeiden
	Allgemeinanästhesie
	– Einleitung mit Propofol oder Thiopental
	– Aufrechterhaltung mit Propofol (TIVA/TCI), volatile Anästhetika vermeiden
	– Fentanyl zur Analgesie (diverse Opioide einsetzbar, *Cave* Bradykardie)
	– Relaxierung mit Vecuronium, Cisatracurium oder Rocuronium
	– Antagonisierung des Relaxans nach Möglichkeit vermeiden (Sugammadex möglich)
	– Kritische Indikationsstellung für die Gabe von Sympathikomimetika
Postoperativ	EKG-Überwachung fortsetzen
	Ruhige Umgebung
	Adäquate Schmerztherapie
	Extubation in Narkose erwägen
	β-Rezeptoren-Blockade
	Verlegung auf Intensivstation oder IMC zur kontinuierlichen Überwachung
	Ggf. ICD-Funktionsfähigkeit wieder herstellen

EKG Elektrokardiographie, *ICD* implantierbarer Kardioverter/Defibrillator, *IMC* „intermediate care", *TCI* „target controlled infusion", *TIVA* totale intravenöse Anästhesie.

Durchführung der Anästhesie

Nach Etablierung des oben genannten Monitorings erfolgt die Einleitung der Narkose mit Propofol oder Thiopental. Vor allem während dieser Phase ist auf größtmögliche Ruhe zu achten. Die Analgesie wird durch ein Opioid, z. B. **Fentanyl** erreicht. Zur Relaxierung sind Vecuronium, Cisatracurium und Rocuronium einsetzbar. Für die Aufrechterhaltung der Narkose eignet sich Propofol.

Eine starke Sympathikusstimulation sollte generell vermieden werden. Dazu eignen sich kurz wirksame β-Rezeptoren-Blocker, z. B. **Esmolol**, die additiv zu einer adäquaten Analgesie an markanten Zeitpunkten der Narkose (Laryngoskopie, Intubation, Extubation) verabreicht werden können. Um in diesem Kontext hämodynamische Schwankungen zu vermeiden, müssen eine **Normovolämie** erzielt und Flüssigkeitsverluste zeitnah ausgeglichen werden. Bei Notwendigkeit der Gabe von Sympathikomimetika ist ebenfalls erhöhte Aufmerksamkeit angezeigt.

Während der Narkoseeinleitung ist auf größtmögliche Ruhe zu achten

Eine starke Sympathikusstimulation sollte vermieden werden

Bei der Beatmung sind hohe intrapulmonale Drücke und Rekrutierungsmanöver zu umgehen, da diese einem Vasalva-Manöver entsprechen und durch eine Verringerung des venösen Rückstroms zu Bradykardie mit Verlängerung des QT-Intervalls und Rhythmusstörungen führen können [61].

Die **Extubation** sollte nach Möglichkeit in ausreichend tiefer Narkose und Normothermie durchgeführt werden. Alternativ ist eine Nachbeatmung mit Wiedererwärmung im Aufwachraum oder auf einer Intensivstation in Erwägung zu ziehen. Die kontinuierliche Bestimmung der Dauer des QT/QTc-Intervalls durch EKG-Überwachung bei weiterhin ruhiger Umgebung im Aufwachraum und anschließende Verlegung auf eine Überwachungsstation mit identischen Voraussetzungen sind zu empfehlen. Sollte dies nicht möglich sein, stellt die **telemedizinische Überwachung** eine Alternative dar. Eine adäquate überlappende Schmerztherapie muss gewährleistet sein. Gegebenenfalls ist auf das Wiedereinschalten des ICD zu achten.

Bei der Beatmung sind hohe intrapulmonale Drücke zu umgehen

Die kontinuierliche Bestimmung der Dauer des QT/QTc-Intervalls durch EKG-Überwachung ist zu empfehlen

Management bei Torsade de pointes

Trotz aller Vorsichtsmaßnahmen können in der gesamten perioperativen Zeit PVT und TdP auftreten. In den meisten Fällen sind diese Episoden kurz und selbstlimitierend; bei anhaltenden TdP kann es zur hämodynamischen Beeinträchtigung und zum Übergang ins Kammerflimmern kommen. Mittel der ersten Wahl bei Auftreten von TdP ist Magnesiumsulfat, auch wenn die Serummagnesiumspiegel im Normbereich liegen. Zunächst ist die Gabe eines initialen i.v.-Bolus von 30 mg/kgKG angezeigt, gefolgt von einer Infusion mit 2–4 mg/min (bezogen auf einen Erwachsenen). Bei weiterem Vorkommen der TdP-Episoden kann der Bolus nach 15 min wiederholt werden [2]. Persistierende TdP-Tachykardien müssen unmittelbar gemäß den Leitlinien Advanced Cardiac Life Support der American Heart Association [62] behandelt werden. Episoden von TdP, die im Zusammenhang mit Bradykardien auftreten oder trotz Magnesiumgabe anhalten, können mithilfe der **transvenösen Schrittmacherstimulation** im rechten Vorhof mit einer Frequenz zwischen 90 und 110 Schlägen/min kontrolliert werden [1]. Bei Therapieversagen ist mit oben genannten Energiedosen zu defibrillieren.

Magnesiumsulfat ist Mittel der ersten Wahl bei Auftreten von TdP

Schlussfolgerung

Bislang gibt es keine Leitlinie für perioperatives Management von Patienten mit LQTS. Durch die Beachtung der hier ausgeführten Inhalte (◘ Tab. 3) und die Vorbereitung auf möglicherweise auftretende Komplikationen ist jedoch zumindest die optimierte Durchführung einer Regional- oder Allgemeinanästhesie bei diesen Patienten möglich, wenngleich es weiterer Forschung zur Verbesserung des perioperativen Managements bedarf.

Infobox 1   Internetadresse

www.crediblemeds.org

Fazit für die Praxis

- Symptomfreie Patienten mit bislang nichtdiagnostiziertem LQTS sind präoperativ schwer zu identifizieren. Veränderungen des QT-Intervalls im EKG und die Familienanamnese können erste Indizien liefern.
- Bei Patienten mit LQTS sollte ein strukturiertes perioperatives Management mit folgenden Schwerpunkten erfolgen:
  - adäquate individuelle Vorbereitung im Rahmen der Prämedikation,
  - konsequente Vermeidung spezifischer Trigger-Faktoren,
  - überlegte Auswahl der zur Narkose verwendeten Medikamente:
    - Propofol/Thiopental zur Narkoseinduktion,
    - Opioide (Fentanyl, Sufentanil) zur Analgesie,
    - Vecuronium, Rocuronium oder Cisatracurium zur Relaxierung,
    - Propofol zur Aufrechterhaltung der Narkose,
    - Dexamethason zur PONV-Prophylaxe,
  - perioperatives Monitoring mit kontinuierlicher QT/QTc-Zeit-Überwachung.

— Die Kenntnis etwaiger Herzrhythmusstörungen sowie deren unmittelbarer Behandlungsmöglichkeiten komplettieren die optimierte perioperative Betreuung von Patienten mit LQTS.

Korrespondenzadresse

Prof. Dr. P. Friederich
Klinik für Anästhesiologie, Operative Intensivmedizin und Schmerztherapie
Städtisches Klinikum München GmbH, Klinikum Bogenhausen, Englschalkinger Str. 77, 81925 München
patrick.friederich@klinikum-muenchen.de

Danksagung. Die Autoren bedanken sich bei GE Deutschland für die freundliche Genehmigung zur Verwendung von ▪ Abb. 1, 2 und 3.

Einhaltung ethischer Richtlinien

Interessenkonflikt. T. Krönauer und P. Friederich geben an, dass kein Interessenkonflikt besteht.

Dieser Beitrag beinhaltet keine Studien an Menschen oder Tieren.

Literatur

1. Kies SJ, Pabelick CM, Hurley HA, White RD, Ackerman MJ (2005) Anesthesia for patients with congenital long QT syndrome. Anesthesiology 102:204–210
2. Booker PD, Whyte SD, Ladusans EJ (2003) Long QT syndrome and anaesthesia. Br J Anaesth 90:349–366
3. Rasche S, Koch T, Hübler M (2006) Long QT syndrome and anaesthesia. Anaesthesist 55:229–246
4. Vincent GM, Timothy K, Zhang L (2002) Congenital Long QT syndrome. Card Electrophysiol Rev 6:57–60
5. Viskin S (1999) Long QT syndromes and torsade de pointes. Lancet 354:1625–1633
6. Dolenska S (2009) Intraoperative cardiac arrest in acquired long QT syndrome. Br J Anaesth 102:503–505
7. Anton D, Friederich P (2010) Automated perioperative QT monitoring in a patient with long QT syndrome 2. Br J Anaesth 105:701–702
8. Dessertenne F (1966) La tachycardie ventriculaire a deux foyers opposes variables. Arch Mal Coeur Vaiss 59:263–272
9. Morita H, Wu J, Zipes DP (2008) The QT syndromes: long and short. Lancet 372:750–763
10. Fenichel RR, Malik M, Antzelevitch C, Sanguinetti M, Roden DM, Priori SG, Ruskin JN, Lipicky RJ, Cantilena LR (2004) Drug-induced torsades de pointes and implications for drug development. J Cardiovasc Electrophysiol 15:475–495
11. Morganroth J (1993) Relations of QTc prolongation on the electrocardiogram to torsades de pointes: definitions and mechanisms. Am J Cardiol 72:10B–13B
12. Whyte SD, Nathan A, Myers D et al (2014) The safety of modern anesthesia for children with long QT syndrome. Anesth Analg 119:932–938
13. Nonaka H, Tani M, Kosaka M, Hatakenaka S, Suga T, Kusume Y (2013) A case of torsade de pointes in a patient with severe aortic stenosis during carotid endarterectomy. Masui 62:466–469
14. Lee J-Y, Lee J-H, An E-H, Song J-G, Park PH (2011) Postanesthetic torsade de pointes in a patient with unrecognized long QT syndrome – A case report-. Korean J Anesthesiol 60:294–297
15. Van der Heide K, de Haes A, Wietasch GJ, Wiesfeld AC, Hendriks HG (2011) Torsades de pointes during laparoscopic adrenalectomy of a pheochromocytoma: a case report. J Med Case Rep 5:368
16. Tacken MC, Bracke FA, Van Zundert AA (2011) Torsade de pointes during sevoflurane anesthesia and fluconazole infusion in a patient with long QT syndrome. A case report. Acta Anaesthesiol Belg 62:105–108
17. Hamaguchi E, Kawano H, Kawahito S, Kitahata H, Oshita S (2011) Torsade de pointes associated with severe bradycardia after induction of general anesthesia. Masui 60:1097–1100
18. Kim HT, Lee JH, Park IB, Heo HE, Kim TY, Lee MJ (2010) Long QT syndrome provoked by induction of general anesthesia–A case report. Korean J Anesthesiol 59 Suppl:S114–S118
19. Thiruvenkatarajan V, Osborn KD, Van Wijk RM a W, Euler P, Sethi R, Moodie S, Biradar V (2010) Torsade de pointes in a patient with acute prolonged QT syndrome and poorly controlled diabetes during sevoflurane anaesthesia. Anaesth Intensive Care 38:555–559
20. Chin JH, Park JY, Kim YK, Kim SH, Kong YG, Park PH, Hwang GS (2010) Torsades de pointes triggered by severe diastolic hypotension with low hematocrit in the neohepatic stage of liver transplantation: a case report. Transplant Proc 42:1959–1962
21. Kim GB, Cho HY, Kwon BS, Bae EJ, Noh C Il, Choi JY, Yun YS, Choi Y, Ha JW (2008) QT interval prolongation and ventricular fibrillation in childhood end-stage renal disease. Int J Cardiol 127:e126–e128
22. Turner S, Mathews L, Pandharipande P, Thompson R (2007) Dolasetron-induced torsades de pointes. J Clin Anesth 19:622–625
23. Saussine M, Massad I, Raczka F, Davy J-M, Frapier J-M (2006) Torsade de pointes during sevoflurane anesthesia in a child with congenital long QT syndrome. Paediatr Anaesth 16:63–65
24. Katz RI, Quijano I, Barcelon N, Biancaniello T (2003) Ventricular tachycardia during general anesthesia in a patient with congenital long QT syndrome. Can J Anaesth 50:398–403
25. Gallagher JD, Weindling SN, Anderson G, Fillinger MP (1998) Effects of sevoflurane on QT interval in a patient with congenital long QT syndrome. Anesthesiology 89:1569–73
26. Abe K, Takada K, Yoshiya I (1998) Intraoperative torsade de pointes ventricular tachycardia and ventricular fibrillation during sevoflurane anesthesia. Anesth Analg 86:701–702
27. Gombotz H, Anelli Monti M, Leitgeb N, Nürnberg M, Strohmer B (2009) Perioperative management of patients with implanted pacemakers or cardioverter/defibrillators. Recommendations of the Austrian Society for Anaesthesiology, Resuscitation and Intensive Care Medicine, the Austrian Society for Cardiology and the Austrian Soc. Anaesthesist 58:485–498
28. Kannankeril P, Roden DM, Darbar D (2010) Drug-induced long QT syndrome. Pharmacol Rev 62:760–781
29. Friederich P, Benzenberg D, Trellakis S, Urban BW (2001) Interaction of volatile anesthetics with human Kv channels in relation to clinical concentrations. Anesthesiology 95:954–958

30. Kleinsasser A, Loeckinger A, Lindner KH, Keller C, Boehler M, Puehringer F (2001) Reversing sevoflurane-associated Q-Tc prolongation by changing to propofol. Anaesthesia 56:248–250

31. Shimizu W, McMahon B, Antzelevitch C (1999) Sodium pentobarbital reduces transmural dispersion of repolarization and prevents torsades de Pointes in models of acquired and congenital long QT syndrome. J Cardiovasc Electrophysiol 10:154–164

32. Michaloudis DG, Kanakoudis FS, Xatzikraniotis a, Bischiniotis TS (1995) The effects of midazolam followed by administration of either vecuronium or atracurium on the QT interval in humans. Eur J Anaesthesiol 12:577–583

33. Schmeling WT, Warltier DC, McDonald DJ, Madsen KE, Atlee JL, Kampine JP (1991) Prolongation of the QT interval by enflurane, isoflurane, and halothane in humans. Anesth Analg 72:137–144

34. Yildirim H, Adanir T, Atay A, Katircioğlu K, Savaci S (2004) The effects of sevoflurane, isoflurane and desflurane on QT interval of the ECG. Eur J Anaesthesiol 21:566–5570

35. Whyte SD, Booker PD, Buckley DG (2005) The effects of propofol and sevoflurane on the QT interval and transmural dispersion of repolarization in children. Anesth Analg 100:71–77

36. Kleinsasser A, Kuenszberg E, Loeckinger A, Keller C, Hoermann C, Lindner KH, Puehringer F (2000) Sevoflurane, but not propofol, significantly prolongs the Q-T interval. Anesth Analg 90:25–27

37. Saarnivaara L, Klemola U-M, Lindgren L (1988) QT interval of the ECG, heart rate and arterial pressure using five non-depolarizing muscle relaxants for intubation. Acta Anaesthesiol Scand 32:623–628

38. Michaloudis DG, Kanakoudis FS, Petrou AM, Konstantinidou AS, Pollard BJ (1996) The effects of midazolam or propofol followed by suxamethonium on the QT interval in humans. Eur J Anaesthesiol 13:364–368

39. De Kam P-J, van Kuijk J, Prohn M, Thomsen T, Peeters P (2010) Effects of sugammadex doses up to 32 mg/kg alone or in combination with rocuronium or vecuronium on QTc prolongation: a thorough QTc study. Clin Drug Investig 30:599–611

40. Saarnivaara L, Simola M (1998) Effects of four anticholinesterase-anticholinergic combinations and tracheal extubation on QTc interval of the ECG, heart rate and arterial pressure. Acta Anaesthesiol Scand 42:460–463

41. Pleym H, Bathen J (1999) Ventricular fibrillation related to reversal of the neuromuscular blockade in a patient with long QT syndrome. Acta Anaesthesiol Scand 43:352–355

42. Kaltman JR, Ro PS, Stephens P, McBride MG, Cohen MI, Tanel RE, Vetter VL, Rhodes LA (2003) Effects of beta-adrenergic antagonists on the QT measurements from exercise stress tests in pediatric patients with long QT syndrome. Pediatr Cardiol 24:553–558

43. De Kam P-J, van Kuijk J, Smeets J, Thomsen T, Peeters P (2012) Sugammadex is not associated with QT/QTc prolongation: methodology aspects of an intravenous moxifloxacin-controlled thorough QT study. Int J Clin Pharmacol Ther 50:595–604

44. Blair J, Pruett J, Crumrine R, Balser J (1987) Prolongation of QT interval in association with the administration of large doses of opiates. Anesthesiology 67:442

45. Ay B, Fak AS, Toprak A, Göğüş YF, Oktay A (2003) QT dispersion increases during intubation in patients with coronary artery disease. J Electrocardiol 36:99–104

46. Badulak A (2013) Trends in reporting methadone-associated cardiac arrhythmia, 1997–2011: an analysis of registry data. J Emerg Med 45:483–484

47. Schwoerer AP, Blütner C, Brandt S, Binder S, Siebrands CC, Ehmke H, Friederich P (2007) Molecular interaction of droperidol with human ether-a-go-go-related gene channels: prolongation of action potential duration without inducing early afterdepolarization. Anesthesiology 106:967–976

48. Charbit B, Alvarez JC, Dasque E, Abe E, Démolis JL, Funck-Brentano C (2008) Droperidol and ondansetron-induced QT interval prolongation: a clinical drug interaction study. Anesthesiology 109:206–212

49. Apfel C, Greim C, Goepfert C, Grundt D (1998) Postoperatives Erbrechen Ein Score zur Voraussage des Erbrechensrisikos nach Inhalationsanaesthesien. Anaesthesist 47:732–740

50. Valenzuela C, Moreno C, de la Cruz A, Macías Á, Prieto Á, González T (2012) Stereoselective interactions between local anesthetics and ion channels. Chirality 24:944–950

51. Siebrands CC, Schmitt N, Friederich P (2005) Local anesthetic interaction with human ether-a-go-go-related gene (HERG) channels. Anesthesiology 103:102–112

52. Siebrands CC, Friederich P (2007) Structural requirements of human ether-a-go-go-related gene channels for block by bupivacaine. Anesthesiology 106:523–531

53. González T, Arias C, Caballero R, Moreno I, Delpón E, Tamargo J, Valenzuela C (2002) Effects of levobupivacaine, ropivacaine and bupivacaine on HERG channels: stereoselective bupivacaine block. Br J Pharmacol 137:1269–1279

54. Friederich P, Solth A, Schillemeit S, Isbrandt D (2004) Local anaesthetic sensitivities of cloned HERG channels from human heart: comparison with HERG/MiRP1 and HERG/MiRP1 T8A. Br J Anaesth 92:93–101

55. Borgeat A, Ekatodramis G, Blumenthal S (2004) Interscalene brachial plexus anesthesia with ropivacaine 5 mg/mL and bupivacaine 5 mg/mL: effects on electrocardiogram. Reg Anesth Pain Med 29:557–563

56. Siebrands CC, Binder S, Eckhoff U, Schmitt N, Friederich P (2006) Long QT 1 mutation KCNQ1A344V increases local anesthetic sensitivity of the slowly activating delayed rectifier potassium current. Anesthesiology 105:511–520

57. Behl S, Wauchob TD (2005) Long QT syndrome: anaesthetic management at delivery. Int J Obstet Anesth 14:347–350

58. Ackerman M, Khositseth A, Tester D (2002) Epinephrine-induced QT interval prolongation: a gene-specific paradoxical response in congenital long QT syndrome. Mayo Clin Proc 77:413–421

59. Zipes DP, Camm AJ, Borggrefe M et al (2006) ACC/AHA/ESC 2006 guidelines for management of patients with ventricular arrhythmias and the prevention of sudden cardiac death: a report of the American College of Cardiology/American Heart Association Task Force and the European Society of Cardiology Com. Circulation 114:385–484

60. Biarent D, Bingham R, Eich C, López-Herce J, Maconochie I, Rodríguez-Núñez A, Rajka T, Zideman D (2010) European resuscitation council guidelines for resuscitation 2010 section 6. Paediatric life support. Resuscitation 81:1364–1388

61. Mitsutake A, Takeshita A, Kuroiwa A, Nakamura M (1981) Usefulness of the Valsalva maneuver in management of the long QT syndrome. Circulation 63:1029–1035

62. Cave DM, Gazmuri RJ, Otto CW, Nadkarni VM, Cheng A, Brooks SC, Daya M, Sutton RM, Branson R, Hazinski MF (2010) Part 7: CPR techniques and devices: 2010 American Heart Association Guidelines for cardiopulmonary resuscitation and emergency cardiovascular care. Circulation 122:S720–S728

Anaesthesist 2015 · 64:711–723
DOI 10.1007/s00101-015-0081-z
Online publiziert: 8. September 2015
© Springer-Verlag Berlin Heidelberg 2015

Redaktion
H. Forst · Augsburg
T. Fuchs-Buder · Nancy
A. Heller · Dresden
M. Weigand · Heidelberg

M. Regner
Klinik für Anästhesiologie und Intensivtherapie, Universitätsklinikum Carl Gustav
Carus an der Technischen Universität Dresden, Dresden, Deutschland

Medizinprodukterecht für Anästhesisten

Zusammenfassung

Das Medizinprodukterecht ist ein vergleichsweise junges Rechtssystem, welches die in der Bundesrepublik Deutschland immer noch gut bekannte Medizingeräteverordnung abgelöst hat. Grundlage für das deutsche Medizinprodukterecht sind europäische Richtlinien, die mit dem Medizinproduktegesetz in nationales Recht umgesetzt werden. Das Medizinproduktegesetz ist ein Rahmengesetz und kennt eine Reihe von Verordnungen, die spezifische Themengebiete innerhalb des Medizinprodukterechts aufgreifen. In einzelnen Verordnungen wiederum wird Bezug auf Richtlinien, Empfehlungen usw. anderer Quellen genommen, die detaillierte fachliche Hinweise zu spezifischen Themen liefern. Insgesamt stellt das Medizinprodukterecht ein sehr komplexes Rechtssystem dar, welches auch aufgrund ständiger Aktualisierung und Anpassung permanent beobachtet werden muss. Im Artikel werden die Struktur und der Aufbau beschrieben, vor allem aber filtert der Artikel wesentliche Problemfelder, die beim Anwenden und Betreiben von Medizinprodukten, hier speziell von Anästhesisten, beachtet werden müssen.

Schlüsselwörter

Medizinproduktegesetz · Richtlinien · Empfehlungen · Anästhesisten · Problemfelder

Lernziele

Nach der Absolvieren dieser Fortbildungseinheit …
— kennen Sie die Grundstruktur des europäischen und deutschen Medizinprodukterechts.
— können Sie einschätzen, was ein Medizinprodukt ist und was die Voraussetzungen sind, diese in Verkehr zu bringen (zu verkaufen).
— kennen Sie wesentliche Anforderungen an Anwender und Betreiber.

Hintergrund

Basiswissen über den rechtlichen Rahmen beim Anwenden und Betreiben von Medizinprodukten ist gerade für Anästhesisten außerordentlich relevant, da im Fachgebiet traditionell eine Vielzahl von medizintechnischen Geräten zum Einsatz kommt. Da Anwender und Betreiber für diverse Rechtsverstöße auch persönlich haften können, müssen der gesetzliche Rahmen und die sich daraus ergebenden Anforderungen bekannt sein.

Struktur des Medizinprodukterechts

Das Medizinproduktegesetz (MPG; [1]) wurde 1994 veröffentlich und löste die Medizingeräteverordnung ab [endgültig zum 01.01.2002, Regelungen für das Betreiben und Anwenden von "Altgeräten" sind jedoch unverändert im § 15 MPBetreibV (**Medizinprodukte-Betreiberverordnung**) zu finden]. Inhaltlich verfolgt das MPG den Zweck, *den Verkehr mit Medizinprodukten zu regeln und dadurch für die Sicherheit, Eignung und Leistung der Medizinprodukte sowie die Gesundheit und den erforderlichen Schutz der Patienten, Anwender und Dritter zu sorgen.*

Grundlage des MPG sind europäischen Richtlinien zum Thema Medizinprodukte. Europäische Richtlinien haben den freien Warenverkehr in der Europäischen Union (EU) mit Produkten, die nach einem vergleichbaren Standard entwickelt, gefertigt und im Markt vertrieben werden, zum Ziel. Drei Medizinprodukte-Basisrichtlinien hat der Rat der EU erlassen:
— Richtlinie 90/385 EWG (aktive Implantate; [2]),
— Richtlinie 93/42 EWG (sonstige Medizinprodukte; [3]),
— Richtlinie 98/79/EG (in-vitro-Diagnostika; [4]).

Daneben existiert eine Reihe von Änderungsrichtlinien und Verordnungen, die auf den einschlägigen Seiten im Internet (www.dimdi.de) zu finden sind. Das MPG als deutsche Umsetzung der europäischen Richtlinien ist dabei ein sog. Rahmengesetz, zusätzlich zum MPG wurde eine Reihe von Rechtsverordnungen erlassen:

Das Medizinproduktegesetz (MPG) wurde 1994 veröffentlich und löste die Medizingeräteverordnung ab

Grundlage des MPG sind europäischen Richtlinien zum Thema Medizinprodukte

Das MPG als deutsche Umsetzung der europäischen Richtlinien ist ein sog. Rahmengesetz

Medical Devices Law for anesthesiologists

Abstract

The Medical Devices Law is a relatively new legal system, which has replaced the still well-known medical devices regulations in Germany. The Medical Devices Law in Germany is based on European directives, which have been translated into national law with the Medical Devices Act. The Medical Devices Act is a framework of regulations and incorporates a number of decrees that address specific topics within the medical devices directives and in turn individual regulations refer to guidelines and recommendations from other sources which provide detailed technical information on specific topics. Overall, the Medical Devices Act represents a very complex legal system, which needs to be permanently observed with respect to continuous updating and adjustment. In this article the design and the structure are described but most of all the article filters significant problem areas that need to be considered when using and operating medical devices, especially for anesthesiologists.

Keywords

Medical Devices Act · Guidelines · Recommendations · Anesthesiologists · Problem areas

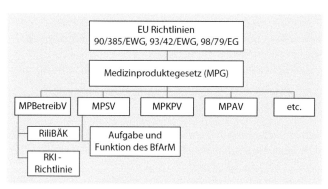

Abb. 1 ▲ Struktur des Medizinprodukterechts [Robert Koch-Institut (*RKI*), Bundesinstitut für Arzneimittel und Medizinprodukte (*BfArM*); *MPBetreibV* Medizinprodukte-Betreiberverordnung, *MPSV* Medizinprodukte-Sicherheitsplanverordnung, *MPKPV* Verordnung über klinische Prüfungen von Medizinprodukten, *MPAV* Verordnung über die Abgabe von Medizinprodukten und zur Änderung medizinprodukterechtlicher Vorschriften, *RiliBÄK* Richtlinie der Bundesärztekammer]

— Medizinprodukte-Betreiberverordnung (MPBetreibV; [5]),
— Medizinprodukte-Sicherheitsplanverordnung (MPSV; [6]),
— Verordnung über klinische Prüfungen von Medizinprodukten (MPKPV; [7]),
— Verordnung über die Abgabe von Medizinprodukten und zur Änderung medizinprodukterechtlicher Vorschriften (MPAV; [8]),
— DIMDI-Verordnung (DIMDIV; [9]),
— Verordnung über Medizinprodukte (MPV; [10]).

Unterhalb der Richtlinien der EU, des MPG bzw. der Rechtsverordnungen existieren Richtlinien oder Empfehlungen, z. B. der Bundesärztekammer oder des Robert Koch-Instituts (RKI), zu spezifischen Fragestellungen. So verweist beispielsweise die MPBetreibV in § 4a (Qualitätssicherung in medizinischen Laboratorien) auf eine entsprechende Richtlinie der Bundesärztekammer ([11]; RiliBÄK). In Konsequenz muss sich ein mit der Bearbeitung einer entsprechenden Aufgabe betrauter Mitarbeiter sowohl mit den EU-Richtlinien, mit dem MPG, mit relevanten Rechtsverordnungen, aber auch mit der entsprechenden fachlichen Untersetzung (z. B. mit der Richtlinie der Bundesärztekammer zur Qualitätssicherung laboratoriumsmedizinischer Untersuchungen) beschäftigen. Diese Aufgabe ist komplex; erschwerend kommt hinzu, dass alle Rechtsgrundlagen, vor allem aber auch die fachlichen Richtlinien und Empfehlungen, immer wieder geändert bzw. aktualisiert werden (◘ Abb. 1).

Anwender und Betreiber finden relevante Vorschriften zu ausgewählten Themen oft verteilt in verschiedenen Rechtsgrundlagen, d. h. man muss sich problemorientiert einen Überblick über die Relevanz der einzelnen rechtlichen Quellen verschaffen. Zum Thema „klinische Prüfung" müssen z. B. das MPG, die MPKPV und die MPSV beachtet werden, zum Thema „Anwenden von Medizinprodukten" sind mindestens das MPG, die MPBetreibV und die MPSV relevant, zusätzlich Richtlinien der Bundesärztekammer und Empfehlungen des RKI in der jeweils aktuellen Fassung.

Eine formale Zulassung von Medizinprodukten zum Vertrieb im europäischen Markt existiert nicht. Für Medizinprodukte werden grundlegende Anforderungen definiert, die in Anhang I der Richtlinie 93/42/EWG formuliert werden. Eine Erfüllung dieser grundlegenden Anforderungen ist die Voraussetzung, um Medizinprodukte innerhalb des europäischen Wirtschaftsraums verkaufen zu können. Ein sichtbares Zeichen für die Übereinstimmung eines Medizinprodukts mit den grundlegenden Anforderungen ist eine CE-Kennzeichnung. Diese signalisiert darüber hinaus, dass der Hersteller eine klinische Bewertung vorgenommen hat und dass ein **Konformitätsbewertungsverfahren** erfolgreich abgeschlossen wurde. Voraussetzung für diese drei Elemente (Erfüllung der grundlegenden Anforderung, klinische Bewertung, Durchführung eines Konformitätsbewertungsverfahrens) ist jedoch, dass diese innerhalb der vom Hersteller festgelegten Zweckbestimmung erfolgt ist. Dieser Festlegung der Zweckbestimmung kommt im gesamten Medizinprodukterecht eine herausragende Bedeutung zu. Ausschließlich der Hersteller darf diese Zweckbestimmung festlegen.

Was ist ein Medizinprodukt

Die Definition eines Medizinprodukts findet sich in § 3, Satz 1 des MPG:

1. Medizinprodukte sind alle einzeln oder miteinander verbunden verwendeten Instrumente, Apparate, Vorrichtungen, Software, Stoffe und Zubereitungen aus Stoffen oder andere Gegenstände einschließlich der vom Hersteller speziell zur Anwendung für diagnostische oder therapeutische Zwecke bestimmten und für ein einwandfreies Funktionieren des Medizinproduktes eingesetzten Software, die vom Hersteller zur Anwendung für Menschen mittels ihrer Funktionen zum Zwecke

Zum Thema „klinische Prüfung" müssen z. B. das MPG, die MPKPV und die MPSV beachtet werden

Zum Thema „Anwenden von Medizinprodukten" sind mindestens das MPG, die MPBetreibV und die MPSV relevant

Ein sichtbares Zeichen für die Übereinstimmung eines Medizinprodukts mit den grundlegenden Anforderungen ist eine CE-Kennzeichnung

Der Festlegung der Zweckbestimmung kommt im gesamten Medizinprodukterecht eine herausragende Bedeutung zu

a. der Erkennung, Verhütung, Überwachung, Behandlung oder Linderung von Krankheiten,

b. der Erkennung, Überwachung, Behandlung, Linderung oder Kompensierung von Verletzungen oder Behinderungen,

c. der Untersuchung, der Ersetzung oder der Veränderung des anatomischen Aufbaus oder eines physiologischen Vorgangs oder

d. der Empfängnisregelung

zu dienen bestimmt sind und deren bestimmungsgemäße Hauptwirkung im oder am menschlichen Körper weder durch pharmakologisch oder immunologisch wirkende Mittel noch durch Metabolismus erreicht wird, deren Wirkungsweise aber durch solche Mittel unterstützt werden kann.

In Abgrenzung zum Arzneimittel darf die bestimmungsgemäße Hauptwirkung nicht pharmakologisch, immunologisch oder metabolisch sein. Die Palette der Medizinprodukte reicht dabei vom Verbandsmaterial bis zu Bestrahlungsgeräten oder künstlichen Gelenken.

> **Die bestimmungsgemäße Hauptwirkung eines Medizinprodukts darf nicht pharmakologisch, immunologisch oder metabolisch sein**

Klassifizierung und Zweckbestimmung von Medizinprodukten

Mit der Klassifizierung des Medizinprodukts legt der Hersteller fest, nach welchem Konformitätsbewertungsverfahren er sein Produkt prüfen und bewerten lassen will. Die Klassifizierung erfolgt in Risikoklassen von I bis III und ist für Betreiber und Anwender mehr oder weniger irrelevant. Sie liefert höchstens einen Hinweis auf das dem Produkt innewohnende Gefährdungspotenzial, welches mit der Höhe der Risikoklasse steigt. So sind beispielsweise Hüftprothesen der Klasse III zuzuordnen, ein Fieberthermometer der Klasse I. Der Einteilung in Risikoklassen liegt die Annahme zugrunde, dass der Gefährdungsgrad von Medizinprodukten nicht gleich ist.

Die Zweckbestimmung (§ 3, Satz 10 MPG) ist für Betreiber und Anwender von außerordentlicher Relevanz, beschreibt der Hersteller doch in dieser, für welchen Verwendungszweck das Produkt eingesetzt werden darf:

> **Die Zweckbesimmung eines Medizinprodukts ist für Betreiber und Anwender von außerordentlicher Relevanz**

Zweckbestimmung ist die Verwendung, für die das Medizinprodukt in der Kennzeichnung, der Gebrauchsanweisung oder den Werbematerialien nach den Angaben des in Nr. 15 genannten Personenkreises bestimmt ist.

Anwender und Betreiber müssen die Zweckbestimmung der von ihnen angebotenen Medizinprodukte kennen. Der Hersteller hat Risiken und Gefährdungen und den klinischen Nutzen in aller Regel nur innerhalb der von ihm vorgegebenen Zweckbestimmung untersucht. Zur Zweckbestimmung gehören Aussagen über:

- die Patientengruppen, für die das Medizinprodukt vorgesehen ist (z. B. nur für Erwachsene ab 30 kg Körpergewicht);
- die Umgebungsbedingungen, unter denen das Medizinprodukt eingesetzt werden darf (z. B. *nicht* in Fahrzeugen des Rettungsdienstes);
- Anwendungsbeschränkungen (z. B. nur zur einmaligen Verwendung).

Bei Anwendung außerhalb der Zweckbestimmung übernimmt ein Anwender oder Betreiber in aller Regel ein hohes Risiko, dessen er sich bewusst sein muss.

Klinische Bewertung/Prüfung

> **Für alle Medizinprodukte ist die Eignung für den vorgesehenen Verwendungszweck anhand von klinischen Daten vom Hersteller nachzuweisen**

Für alle aktiven implantierbaren Medizinprodukte (AIMD) und alle sonstigen Medizinprodukte (MD) ist die Eignung für den vorgesehenen Verwendungszweck (Zweckbestimmung) anhand von klinischen Daten vom Hersteller nachzuweisen, und zwar mittels

- einer klinischen Prüfung des betreffenden Medizinprodukts oder
- klinischen Prüfungen oder sonstigen in der wissenschaftlichen Fachliteratur wiedergegebenen Studien über ein ähnliches Produkt, dessen Gleichartigkeit mit dem betreffenden Medizinprodukt nachgewiesen werden kann, oder

- veröffentlichten oder unveröffentlichten Berichten über sonstige klinische Erfahrungen entweder mit dem betreffenden Medizinprodukt oder einem ähnlichen Produkt, dessen Gleichartigkeit mit dem betreffenden Medizinprodukt nachgewiesen werden kann.

Die Bewertung der Daten bzw. die klinische Prüfung wird in § 19 bzw. § 20 MPG geregelt.
Dem Thema wird durch die Richtlinie 2007/43/EG [12] eine besondere Aufmerksamkeit zuteil. Dort wird im Erwägungsgrund Nr. 8 formuliert:

Im Hinblick auf die technischen Innovationen und die Entwicklung internationaler Initiativen ist es nötig, die Bestimmungen über die klinische Bewertung zu stärken, indem zum einen präzisiert wird, dass klinische Daten in der Regel für alle Produkte, ungeachtet ihrer Einstufung, erforderlich sind, und zum anderen die Möglichkeit eröffnet wird, die Daten über klinische Prüfungen zentral in der europäischen Datenbank zu erfassen.

Ziel ist nicht nur, die Eignung eines Medizinprodukts für den geplanten Verwendungszweck festzustellen, sondern auch, unerwünschte Wirkungen festzustellen und somit das in den grundlegenden Anforderungen genannte Nutzen-Risiko-Verhältnis bewerten zu können. Die Bundesregierung hat in Begründung zum Entwurf des Gesetzes zur Änderung medizinprodukterechtlicher und anderer Vorschriften vom 2. Juli 2009 dieses Ziel noch etwas konkretisiert:

Bei der klinischen Prüfung von Medizinprodukten steht der optimale Probanden- und Patientenschutz im Vordergrund.

Vor einem Einsatz eines Medizinprodukts ohne CE-Kennzeichen und ohne die Bedingungen der klinischen Prüfung einzuhalten, wird dringend abgeraten. Hersteller versuchen gelegentlich, die Anforderungen zur klinischen Prüfung zu unterlaufen, indem sie vornehmlich „nur" Daten zu wissenschaftlichen Fragestellungen am Patienten sammeln wollen. Anwender und Betreiber seien vor derartigen „wissenschaftlichen" Untersuchungen gewarnt, da die Voraussetzung für das Inverkehrbringen und die Inbetriebnahme nach § 6, Satz 1 MPG nicht erfüllt sind. Nach § 41, Satz 2 MPG kann dies mit einer Freiheitsstrafe bis zu einem Jahr oder einer Geldstrafe geahndet werden.

Vor einem Einsatz eines Medizinprodukts ohne CE-Kennzeichen wird gewarnt

Medizinproduktebeobachtungs- und -meldesystem

Das Medizinproduktebeobachtungs- und -meldesystem ist ein wesentliches Element des neuen Medizinprodukterechts. Das System stellt eine besondere Form der Marktüberwachung dar, welche auf das Erkennen und die Abwehr von Risiken zielt. Vorkommnisse beim Anwenden und Betreiben von Medizinprodukten sind in Deutschland der zuständigen Bundesoberbehörde, dem Bundesinstitut für Arzneimittel und Medizinprodukte (BfArM), zu melden. Zu dieser Meldung sind sowohl Hersteller und Betreiber, aber auch Anwender verpflichtet. Die gesetzliche Grundlage für die Meldung von Vorkommnissen sind sowohl das MPG als auch die **Medizinprodukte-Sicherheitsplanverordnung (MPSV)**.

Aktuell konkurriert das gesetzlich durch MPG und MPSV definierte Beobachtungs- und Meldesystem stark mit sog. **CIRS („critical incident reporting systems")**; diese sind vor allem unter dem Aspekt des allgemeinen Risikomanagements in Krankenhäusern und anderen Gesundheitseinrichtungen in den letzten 10 Jahren eingeführt worden. Seit Januar 2014 sind allerdings durch Umsetzung in § 137 1d SGB V [13] Fehlermeldesysteme in allen Krankenhäusern verbindlich einzuführen. In diesen Fehlermeldesystemen finden sich nicht selten Meldungen, die eigentlich der Definition eines Vorkommnisses mit Medizinprodukten entsprechen und demnach in die Meldepflicht der MPSV fallen. Oberstes Ziel unterschiedlicher Systeme (Medizinproduktebeobachtungs- und -meldesystem vs. Fehlermeldesysteme) ist die Sicherheit von Patienten, Anwendern und Dritten. Hier bleibt zu hoffen, dass die unterschiedlichen Systeme und Ansätze im Sinne des verbindenden Ziels konsolidiert werden und Nutzer der Systeme eine sehr niedrige Schwelle zum Abgeben ihrer Beobachtungen vorfinden.

Bezüglich der Vorkommnismeldung zu Medizinprodukten nach der MPSV gibt es klare Meldewege und Formulare, welche durch das BfArM zur Verfügung gestellt werden. Fehlermeldesysteme (CIRS) kennen unterschiedlichste Meldewege und Bearbeitungsroutinen. Dieser Zustand ist sicher

Vorkommnisse beim Anwenden und Betreiben von Medizinprodukten sind in Deutschland dem Bundesinstitut für Arzneimittel und Medizinprodukte (BfArM) zu melden

für Anwender von Medizinprodukten verwirrend und kann dazu führen, dass Meldungen weder gemäss dem Medizinproduktebeobachtungs- und -meldesystem noch in Fehlermeldesysteme eingegeben werden. Hier besteht Handlungsbedarf [14].

Medizinprodukte-Betreiberverordnung

Für Anwender und Betreiber von Medizinprodukten ist die MPBetreibV eine wichtige Grundlage, die allerdings selten solitär gelesen werden darf. So regelt beispielsweise § 14 MPG grundsätzlich, wann Medizinprodukte errichtet, betrieben oder angewendet werden dürfen. Die MPBetreibV definiert Forderungen, die beim Errichten, Betreiben, Anwenden und Instandhalten von Medizinprodukten erhoben werden. In dem Kontext wird immer wieder die Frage diskutiert, was konkret mit den Begriffen „Anwenden" und „Betreiben" gemeint ist, um entsprechende Zuständigkeiten festlegen zu können. Als „Anwender" wird in aller Regel eine Person definiert, die eigenverantwortlich ein Medizinprodukt gemäß der Zweckbestimmung des Herstellers/Lieferanten an einem Patienten anwendet und dabei die Anwendungsbeschränkungen kennt und beachtet. Eine Beschränkung auf eine Berufsgruppe existiert nicht; sowohl Ärzte als auch Pflegepersonal können Anwender sein. Eine Legaldefinition für den „Anwender" findet sich im Medizinprodukterecht genauso wenig wie eine Definition des „Betreibers", obwohl beiden eine Vielzahl von Aufgaben und Verantwortungen übertragen wird. Als „Betreiber" wird nach einem Urteil des Bundesverwaltungsgerichts angesehen, wer die tatsächliche Sachherrschaft über das Medizinprodukt hat, unabhängig von den Eigentumsverhältnissen. Der Betreiber hat dafür zu sorgen, dass organisatorische Voraussetzungen für den bestimmungsgemäßen Gebrauch von Medizinprodukten geschaffen werden, und ist verantwortlich für die Einhaltung der Vorschriften des Medizinprodukterechts, besitzt also eine große Organisationsverantwortung. Dies schließt zum einen die umfängliche Kenntnis der rechtlichen Vorgaben und zum anderen deren organisatorische Umsetzung im Verantwortungsbereich ein. Häufig sind Dienstvorgesetzte (Oberärzte, Stationsleiter usw.) in diesem Sinne Betreiber *und* Anwender.

Anwenden und Betreiben – Einweisung

Die Einweisung in Medizinprodukte ist ein zentrales Thema im gesamten deutschen Medizinprodukterecht. Der Gesetzgeber erwartet, dass Anwender jederzeit die Gewähr für die sachgerechte Handhabung eines Medizinprodukts geben können. Darunter wiederum wird eine Vielzahl von Faktoren subsummiert:

- Kenntnis der Zweckbestimmung,
- Kenntnis der Gebrauchsanweisung,
- Kenntnis der vorgeschriebenen Funktionsprüfung vor der Anwendung,
- Kenntnis des ordnungsgemäßen Betriebszustands,
- Kenntnis aller Bedienelemente und zugehöriger Funktionen,
- Wissen über patientengerechte Einstellung.

Um dies zu erreichen, gibt es allgemeine Anforderungen zum Errichten, Betreiben und Anwenden von Medizinprodukten, die in § 2, Satz 1 und 2 MPBetreibV so zusammengefasst sind:

(1) Medizinprodukte dürfen nur ihrer Zweckbestimmung entsprechend und nach den Vorschriften dieser Verordnung, den allgemein anerkannten Regeln der Technik sowie den Arbeitsschutz- und Unfallverhütungsvorschriften errichtet, betrieben, angewendet und in Stand gehalten werden.

(2) Medizinprodukte dürfen nur von Personen errichtet, betrieben, angewendet und in Stand gehalten werden, die dafür die erforderliche Ausbildung oder Kenntnis und Erfahrung besitzen.

Diese Forderung wird im § 5 MPBetreibV für Geräte der Anlage 1 [15] der MPBetreibV dahingehend verschärft, dass eine Systematisierung der Einweisung in diese Geräte vorgeschrieben wird. Geräte der Anlage 1 sind Medizinprodukte, bei denen der Gesetzgeber auch an anderer Stelle spezifische Forderungen definiert, offenbar weil er ein besonderes Potenzial an Gefährdung für Patienten bzw. Anwender sieht.

Eine Beschränkung auf eine Berufsgruppe existiert nicht; sowohl Ärzte als auch Pflegepersonal können Anwender sein

Die Einweisung in Medizinprodukte ist ein zentrales Thema im gesamten deutschen Medizinprodukterecht

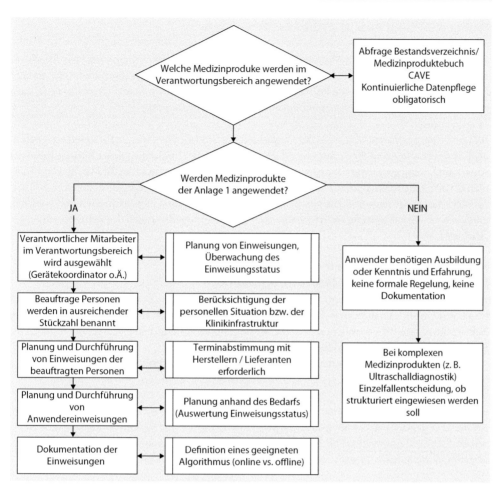

Abb. 2 ▲ Systematik zur Einweisung in Medizinprodukte

Für diese Medizinprodukte muss die Einweisung dokumentiert werden. Die Einweisung der Anwender in diese Medizinprodukte darf nur vom Hersteller, einer vom Hersteller hierzu befugten Person oder einer vom Betreiber beauftragten Person durchgeführt werden. Diese beauftrage Person darf wiederum nur vom Hersteller oder einer befugten Person, die im Einvernehmen mit dem Hersteller handelt, eingewiesen werden. Auch diese Einweisung ist zu dokumentieren. Letztendlich will der Gesetzgeber eine gleichbleibend hohe Qualität der Einweisungen erreichen und sieht daher vor, diese „beauftragten Personen" zu definieren. Die „Beauftragung" erfolgt vom Betreiber (dem Dienstvorgesetzten). Man muss unterstellen, dass der Gesetzgeber damit auch erreichen wollte, dass diesem Mandat nicht nur eine Pflicht, sondern auch Arbeitszeit zur Erfüllung dieser Aufgabe zugesprochen wird. Hier ist in der Praxis häufig hohes Verbesserungspotenzial festzustellen. Man muss sich allerdings vor allem als Betreiber darüber im Klaren sein, dass geringe zeitliche Ressourcen kein akzeptierter Grund sind, gesetzliche Vorgaben nicht einzuhalten.

Die häufig anzutreffende Meinung, dass wer als Anwender bei einer „Herstellereinweisung" anwesend war, automatisch andere einweisen darf, ist falsch. Der Einweisung der beauftragten Person durch den Hersteller wird inhaltlich eine andere Tiefe zugesprochen wie der Einweisung der Anwender (§ 5 MPBetreibV), dies nach dem Prinzip, dass der Lehrer immer mehr wissen sollte als die Schüler. In der MPBetreibV lesen sich die Anforderungen für die beauftragten Personen wie folgt:

*(1) Der Betreiber darf ein in der Anlage 1 aufgeführtes Medizinprodukt nur betreiben, wenn zuvor der Hersteller oder eine dazu befugte Person, die im Einvernehmen mit dem Hersteller handelt, 2. die vom Betreiber **beauftragte Person** anhand der Gebrauchsanweisung sowie beigefügter sicherheitsbezogener Informationen und Instandhaltungshinweise in die sachgerechte Handhabung, Anwendung und den Betrieb des Medizinproduktes sowie in die zulässige Verbindung mit anderen Medizinprodukten, Gegenständen und Zubehör eingewiesen hat.*

Die Einweisung der Anwender in die Medizinprodukte darf nur vom Hersteller, einer vom Hersteller hierzu befugten Person oder einer vom Betreiber beauftragten Person durchgeführt werden

Die häufig anzutreffende Meinung, dass wer als Anwender bei einer „Herstellereinweisung" anwesend war, automatisch andere einweisen darf, ist falsch

Für Anwender gelten etwas „abgeschwächte" Forderungen:

(2) In der Anlage 1 aufgeführte Medizinprodukte dürfen nur von Personen angewendet werden, die die Voraussetzungen nach § 2 Abs. 2 erfüllen und die durch den Hersteller oder durch eine nach Absatz 1 Nr. 2 vom **Betreiber beauftragte Person** *unter Berücksichtigung der Gebrauchsanweisung in die sachgerechte Handhabung dieses Medizinproduktes eingewiesen worden sind.*

Klar und transparent muss daher in der Organisation geklärt werden, welche Personen vom Betreiber beauftragt werden. Diese Personen sind dann intern für die Durchführung der Einweisungen der Anwender (streng genommen für Medizinprodukte der Anlage 1) zuständig (◘ Abb. 2). Unbenommen davon bleibt, dass auch der Hersteller oder vom Hersteller hierzu befugte Personen (z. B. Fachhändler) Anwender einweisen dürfen, man muss aber stets klar unterscheiden, auch und vor allem inhaltlich, ob die Einweisung für Anwender oder für beauftragte Personen des Betreibers durchgeführt wird.

Anwenden und Betreiben – Inbetriebnahme und Funktionsprüfung von Medizinprodukten

Zur Inbetriebnahme gehört zunächst die Feststellung, ob das Medizinprodukt sicher anwendbar ist

Das Thema Inbetriebnahme bzw. Funktionsprüfung findet sich an diversen Stellen im Medizinprodukterecht, so im MPG, vor allem aber in der MPBetreibV. Zur Inbetriebnahme gehört zunächst die Feststellung, ob das Medizinprodukt sicher anwendbar ist.
    Zu Funktionsprüfungen vor der Anwendung macht die MPBetreibV in § 2 Vorgaben:

(5) Der Anwender hat sich vor der Anwendung eines Medizinproduktes von der Funktionsfähigkeit und dem ordnungsgemäßen Zustand des Medizinproduktes zu überzeugen und die Gebrauchsanweisung sowie die sonstigen beigefügten sicherheitsbezogenen Informationen und Instandhaltungshinweise zu beachten. Satz 1 gilt entsprechend für die mit dem Medizinprodukt zur Anwendung miteinander verbundenen Medizinprodukte sowie Zubehör einschließlich Software und anderen Gegenständen.

Der Anwender muss in der Lage, also ausreichend geschult sein, um die Funktionsfähigkeit und den ordnungsgemäßen Zustand des Medizinprodukts einschätzen zu können

Diese Forderung impliziert, dass der Anwender in der Lage, also ausreichend geschult ist, um diese Einschätzung (Funktionsfähigkeit und ordnungsgemäßer Zustand) treffen zu können. Diese Forderung gilt unabhängig von der technischen Auslegung des Geräts. Der Anwender muss dies auch bei nicht vorhandenem vollautomatischen Selbsttest eines medizintechnischen Geräts gewährleisten können. Im Einzelfall muss er hier seine Kenntnisse zur Funktionsprüfung gerätespezifisch ergänzen. So hat beispielsweise die Deutsche Gesellschaft für Anästhesiologie und Intensivmedizin (DGAI) das Problem aufgegriffen, dass Narkosegeräte zwar am Morgen eines Operationstages, also vor der ersten Anwendung, geprüft werden, aber häufig nicht zwischen einzelnen Punkten im OP-Programm. Daraus wurde eine umfangreiche und herstellerunabhängige Empfehlung zur Prüfung der Funktionsfähigkeit vor der Anwendung, bei Wiederholungsanwendungen am gleichen Arbeitstag und im Notfall. Das Beispiel soll zeigen, dass häufig Informationsquellen außerhalb des Medizinprodukterechts genutzt werden müssen, um alle Anforderungen, die im Zusammenhang mit der sicheren Anwendung von Medizinprodukten gestellt werden, erfüllen zu können. Dies wiederum ist Thema für die Einweisung und stellt somit hohe Anforderungen an die „beauftragten Personen".

Im Unterschied zur Funktionsprüfung beschreibt die Inbetriebnahme eher einen singulären Vorgang. Für Medizinprodukte der Anlage 1 wird bei der Inbetriebnahme u. a. eine Funktionsprüfung durch den Hersteller vorgeschrieben. Diese ist genauso zu dokumentieren, wie die Einweisung der „beauftragten Person". Mit dieser Funktionsprüfung bei Inbetriebnahme soll sichergestellt werden, dass vor allem bei Geräten der Anlage 1 zwischen der Endprüfung beim Hersteller und der Anwendung am Patienten kein Problem im Gerät aufgetreten ist, welches der Anwender nicht ohne Weiteres beheben bzw. erkennen kann. Diese vorgeschriebene Funktionsprüfung vor der ersten Inbetriebnahme muss organisatorisch klar geregelt werden.

Anwenden und Betreiben – hygienische Aufbereitung

Die hygienische Aufbereitung wird seit der Änderung der MPBetreibV 2014 im § 4 beschrieben:

(1) Die Aufbereitung von bestimmungsgemäß keimarm oder steril zur Anwendung kommenden Medizinprodukten ist unter Berücksichtigung der Angaben des Herstellers mit geeigneten validierten Verfahren so durchzuführen, dass der Erfolg dieser Verfahren nachvollziehbar gewährleistet ist und die Sicherheit und Gesundheit von Patienten, Anwendern oder Dritten nicht gefährdet wird. Dies gilt auch für Medizinprodukte, die vor der erstmaligen Anwendung desinfiziert oder sterilisiert werden.

Eine ordnungsgemäße Aufbereitung wird vermutet, wenn die gemeinsame Empfehlung der Kommission für Krankenhaushygiene und Infektionsprävention (KRINKO) am RKI und des BfArM zu den Anforderungen an die Hygiene bei der Aufbereitung von Medizinprodukten beachtet wird. Durch die Einbindung dieser Empfehlung in die MPBetreibV bekommt diese den Status einer Rechtsnorm, deren Einhaltung dringend geboten ist. Die Einhaltung setzt selbstverständlich die Kenntnis der Empfehlung voraus. Zu beachten ist, dass auch diese Empfehlung zyklischen Änderungen unterworfen ist. Da das Thema der hygienischen Aufbereitung bzw. im Besonderen der Probleme mit der Hygiene in der Öffentlichkeit stark wahrgenommen wird, sollte der Betreiber dem große Aufmerksamkeit widmen und zumindest die folgenden Bereiche klar Regeln [16]:

1. erforderliche Sachkenntnis des Personals,
2. Validierung des Aufbereitungsprozesses,
3. manuelle Reinigung und Desinfektion (z. B. Endoskopie),
4. räumliche Voraussetzungen.

Vor allem dem Thema Standardisierung, Validierbarkeit und Rückverfolgbarkeit muss bei der Wahl der Aufbereitungsverfahren große Aufmerksamkeit geschenkt werden (z. B. Aufbereitung von Bronchoskopen!).

Anwenden und Betreiben – Laborgeräte in der patientennahen Sofortdiagnostik

Analog zur Aufbereitung wird auch das Thema der Qualitätssicherung laboratoriumsmedizinischer Untersuchungen in der MPBetreibV (§ 4a) geregelt. Die fachliche Umsetzung erfolgt allerdings in einer Richtlinie der Bundesärztekammer. Beim Verweis auf die Richtlinie zeigt sich auch ein Mangel dieses weit verzweigten Systems an Gesetzen, Rechtsverordnungen, Richtlinien und Empfehlungen. Die Richtlinie der Bundesärztekammer zur Qualitätssicherung laboratoriumsmedizinischer Untersuchungen wurde 2014 geändert, in der MPBetreibV findet sich allerdings noch ein Verweis auf ein veraltetes Dokument. Hier ist die Empfehlung, die aktuelle Richtlinie zu verwenden.

Die Inhalte der Richtlinie komplett wiederzugeben, würde den Rahmen dieses Artikels sprengen; es soll auf wesentliche Punkte eingegangen werden. Eine entscheidende Aussage gerade für Anästhesisten oder Intensivmediziner ist, dass es bezüglich der Qualitätssicherungsmaßnahmen keine Unterschiede zwischen dem Vorgehen in einem zentralen Labor und im Bereich der patientennahen Sofortdiagnostik („point of care testing", POCT) gibt.

Die Richtlinie besteht aus einem allgemeinen Teil A (Anforderungen für alle in den Teilen B beschriebenen Qualitätskontrollmaßnahmen) und mittlerweile 5 verschiedenen Teilen B.

Im Teil A soll nur auf zwei Aspekte hingewiesen werden:
- Anforderungen zur Dokumentenlenkung,
- Forderungen zur Schulung des Personals.

Zum ersten Punkt wird im Teil A unter dem Punkt 6 (laboratoriumsmedizinische Untersuchungen) zu verschiedenen Phasen einer Laboranalyse (Präanalytik, Untersuchung, Postanalytik) gefordert, dass zu jedem Zeitpunkt die Person, welche die Analyse anfordert und in Folge freigibt, identifiziert werden kann. Dies stellt im Bereich der patientennahen Sofortdiagnostik (im OP, auf Intensivtherapiestationen usw.) einen hohen organisatorischen Aufwand dar. Hier muss zwischen den Berufsgruppen (Ärzte, Pflege, Labor, IT, Medizintechnik) der Prozess von der Abnahme der Probe bis zur Frei-

Eine ordnungsgemäße Aufbereitung wird vermutet, wenn die entsprechende gemeinsame Empfehlung der KRINKO am RKI und des BfArM beachtet wird

Bezüglich der Qualitätssicherungsmaßnahmen gibt es keine Unterschiede zwischen dem Vorgehen in einem zentralen Labor und im Bereich der patientennahen Sofortdiagnostik („point of care testing", POCT)

gabe des Ergebnisses und für die einzelnen Prozessschritte eine adäquate Umsetzung gefunden werden. Vor allem müssen die Arbeitsabläufe im OP und die Möglichkeiten zur Analyse (Gerätestandorte) betrachtet und mit Blick auf diese Anforderungen optimiert werden.

Ein zweiter Punkt sind Anforderungen im Punkt 5 (Ressourcen):

Für alle Mitarbeiter muss eine regelmäßige fachbezogene Schulung und Fortbildung sichergestellt werden. Erfolgte Schulungen und Fortbildungen sind zu dokumentieren.

Diese Forderung deckt sich mit der zu den Geräten der Anlage 1 der MPBetreibV; zusätzlich werden hier Wiederholungen gefordert, die es so in der MPBetreibV nicht gibt. Im Rahmen der allgemeinen Organisationsverantwortung kann man hier überlegen, ob man die internen Einweisungsorganisationen für Medizinprodukte der Anlage 1 und für Laborsysteme nach dem gleichen Schema abbildet (Durchführung, Dokumentation usw.).

Spezielle Teile B zur Beschreibung der eigentlichen Qualitätskontrollen gibt es für:
- quantitative laboratoriumsmedizinische Untersuchungen (B1),
- qualitative laboratoriumsmedizinische Untersuchungen (B2),
- direkten Nachweis und Charakterisierung von Infektionserregern (B3),
- Ejakulatuntersuchungen (B4),
- molekulargenetische und zytogenetische laboratoriumsmedizinische Untersuchungen (B5).

Wegen der Relevanz für die Anästhesie und die Intensivmedizin wird im Folgenden nur auf den Teil B1 eingegangen. Beschrieben werden darin interne und externe Qualitätssicherungen – letztere werden auch als **Ringversuche** bezeichnet. Die interne Qualitätssicherung ist eine offene Qualitätssicherung; das Ergebnis ist dem Prüfer bekannt und kann somit unmittelbar bewertet werden. In der Regel müssen die verwendeten Geräte 2-mal täglich einer Qualitätskontrolle unterzogen werden, Ausnahmen gibt es nur für sog. **„Unit-use"-Geräte**; dies sind Geräte bei denen die Reagenzien für Einzelbestimmungen portioniert und mit einer Untersuchung verbraucht sind. Übliche Geräte sind hier z. B. Teststreifengeräte zur Bestimmung von Glukose im Vollblut.

Die Ergebnisse der internen Qualitätssicherungsmaßnahmen werden sofort anhand der Grenzen in der Richtlinie bewertet. Alle QS/QC-Maßnahmen werden außerdem nach Beendigung einer Kontrollperiode (in der Regel ein Kalendermonat) statistisch bewertet. Da diese Bewertung alle Messparameter umfasst, wird spätestens hier klar, dass man für die Aufgaben der Bewertung eine IT-Applikation einsetzen sollte. An diese sollten alle Laborgeräte, unabhängig vom Standort, angeschlossen werden, sodass eine zentrale Überwachung und Bewertung aller QS/QC-Maßnahmen möglich ist. Eine Vereinheitlichung bzw. Standardisierung bei bestimmten Gerätetypen (z. B. Blutgasanalytik, Glukosebestimmung) erleichtert hier den Anschluss an zentrale IT-Lösungen.

Die externe Qualitätssicherung (Ringversuch) wird als verdeckte Probe durchgeführt. Einmal im Quartal wird eine von einer Referenzinstitution zur Verfügung gestellte Probe vermessen, und das Ergebnis wird von der Referenzinstitution bewertet. Die Einrichtung erhält über die Teilnahme und das Ergebnis des Ringversuchs eine Bescheinigung.

Auch bei diesem Thema der Qualitätssicherung in medizinischen Laboratorien gilt, dass ein klar beauftragter Personenkreis sich mit dem Thema so intensiv beschäftigen muss, dass er eine für die jeweilige Einrichtung passende Lösung definiert und diese auch immer wieder validiert und prüft bzw. an sich ändernde Anforderungen anpasst.

Fazit

- Das Medizinprodukterecht stellt ein umfassendes Rechtssystem dar. Der Artikel soll helfen, einen aktuellen Überblick über die Thematik zu bekommen, und einen Hinweis darauf geben, dass dieses Rechtssystem einer permanenten Beobachtung bedarf.
- Es sollte klar werden, dass es vielfältige Beziehungen zwischen europäischen Richtlinien, deren deutscher Umsetzung im Medizinprodukterecht und der Mitgeltung von fachbezogenen Richtlinien usw. gibt.
- Zur Umsetzung der Vorgaben und Vorschriften müssen geeignete Mitarbeiter zur Verfügung stehen; Anwendern müssen praktikable einrichtungsorientierte Lösungen bekannt sein.

In der Regel müssen die verwendeten Geräte 2-mal täglich einer Qualitätskontrolle unterzogen werden

- Voraussetzungen für einrichtungszentrierte Umsetzungen der rechtlichen Vorgaben sind die eindeutige Übertragung von Verantwortlichkeiten für dieses Themengebiet und eine klare Analyse der Ist-Situation.
- Anforderungen müssen so aufbereitet werden, dass der Anwender in der Lage ist, diese zu verstehen und umzusetzen.

Korrespondenzadresse

M. Regner MBA
Klinik für Anästhesiologie und Intensivtherapie
Universitätsklinikum Carl Gustav Carus an der Technischen Universität Dresden
Fetscherstraße 74, 01307 Dresden
Maic.Regner@uniklinikum-dresden.de

Einhaltung ethischer Richtlinien

Interessenkonflikt. M. Regner gibt an, dass kein Interessenkonflikt besteht.

Dieser Beitrag beinhaltet keine Studien an Menschen oder Tieren.

Literatur

1. Gesetz über Medizinprodukte (Medizinproduktegesetz – MPG) (2014) Medizinproduktegesetz in der Fassung der Bekanntmachung vom 7. August 2002 (BGBl. I S. 3146), das zuletzt durch Artikel 16 des Gesetzes vom 21. Juli 2014 (BGBl. I S. 1133) geändert worden ist
2. Richtlinie 90/385/EWG des Rates vom 20. Juni 1990 zur Angleichung der Rechtsvorschriften der Mitgliedstaaten über aktive implantierbare medizinische Geräte. Amtsblatt Nr. L 189 vom 20.07.1990S. 0017–0036. 1990, zuletzt geändert durch Artikel 1 der Richtlinie 2007/47/EG (ABl. Nr. L 247 vom 21. 9. 2007, S. 21)
3. Richtlinie 93/42/EWG des Rates vom 14. Juni 1993 über Medizinprodukte. Amtsblatt Nr. L 169 vom 12/07/1993S. 0001–0043. 1993, zuletzt geändert durch Artikel 2 der Richtlinie 2007/47/EG (ABl. Nr. L 247 vom 21. 9. 2007, S. 21)
4. Richtlinie 98/79/EG des europäischen Parlaments und des Rates vom 27. Oktober 1998 über In-vitro-Diagnostika. ABl. L 331 vom 7.12.1998, S. 1. 1998, zuletzt geändert durch Richtlinie 2011/100/EU (ABl. Nr. L 341 vom 22.12. 2011, S. 50)
5. Verordnung über das Errichten, Betreiben und Anwenden von Medizinprodukten (Medizinprodukte-Betreiberverordnung – MPBetreibV) (2014) Medizinprodukte-Betreiberverordnung in der Fassung der Bekanntmachung vom 21. August 2002 (BGBl. I S. 3396), die zuletzt durch Artikel 3 der Verordnung vom 11. Dezember 2014 (BGBl. I S. 2010) geändert worden ist
6. Verordnung über die Erfassung, Bewertung und Abwehr von Risiken bei Medizinprodukten (Medizinprodukte-Sicherheitsplanverordnung – MPSV) (2014) Medizinprodukte-Sicherheitsplanverordnung vom 24. Juni 2002 (BGBl. I S. 2131), die zuletzt durch Artikel 4 der Verordnung vom 25. Juli 2014 (BGBl. I S. 1227) geändert worden ist
7. Verordnung über klinische Prüfungen von Medizinprodukten (MPKPV) (2014) Verordnung über klinische Prüfungen von Medizinprodukten vom 10. Mai 2010 (BGBl. I S. 555), die durch Artikel 3 der Verordnung vom 25. Juli 2014 (BGBl. I S. 1227) geändert worden ist
8. Verordnung zur Regelung der Abgabe von Medizinprodukten (Medizinprodukte-Abgabeverordnung – MPAV) (2014) Medizinprodukte-Abgabeverordnung vom 25. Juli 2014 (BGBl. I S. 1227), die durch Artikel 4 der Verordnung vom 19. Dezember 2014 (BGBl. I S. 2371) geändert worden ist
9. Verordnung über das datenbankgestützte Informationssystem über Medizinprodukte des Deutschen Instituts für Medizinische Dokumentation und Information (DIMDI-Verordnung – DIMDIV) (2014) DIMDI-Verordnung vom 4. Dezember 2002 (BGBl. I S. 4456), die zuletzt durch Artikel 5 der Verordnung vom 25. Juli 2014 (BGBl. I S. 1227) geändert worden ist
10. Verordnung über Medizinprodukte (Medizinprodukte-Verordnung – MPV) (2010) Medizinprodukte-Verordnung vom 20. Dezember 2001 (BGBl. I S. 3854), die zuletzt durch Artikel 2 der Verordnung vom 10. Mai 2010 (BGBl. I S. 542) geändert worden ist
11. Vorstand der Bundesärztekammer (2014) Richtlinie der Bundesärztekammer zur Qualitätssicherung laboratoriumsmedizinischer Untersuchungen. Dtsch Arztebl 111:1583–1618
12. Richtlinie 2007/47/EG des europäischen Parlaments und des Rates vom 5. September 2007 zur Änderung der Richtlinien 90/385/EWG des Rates zur Angleichung der Rechtsvorschriften der Mitgliedstaaten über aktive implantierbare medizinische Geräte und 93/42/EWG des Rates über Medizinprodukte sowie der Richtlinie 98/8/EG über das Inverkehrbringen von Biozid-Produkten. Amtsblatt der Europäischen Union L 247 vom 21.9.2007, S. 21
13. Sozialgesetzbuch (SGB) Fünftes Buch (V) – Gesetzliche Krankenversicherung – (Artikel 1 des Gesetzes v. 20. Dezember 1988, BGBl. I S. 2477). Das Fünfte Buch Sozialgesetzbuch – Gesetzliche Krankenversicherung – (Artikel 1 des Gesetzes vom 20. Dezember 1988, BGBl. I S. 2477, 2482), das durch Artikel 2 des Gesetzes vom 15. April 2015 (BGBl. I S. 583) geändert worden ist
14. Regner M, Osmers A, Hübler M (2012) Kritische Ereignisse mit Medizinprodukten. Anaesthesist 61:452–456
15. Spezifikation der Anlage 1 der MPBetreibV. 7-8-2013. http://www.dimdi.de/static/de/mpg/recht/index.htm. Zugegriffen: 01. Sept. 2014
16. Thiede B (2013) Die neue KRINKO-BfArM-Empfehlung – Anforderungen an die Hygiene bei der Aufbereitung von Medizinprodukten aus der Sicht einer zuständigen Überwachungsbehörde. Krankenhaus-Hygiene + Infektionsverhütung 35:75–78

Anaesthesist 2015 · 64:795–809
DOI 10.1007/s00101-015-0096-5
Online publiziert: 15. Oktober 2015
© Springer-Verlag Berlin Heidelberg 2015

Redaktion
H. Forst · Augsburg
T. Fuchs-Buder · Nancy
A. Heller · Dresden
M. Weigand · Heidelberg

CrossMark

F. Einhaus[1] · C.-A. Greim[2]
[1] Klinik und Poliklinik für Anästhesiologie, Universitätsklinikum Erlangen, Erlangen, Deutschland
[2] Klinik für Anästhesiologie, Intensiv- und Notfallmedizin, Klinikum Fulda, Fulda, Deutschland

Allgemeine Grundlagen der Sonographie, Teil 1

Physikalische Prinzipien, bildgebende und Dopplerverfahren

Zusammenfassung
Die Sonographie ist ein bildgebendes Verfahren, das seit der Einführung von portablen hochwertigen Sonographiegeräten in Anästhesiologie und Intensivmedizin breit genutzt wird. Die Darstellung von qualitativ hochwertigen Bildern hängt ab von den physikalischen Interaktionen der Ultraschallwellen mit dem Körpergewebe. Ein grundliegendes Verständnis für die Implementierung der Akustik in die Akquise von Sonogrammen ist für den Anwender der Sonographie essenziell. Der vorliegende Beitrag gibt einen Überblick über die zugrunde liegenden Technologien, die zur Erzeugung von Ultraschall sowie zum Empfang der Echosignale und zur Weiterverarbeitung der Signale zu Grautonbildpunkten beitragen und damit ein Bild der akustischen Querschnittsebene liefern.

Schlüsselwörter
Ultraschall · Doppler-Shift · Echosignal · Frequenz · Blutströmungsgeschwindigkeit

Lernziele

Nach der Lektüre dieses Beitrags …
- verstehen Sie die physikalischen Prinzipien der Sonographie.
- kennen Sie die technischen Grundlagen für die sonographische Bildgebung.
- können Sie die Begriffe Impuls-Echo-Verfahren und Dopplereffekt erklären.
- wissen Sie, wie Echosignale in optische Bildpunkte umgewandelt werden.
- können Sie die Verfahren der Dopplersonographie erläutern.

Einleitung

Die Sonographie wird von Anästhesisten gleichermaßen im OP-Bereich, auf den Intensiv- und Intermediate-Care-Stationen, im Aufwachraum, ggf. in der Prämedikationsambulanz und im Schockraum sowie in der Notfallversorgung genutzt. Im Fachgebiet Anästhesiologie ist ihr breitgestreuter Einsatz mit dem Begriff „Anästhesie Fokussierte Sonographie" (AFS) hinterlegt. Er wird in speziellen **Kursen** der Deutschen Gesellschaft für Anästhesiologie und Intensivmedizin (DGAI) gelehrt. Der vorliegende Beitrag gibt einen Überblick über die allgemeinen Grundlagen der Sonographie.

Physikalische Grundlagen

Moderne Ultraschallsysteme unterstützen Anästhesisten und Intensivmediziner sowohl in der Diagnostik als auch bei Interventionen. Die humanbiologischen Effekte der Ultraschallwellen sind durch Anwendung von technischen Normen für den Patienten ungefährlich. Ohne profunde Kenntnisse um die physikalischen Grundlagen können dem Anwender jedoch zahlreiche technische und praktische Fehler unterlaufen, die **falsche Interpretationen** nach sich ziehen und unnötige Risiken für den Patienten darstellen.

Schallwellen und Ultraschall

Ultraschall besteht aus **akustischen Wellen** („Schallwellen"), die sich größtenteils longitudinal in einem schwingungsfähigen Medium ausbreiten und für das menschliche Ohr wegen ihrer hohen Frequenzen nicht wahrnehmbar sind. In der Medizin werden hauptsächlich Ultraschallfrequenzen zwischen 2 und 15 MHz (1 MHz = 1.000.000 Schwingungen/s) verwendet.

In der Sonographie entstehen die Wellen durch die elektrische Anregung von speziellen Kristallen, die in der Schallsonde meist linear oder als Matrix angeordnet sind. Diese auch als **Piezo-Element**, Schallwandler oder Wandlerelement bezeichneten Kristalle werden durch eine hochfrequente Wechselspannung in **Schwingungen** versetzt, die sich von der Sonde ausgehend auf die angekoppelte Körperregion übertragen.

Randspalte links:

In der Anästhesiologie ist der Sonographieeinsatz mit dem Begriff „Anästhesie Fokussierte Sonographie" hinterlegt

Die humanbiologischen Effekte der Ultraschallwellen sind für den Patienten ungefährlich

In der Sonographie entstehen die Wellen durch die elektrische Anregung spezieller Kristalle

General principles of sonography, part 1. Basic physics, imaging and Doppler techniques

Abstract

Sonography is an imaging technique that has been widely used in anesthesiology and intensive care medicine since the introduction of highly sophisticated portable ultrasound instruments. The production of good quality images depends on the physical interactions of ultrasound with body tissues and a basic understanding of the acoustic principles involved in the acquisition of ultrasound images is essential for sonographers. This article gives an overview of the underlying technology which is used to produce ultrasound signals, receive the echo signals and further process the echo signals into grey scale pixels to render an image of the acoustic cross-sectional plane.

Keywords

Ultrasound · Doppler shift · Echo signal · Frequency · Blood flow velocity

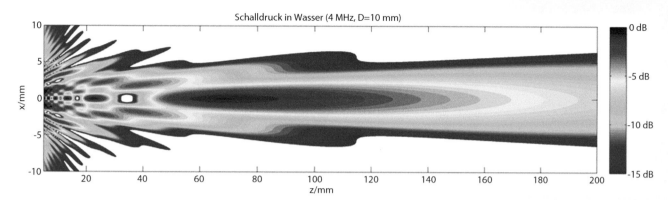

Schalldruck in Wasser (4 MHz, D=10 mm)

Abb. 1 ▲ Schallfeld eines einzelnen 4-MHz-Ultraschallwandlers mit rot codierten hohen und blau codierten niedrigen Schalldruckamplituden. (Quelle: M. Lenz, Wikipedia, public domain)

Die Schwingungen entwickeln den Charakter eines **mechanischen Druckimpulses**, der sich in Form von periodischen Verdichtungen und Verdünnungen entlang des Gewebes ausbreitet und in die Tiefe fortgeleitet wird. Dabei entwickelt sich ein charakteristisches Schallfeld, in dem die Signale mit hoher Amplitude einen Fokus und diejenigen mit niedrigerer Amplitude ein typisches Nah- und Fernfeld bilden (◘ **Abb. 1**).

Die wellenförmig fortgeleiteten Druckimpulse gelangen im Gewebe an zahlreiche Orte, in denen Gewebeabschnitte unterschiedlicher Dichte aneinandergrenzen. Diese Grenzflächen sind starke Reflektoren für die Ultraschallwellen, sodass ein Teil der Impulse seine Richtung ändert oder sogar komplett reflektiert wird. Die reflektierten Wellen gelangen aus der Tiefe des Gewebes wiederum als Druckimpulse zurück zur Schallsonde. Dort lösen sie als sog. **Echosignale** elektrische Polarisierungen innerhalb der Quarzkristalle aus, die als hochfrequente elektrische Wechselspannung im Ultraschallsystem weiterverarbeitet werden und die Grundlage für den sonographischen Bildaufbau liefern.

In der Physik wird die Umwandlung von mechanischen Impulsen in elektrische Signale als „Piezo-Effekt" bezeichnet, die Umwandlung von elektrischen Signalen in mechanische Impulse dagegen als „umgekehrter Piezo-Effekt". Die dahinter stehenden Phänomene sind Grundlage dafür, dass Ultraschallsonden sowohl als Sender wie auch als Empfänger von Ultraschallwellen agieren. Wesentliche Voraussetzung für die sonographische Bildgebung ist die Reflexion von Ultraschallwellen im Gewebe (◘ **Abb. 2**). Je höher der Dichteunterschied innerhalb des Mediums ist, desto mehr Widerstand setzt die reflektierende Grenzfläche den Schallwellen entgegen („Impedanz") und umso höher ist der Anteil der reflektierten Schallwellen („Echosignale").

Grundsätzlich werden die Ultraschallwellen während der Fortleitung im Gewebe
- an der jeweiligen Grenzfläche zurückgeworfen („reflektiert"),
- von der ursprünglichen in eine neue Richtung abgelenkt („gebrochen"),
- oder diffus und ungerichtet fortgeleitet („gestreut").

Zusätzlich geht ein Teil der Energie der Ultraschallwelle während ihrer Weiterleitung im Medium verloren und wird in **Wärmeenergie** umgewandelt („absorbiert", ◘ **Abb. 2**). Die Echosignale haben somit immer eine niedrigere Amplitude als die ursprünglich ausgesendeten Ultraschallwellen.

Die Ultraschallsysteme registrieren die Intensität der Echosignale und die sog. Laufzeit. Unter Laufzeit versteht man die Zeit, die nach Aussendung der Ultraschallwellen vergeht, bis deren zugeordnete Echosignale die Schallsonde wieder erreichen. Aus der Laufzeit wird über die Anwendung des Weg-Zeit-Gesetzes die genaue Tiefenlokalisation der reflektierenden Strukturen bzw. Grenzflächen im Körper ermittelt und dem Monitorbild zugeordnet. Für diesen mathematischen Prozess werden die von der Schallfrequenz unabhängigen, dagegen in Fett, Bindegewebe und Muskulatur aber unterschiedlich hohen **Schallgeschwindigkeiten** mit einem Durchschnittswert von 1540 m/s veranschlagt.

Grenzflächen sind starke Reflektoren für die Ultraschallwellen

Ultraschallsonden agieren als Sender und als Empfänger von Ultraschallwellen

Aus der Laufzeit wird die Tiefenlokalisation der reflektierenden Strukturen im Körper ermittelt

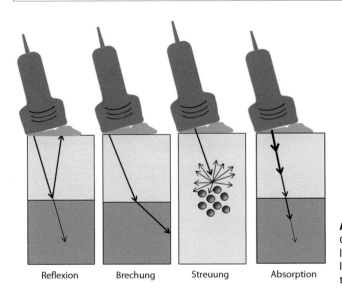

Reflexion   Brechung   Streuung   Absorption

Abb. 2 ◀ Auf ihrem Weg durch das Gewebe werden die Ultraschallwellen auf mehrfache Weise in der Fortleitungsrichtung und in der Intensität modifiziert

Impuls-Echo-Verfahren und Pulsrepetitionsfrequenz

Die gängigen Ultraschallverfahren in der Medizin bedienen sich der Impuls-Echo-Methode. Dabei agieren die Wandlerelemente innerhalb eines vorgegebenen Zeitfensters von 1 ms nur einen Bruchteil der Zeit als Sender, werden dann ebenfalls nur für kurze Zeit in den Empfangsmodus überführt und ruhen über den restlichen Zeitraum. Da die Kristalle bei der Energieumwandlung erhebliche Wärme entwickeln und den Schallkopf sowie das umgebende Gewebe überhitzen können, ist diese zwischenzeitliche **Ruhephase** zur Abkühlung des einzelnen Elements unbedingt erforderlich.

Die während des Sendezeitraums produzierten Wellenpakete werden als Impulse bezeichnet. Die Zahl der ausgesendeten Wellenpakete bzw. Impulse pro Zeit entspricht der **Impulswiederholungsfrequenz** oder Pulsrepetitionsfrequenz (PRF). Entsenden die Wandlerelemente innerhalb 1 ms nur einen einzigen Impuls, beträgt die PRF also 1000/s, bei 2 Impulsen/ms steigt sie auf 2000/s usw. Die Erhöhung der PRF geht auf Kosten der Ruhephasen, in denen die Wandlerelemente abkühlen, sodass die Wärmeentwicklung der Sonde zunimmt. Das kommt insbesondere bei Anwendung der Dopplersonographieverfahren zum Tragen. Dennoch sind heute bei Einhaltung der technischen Normen PRF-Werte bis zu 16.000/s zu erreichen, ohne dass thermische Schäden resultieren.

Je höher die PRF eines Wandlerlements ist, desto kleiner wird das Zeitfenster für den Empfang der Echosignale. Sind die Laufzeiten der Signale zu lang, ist das Fenster beim Eintreffen der Echosignale bereits wieder verschlossen. Daher nimmt die Anzahl der für die Bildqualität gut verwertbaren Echosignale bei hoher PRF mit zunehmender Eindringtiefe der Ultraschallwellen ab. Die PRF ist v. a. bei der Dopplersonographie klinisch relevant, und hier ausschlaggebend für das sog. Aliasing-Phänomen und damit verbundene Fehlinterpretationen z. B. bei Farbdopplersonographieuntersuchungen (s. Abschn. „Farbdopplersonographie").

Dopplereffekt

Der Dopplereffekt beschreibt die Wirkung der Relativbewegung eines Senders einer Welle auf die vom Empfänger wahrgenommene Frequenz der Welle: Bewegt sich das Objekt auf den Zuhörer zu, kommt es zu einer Verdichtung der Schallwellen, die Wellenlänge nimmt ab, und die Frequenz nimmt zu. Die Dopplersonographie bedient sich dieses Prinzips, indem die stationäre Schallsonde die Ultraschallwellen zu den in Bewegung befindlichen korpuskulären Bestandteilen des Blutes sendet und kurz darauf die reflektierten Signale (Echos) mit ihrer jetzt modulierten Frequenz wieder empfängt (**◘ Abb. 3**). Die **Frequenzverschiebung** (engl.: Doppler-Shift) bzw. das Dopplersignal steht in direkter Proportionalität zur Blutströmungsgeschwindigkeit und erlaubt dem Ultraschallsystem eine Übertragung der Information auf das Monitorbild, entweder in Form von Geschwindigkeitskurven oder als farbcodierte Anzeige der Blutströmungen.

Die während des Sendezeitraums produzierten Wellenpakete werden als Impulse bezeichnet

Die Anzahl der verwertbaren Echosignale bei hoher PRF nimmt mit zunehmender Eindringtiefe der Ultraschallwellen ab

Die Relativbewegung des Wellensenders wirkt sich auf die vom Empfänger wahrgenommene Wellenfrequenz aus

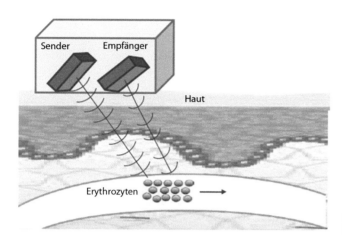

Abb. 3 ◄ Funktionsprinzip der Dopplersonographie

Der „Doppler-Shift" bezeichnet also die Differenz zwischen der vom Schallkopf ausgesandten und kurz darauf empfangenen Frequenzen. Bei einer auf den Schallkopf gerichteten Blutströmung ist die Empfangsfrequenz höher als die Sendefrequenz, bei einer sich entfernenden Blutströmung niedriger. Je höher die Strömungsgeschwindigkeit des Blutflusses ist, desto höher ist der Betrag des Doppler-Shifts. Aus dem Doppler-Shift lassen sich somit die Richtung und die Geschwindigkeit einer Blutströmung bestimmen. Da die bei medizinischen Untersuchungen ermittelten Doppler-Shift-Werte im hörbaren Bereich zwischen 20 und 20.000 Hz liegen, können sie nicht nur grafisch in Kurvenform, sondern auch akustisch dargestellt werden. Die Suche nach der höchsten Geschwindigkeit, z. B. bei stenosierten Herzklappen, kann deshalb auch am Klang des **akustischen Signals** ausgerichtet werden.

> **Aus dem Doppler-Shift lassen sich Richtung und Geschwindigkeit einer Blutströmung bestimmen**

Doppler-Gleichung, Geschwindigkeit und Winkelfehler

Der Doppler-Shift errechnet sich nach der Doppler-Gleichung: $fd = 2 \cdot f0 \cdot \dfrac{v}{c} \cdot \cos \phi$. Er ermöglicht die Bestimmung von Blutströmungsgeschwindigkeiten aus den Dopplershiftfrequenzen: $v = \dfrac{fd \cdot c}{2 \cdot f0 \cdot \cos \phi}$. fd Doppler-Shift (entspricht der Frequenzänderung), $f0$ ausgesandte Frequenz, c Schallleitungsgeschwindigkeit im Gewebe (ca. 1540 m/s), v Blutströmungsgeschwindigkeit, ϕ Winkel zwischen Ultraschall und Blutströmung.

Da der Wert des Kosinus bei einem Winkel von 0°, d. h. bei einer Schallrichtung parallel zum Blutstrom, mit 1 am größten ist, kann man hiermit den tatsächlichen Doppler-Shift und damit die exakte Blutströmungsgeschwindigkeit ermitteln. Die Anlotung einer Blutströmung im Winkel von 90° ergibt einen Kosinus von 0 und damit keinen Doppler-Shift. Winkelabweichungen zwischen Blutströmung und Schallrichtung führen zu unterschiedlichen Messfehlern bei der Bestimmung von Blutströmungsgeschwindigkeiten; je größer der Winkelfehler, desto mehr wird die Strömungsgeschwindigkeit unterschätzt. Winkelabweichungen von bis zu 30° sind tolerabel, der prozentuale Fehler beträgt in diesem Fall bis zu 14 % (◘ **Abb. 4**).

> **Winkelabweichungen zwischen Blutströmung und Schallrichtung führen zu Messfehlern**

Bildgebung und Dopplerverfahren

In der Anästhesiologie und Intensivmedizin kommen vorwiegend das bildgebende B-Mode-Verfahren und die Kombination von B-Mode mit einem Dopplerverfahren (Dopplersonographie) zum Einsatz. Die morphologischen Strukturen in den anatomischen Schnittebenen werden im B-Mode bei qualitativ hochwertigen Ultraschallgeräten so detailliert wiedergegeben, dass auch von **Sonoanatomie** gesprochen wird. Diese Detailtreue zeigt sich sowohl bei Momentaufnahmen in Form von Standbildern als auch in der kontinuierlichen Echtzeitdarstellung der Gewebestrukturen und ist u. a. bei sonographisch gesteuerten Punktionen in der Regionalanästhesie oder bei Zentralen-Venenkatheter(ZVK)-Anlagen von herausragender Bedeutung.

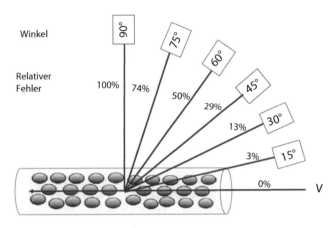

Abb. 4 ◀ Winkelfehler und prozentuale Fehlerbreite

Entstehung von Bildpunkten

Neben der Generierung von Ultraschallwellen und deren gepulster Abgabe in das umliegende Medium besteht die wichtigste Aufgabe des Ultraschallsystems in der Umwandlung der Echosignale in Bildpunkte auf dem Monitor. Die Echosignale deformieren kurzfristig mechanisch die piezoelektrischen Kristalle in der Schallsonde, wodurch diese elektrische Spannungsimpulse im Bereich von 0,01–1000 mV aufbauen (Piezo-Effekt, s. Abschn. „Schallwellen und Ultraschall"). Diese Signale werden gefiltert, unterliegen zahlreichen Verstärkungs- und Selektionsverfahren und liefern dem System abschließend bestimmte Informationen zur zurückgelegten Wegstrecke (Laufzeit) und zur **Echogenität** der reflektierenden Gewebestrukturen. In der Endstufe werden die aufgearbeiteten elektrischen Signale anhand ihrer Intensität im weiteren Prozess optischen Bildpunkten auf einer Grauskala zwischen schwarz und weiß zugeordnet.

Je intensiver das Echosignal ist, desto heller ist der **korrespondierende Grauwert**; ein sehr schwaches Echo generiert dagegen einen schwarzen oder dunkelgrauen Bildpunkt. Im letzten Schritt werden die Bildpunkte mit den korrespondierenden Laufzeitdaten kombiniert und auf dem Monitor einer Bildzeile zugeordnet.

B-Mode und M-Mode

Beim B-Mode (B; **„brightness"**) werden die Bildzeilen durch Impulse der Schallsonde generiert, die entlang zahlreicher Achsen kontinuierlich entweder über ein Kreissegment, über ein rautenförmiges oder über ein rechteckiges Feld durch das Gewebe gesendet werden. Form und Größe des beschallten Felds sind durch die technischen Merkmale des Schallkopfes und die Systemeinstellungen definiert. Lineare Schallsonden erzeugen beispielsweise rechteckige Schallfelder; bei Konvexsonden finden sich rautenförmige Felder.

Sobald das Feld komplett mit Bildzeilen ausgelotet ist, startet das **sonographische Abtasten** erneut. Während des Auslotens werden die Bildzeilen des Abtastvorgangs kurzzeitig gespeichert und am Ende des Vorgangs im B-Mode zu einem sonographischen Schnittbild mit den beiden Dimensionen Breite und Eindringtiefe zusammengesetzt (2D-Bild). Die kontinuierliche Aktualisierung des 2D-Bilds mit einer Frequenz von mindestens 25–50 Bildern/s wird als **Echzeitverfahren** bezeichnet und ermöglicht dem Untersucher die genaue Beobachtung von Bewegungsabläufen, wie z. B. dem Herzzyklus.

In Abgrenzung zum B-Mode werden die Ultraschallwellen bzw. die Impulse im M-Mode (M; **„motion"**) mit der vorgegebenen Wiederholungsfrequenz (PRF; s. Abschn. „Impuls-Echo-Verfahren und Pulsrepetitionsfrequenz") nur entlang einer einzigen Schallachse ausgesendet und empfangen (◻ **Abb. 5**). Die in schneller Abfolge seriell generierten vertikalen Bildzeilen bilden einen Bewegungsablauf im Unterschied zum B-Mode daher nur eindimensional ab. Um die Bildzeilen zu einem interpretationsfähigen Bild zusammenzufassen, werden sie auf dem Monitor entlang eines vom Untersucher vorgegebenen Zeitfensters horizontal aneinandergereiht und im Bild von links nach rechts ständig aktualisiert. Durch diesen **kontinuierlichen Bildneuaufbau** ergibt sich auf dem

Die durch Echosignale kurzfristig deformierten Kristalle in der Schallsonde bauen elektrische Spannungsimpulse auf

Bildzeilen im B-Mode werden zu einem Schnittbild mit den Dimensionen Breite und Eindringtiefe zusammengesetzt

Die vertikalen Bildzeilen des M-Mode bilden einen Bewegungsablauf eindimensional ab

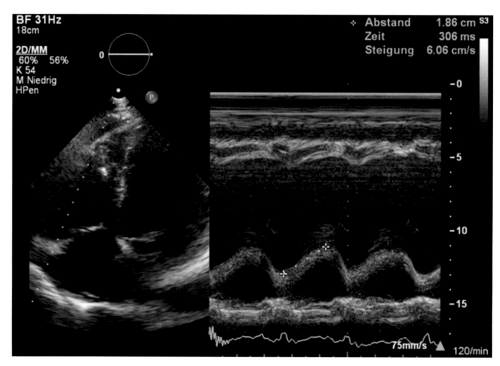

Abb. 5 ▲ Momentaufnahme des Herzzyklus im B-Mode (*links*) und M-Mode-Darstellung des Bewegungsablaufs entlang der im B-Mode mit Punkten markierten Achse (*rechts*)

Monitor ein typisches Profil für die sich bewegenden Strukturen im Schallfeld, beispielsweise der Mitralklappe. Finden im angeloteten Gewebe dagegen keine Bewegungen statt, zeichnet das M-Mode-Bild sich durch parallele Horizontallinien aus. Diese müssen z. B. in der Lungensonographie gegen Artefakte abgegrenzt werden.

Das gegenüber dem B-Mode technisch ältere M-Mode-Verfahren dient heute hauptsächlich in der Kardiologie als Ergänzung zum B-Mode-Verfahren und wird für die Diagnostik der Herzklappen genutzt. In der Anästhesiologie und Intensivmedizin wird die Technik in jüngerer Zeit zunehmend für die Beurteilung folgender Parameter herangezogen:
- rechtsventrikuläre Funktion („tricuspid annular plane systolic excursion", TAPSE) und
- Lungendiagnostik, z. B. bei Verdacht auf Pneumothorax.

Dopplersonographie

Die Dopplerverfahren unterteilen sich nach technischen Aspekten in Spektraldoppler-, Farbdoppler- und Gewebedopplersonographie. Ihnen liegen identische physikalische Prinzipien zugrunde. Die klinischen Anwendungen liegen vorwiegend im Bereich der echokardiographischen Diagnostik von Klappenvitien, Druckgradienten etc.

Spektralanalyse und grafische Darstellung des Dopplersignals

Das Dopplersignal einer Blutströmung besteht aus zahlreichen Einzelsignalen. Zur Darstellung des Dopplersignals erfolgt zum einen eine Analyse des reflektierten Frequenzspektrums mithilfe der mathematischen Fast-Fourier-Transformation bzw. des autoregressiven Modeling hinsichtlich des resultierenden Doppler-Shifts, der mit der Geschwindigkeit des Blutes korreliert. Dabei werden **positive Doppler-Shift-Frequenzen** (Blutströmung zum Schallkopf) oberhalb einer Nulllinie abgebildet (◻ Abb. 6). Zusätzlich werden die unterschiedlichen Doppler-Shift-Frequenzen bezüglich ihrer **Schallintensität** analysiert. Eine hohe Echointensität von Doppler-Shift-Frequenzen wird mit hellen Bildpunkten, eine niedrige Echointensität mit dunkleren Bildpunkten dargestellt. Diese Echointensität des Signals steht in direkter Proportionalität zur Zahl der Blutkörperchen im Schallstrahl und repräsentiert dadurch das bewegte Volumen der Blutströmung. Das kontinuierlich aufgezeichnete Dopplersignal lässt sich anhand des auf dem Monitor synchron aufgezeichneten EKG exakt den verschiedenen Strömungsphasen des Herzzyklus zuordnen.

Mithilfe von Fast-Fourier-Transformation/autoregressivem Modeling wird das reflektierte Frequenzspektrum analysiert

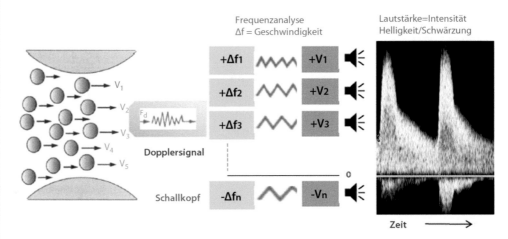

Abb. 6 ▲ Spektralanalyse und grafische Darstellung des Doppler-Shifts. (Modifiziert nach Moltzahn et al. [3])

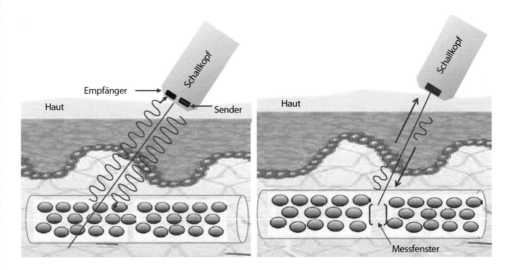

Abb. 7 ▲ Im CW-Doppler-Verfahren (*links*) arbeiten paarweise zugeordnete Ultraschallwandler kontinuierlich als Sender oder Empfänger, während im PW-Doppler-Verfahren die Sende- und die Empfangsfunktion alternierend von einem Wandlerelement wahrgenommen wird (*rechts*)

Verfahren der Dopplersonographie

Mit der Spektraldopplersonographie können Blutströmungen umfassend quantitativ beschrieben werden, z. B. durch Ermittlung von Geschwindigkeiten und von Geschwindigkeit-Zeit-Integralen. Durch die Anwendung von Rechenmodellen wie der **modifizierten Bernoulli-Gleichung** ($Vmax^2 \cdot 4 = \Delta P$) ist es zudem möglich, Druckgradienten z. B. an stenosierten Herzklappen anhand der Messung der Maximalgeschwindigkeiten (Vmax) abzuschätzen.

Dabei kommen 2 Ultraschalltechniken zur Anwendung:

- Continuous-Wave(CW)-Doppler-Verfahren und
- Pulsed-Wave(PW)-Doppler-Verfahren.

Beim CW-Doppler-Verfahren sind 2 Schallkopfelemente aktiv, die ein kontinuierliches Senden und Empfangen von Ultraschallsignalen ermöglichen. Damit werden alle Geschwindigkeiten im Verlauf des ausgesandten und empfangenen Schallstrahls in jeder Tiefe erfasst. Vorteil des CW-Doppler-Verfahrens ist, dass sehr **hohe Geschwindigkeiten** ermittelt werden können; eine räumliche Zuordnung dieser Geschwindigkeit ist jedoch nicht möglich (◨ **Abb. 7**).

Beim PW-Doppler handelt es sich dagegen um eine **alternierende Betriebsart** zweier Schallelemente, wobei je ein Schallelement für das Aussenden und für das Empfangen von Schallwellen verwendet wird. Mithilfe eines Messfensters („sample volume"), das im 2D-Bild in einer anatomisch de-

Mit der Spektraldopplersonographie können Blutströmungen umfassend quantitativ beschrieben werden

Das CW-Doppler-Verfahren erfasst alle Geschwindigkeiten im Verlauf des ausgesandten und des empfangenen Schallstrahls in jeder Tiefe

Mithilfe eines Messfensters wird das Strömungsprofil ortsselektiv erfasst

Tab. 1 Charakteristika der Continuous-Wave(CW)- und Pulsed-Wave(PW)-Dopplerverfahren	
CW-Doppler-Verfahren	**PW-Doppler-Verfahren**
Kontinuierliches Senden und Empfangen	Diskontinuierliche Betriebsart
Messung aller Geschwindigkeiten entlang des Messstrahls	Messung der Geschwindigkeit im Bereich des Messfensters („sample volume")
Geeignet für die Messung hoher Geschwindigkeiten	Geschwindigkeitsbegrenzung bedingt durch Nyquist-Limit
Keine Ortsselektivität	Ortsselektive Messung
Vollständige Dispersion der Spektralkurve	Unvollständige Dispersion der Spektralkurve

finierten Position platziert wird (Duplexverfahren), können diese 2 Schallelemente das Strömungsprofil ortsselektiv erfassen und verarbeiten. Dabei werden die vom Schallelement ausgesandten Ultraschallimpulse nach derjenigen Laufzeit erfasst, die der Tiefe des Messfensters in der axialen Position des 2D-Bilds entspricht. Die **Schallwellenfokussierung** auf das Messfenster wird technisch über die PRF (s. Abschn. „Impuls-Echo-Verfahren und Pulsrepetitionsfrequenz") gesteuert. Für die PW-Analyse einer schallkopffernen Blutströmung müssen geräteseitig eine längere Laufzeit und damit eine niedrigere PRF veranschlagt werden.

Beiden Verfahren ist gemein, dass die einzelnen Signale des Doppler-Shift die aktuellen Geschwindigkeiten der Blutströmung codieren; beim PW-Doppler-Verfahren innerhalb der Messfensters, beim CW-Doppler-Verfahren entlang der eingestellten Schallachse (■ **Tab. 1**).

Die resultierenden **Dopplersonographiekurven** auf dem Monitor reflektieren insofern nicht nur typische Strömungsmuster z. B. an der Mitralklappe, sondern geben auch die Richtung und die Geschwindigkeit des Blutflusses wieder.

Neben der Verschiebung der Nulllinie und der Wahl der Geschwindigkeitsskala können die Dopplersonographiekurven auch die durch die Veränderung des Empfangsbereichs bzw. der Empfangsverstärkung („gain") modifiziert werden. Die „Gain"-Funktion sollte bei der Spektraldarstellung so eingestellt sein, dass eine gute Abgrenzung der Hüllkurve gelingt.

Dopplersonographiekurvenkönnen durch die Veränderung des des „gain" modfiziert werden

Nyquist-Limit und Aliasing

Die gepulste Betriebsart, d. h. durch das diskontinuierliche Senden und Empfangen von Schallwellenpaketen, bedingt bei der PW-Doppler-Sonographie eine Limitierung der maximal messbaren Geschwindigkeit. Überschreitet die Geschwindigkeit diese Grenze, kann sie nicht mehr zuverlässig ermittelt werden. Die **Grenzgeschwindigkeit**, auch Aliasing-Geschwindigkeit genannt, wird dadurch erreicht, dass der Doppler-Shift der Blutströmungssignale das sog. Nyquist-Limit überschreitet; das Nyquist-Limit entspricht der Hälfte der am Gerät eingestellten Pulsrepetitionsfrequenz: Nyquist-Limit = PRF/2. Ähnlich wie bei einer sich immer schneller drehenden Scheibe, die man mit einem Stroboskop in einem dunklen Raum betrachtet, kommt es ab einer bestimmten Rotationsgeschwindigkeit zu einer scheinbar rückwärtsgewandten Drehbewegung, ein Phänomen, das mit „Aliasing" bezeichnet wird. Die Anzahl der Lichtblitze pro Zeiteinheit, d. h. ihre Frequenz, ist in diesem Fall zu klein, um die Rotationsbewegung exakt abzubilden. In der Dopplersonographie entspricht die Anzahl der Lichtblitze der PRF. Liegt der Doppler-Shift bei hohen Strömungsgeschwindigkeiten über der PRF, resultiert das Aliasing-Phänomen (■ **Abb. 8**).

Bei einer bestimmten Rotationsgeschwindigkeit kommt es zu einer scheinbar rückwärtsgewandten Drehbewegung

Das Nyquist-Limit bezeichnet denjenigen durch hohe Strömungsgeschwindigkeiten ausgelösten Doppler-Shift, die bei der aktuell eingestellten PRF gerade noch die Geschwindigkeit exakt abbildet. Zur genauen Messung noch höherer Geschwindigkeiten muss die PRF dann ebenfalls erhöht werden.

Beim Aliasing werden die über dem Nyquist-Limit bzw. dem Maximalwert der eingestellten Geschwindigkeitsskala liegenden Geschwindigkeitswerte der Dopplersonographiekurve im gegenüberliegenden Spektralbereich abgebildet. Tritt in der Darstellung auf dem Monitor eine solche Flussumkehr auf, bietet die Nulllinienverschiebung oder der Baseline-Shift eine Möglichkeit zur Anpassung, indem der Messbereich in einer Richtung auf das Doppelte erweitert wird. Dabei wird jedoch auf die Darstellung der entgegengesetzten Flussrichtung verzichtet. Sehr hohe Geschwindigkeiten, wie sie bei Aortenklappenstenosen, Mitralregurgitationen oder Shunts vorliegen, sind aus diesem Grund meist nur mithilfe der CW-Doppler-Sonographie vollständig zu erfassen.

Bei Flussumkehr bietet die Nulllinienverschiebung eine Möglichkeit zur Anpassung

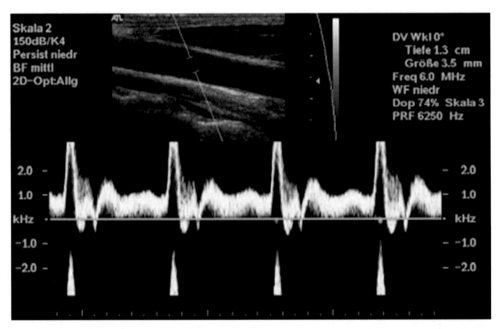

Abb. 8 ▲ Aliasing in der Spektraldopplersonographie; der oberhalb des Nyquist-Limit liegende Bereich der Geschwindigkeiten wird unterhalb der Nulllinie abgebildet

Spezielle Dopplersonographieverfahren

Neben der herkömmlichen Spektraldopplersonographie kommen 2 weitere Dopplersonographieverfahren zur Anwendung:
- Farbdopplersonographie und
- Gewebedopplersonographie.

Farbdopplersonographie

Die Farbdopplersonographie eignet sich besonders zur Identifizierung von Blutgefäßen und deren **arteriovenöser Zuordnung**, ist gleichzeitig aber auch das essenzielle Verfahren zur Beurteilung von kardialen Vitien, Shunts, Stenosen, Aneurysmen usw. Technisch gesehen werden im B-Mode zahlreiche Messfenster der PW-Doppler-Technik in einen übergeordneten Messbereich gelegt, den der Untersucher im 2D-Bild mit einem Messfeld festlegt. Für jedes einzelne Messfenster innerhalb des Felds wird der Doppler-Shift ermittelt, und dieser als farbcodierter Pixel im Messbereich hinterlegt. Die Gesamtheit der Pixel liefert das typische von roten bis blauen Tönen dominierte Bild der Farbdopplersonographie. Die der Farbdopplersonographie zugrunde liegende Technologie ist komplex: Die Signale werden nicht durch Fast-Fourier-Transformation ermittelt, sondern mithilfe eines **Autokorrelationsverfahrens** analysiert. Die Doppler-Shifts aller Messfenster im vorgegebenen Sektor werden aufgezeichnet und mit denen der nachfolgenden Analyse korreliert. Zwischen 2 aufeinanderfolgende Analysen ändern sich durch die Strömungsgeschwindigkeit und Flussrichtung der Blutbestandteile die empfangenen Echomuster in Form einer zeitlichen Phasenverschiebung. Diese **Phasendifferenz** ist ein direktes Maß für die mittleren Geschwindigkeiten des Blutes im Farbfenster. Die Messergebnisse werden farbcodiert dargestellt. Blutströmungen, die sich auf den Schallkopf zubewegen, werden mit rotem Farbton, Blutströmungen, die sich vom Schallkopf entfernen, mit blauem Farbton gekennzeichnet: „Blue away, red towards" (BART).

Zugleich werden Informationen über die mittleren Geschwindigkeiten der Erythrozyten durch eine Erweiterung der Farbskala in folgender Weise wiedergegeben: Höheren Geschwindigkeiten werden hellere Farbtöne dieser erweiterten Farbskala zugeordnet (rot → orange → gelb, bzw. blau → hellblau → türkis). Neben diesen beiden Informationen ist zusätzlich die Codierung des Strömungsverhaltens des Blutflusses möglich. Während laminare Blutströmungen ein einförmiges Farbmuster aufweisen, können **Turbulenzen** des Blutflusses z. B. bei kardialen Vitien mithilfe des Mosaikmusters (aus

Die Gesamtheit der Pixel liefert das typische von roten bis blauen Tönen dominierte Bild der Farbdopplersonographie

„Blue away, red towards"

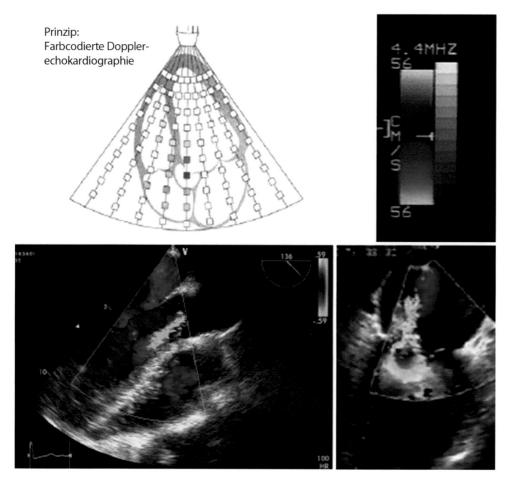

Abb. 9 ▲ Prinzip der Farbdopplersonographie mit multiplen Messfenstern (*links oben*), farbcodierter Geschwindigkeitsskala (*rechts oben*) sowie echokardiographische Beispiele für laminare Flüsse (*rote* und *blaue* Codierung; *links unten*), für turbulente Flüsse und Aliasing-Phänomene (*grün-blau-gelbe Pixel; links* und *rechts unten*) (Aus: Schmailzl [6])

den Grundfarben rot, blau und weiß) oder durch Zumischung von Grün in ihrem Ausmaß (Varianz) abgebildet werden. Da es sich bei der Farbdopplersonographie ebenfalls um ein gepulstes Verfahren handelt, unterliegt diese den gleichen Limitationen bezüglich der maximal messbaren Geschwindigkeit wie die eindimensionale PW-Doppler-Sonographie: Bei Überschreiten des Nyquist-Limits tritt Aliasing auf, das durch einen Farbumschlag im Strömungsprofil angezeigt wird (◘ **Abb. 9**).

Das Aliasing bei der Farbdopplersonographie ist ein markantes Zeichen für hohe Geschwindigkeiten in einem Insuffizienz- oder Stenosejet, beispielsweise an einer Herzklappe. Es gilt zu beachten, dass die PRF bei der Farbdopplersonographie niedriger ist als bei der PW-Doppler-Sonographie, da neben der Verarbeitung der Flächendopplersonographiesignale das 2D-Bild generiert werden muss (**Time-Sharing-Verfahren**). In gleicher Weise beeinflusst die Eindringtiefe des Farbdopplersonographiefelds die Pulsationsrate: je größer die Eindringtiefe, desto niedriger das Nyquist-Limit und die maximal messbare Geschwindigkeit. Von praktischer Bedeutung bei der Einstellung des Farbfelds ist weiterhin die gegenseitige Beeinträchtigung von zeitlicher und räumlicher Auflösung: je breiter der Farbsektor, desto geringer wird die zeitliche und räumliche Auflösung und umgekehrt.

Bei idealer Einstellung der Gain-Funktion in der Farbdopplersonographie sollte die intravaskuläre Blutströmung vollständig im Messfenster abgebildet sein, gleichzeitig sollte jedoch ein Überpixeln („blooming") außerhalb des Gefäßes vermieden werden (◘ **Abb. 10**).

Gewebedopplersonographie

Im Unterschied zur Farbdopplersonographie von Blutströmungen dient die Gewebedopplersonographie der Darstellung regionaler Geschwindigkeiten von Strukturen des Herzens (Myokard, Klappen-

Aliasing bei der Farbdopplersonographie ist ein Zeichen für hohe Geschwindigkeiten in einem Insuffizienz- oder Stenosejet

Praktische Bedeutung hat die gegenseitige Beeinträchtigung von zeitlicher und räumlicher Auflösung

Die Gewebedopplersonographie stellt regionale Geschwindigkeiten von Strukturen des Herzens dar

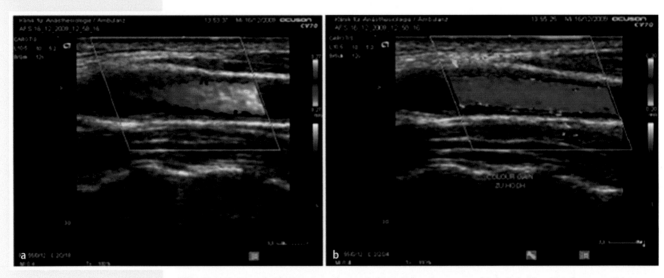

Abb. 10 ▲ Variierende Blutflussdarstellung mit der Farbdopplersonographie bei niedriger Empfangsverstärkung (**a**) und bei hoher Empfangsverstärkung mit „Blooming"-Effekt (**b**)

ebene). Dabei werden **Tiefpassfilter** eingesetzt, die die intensiveren und niederfrequenteren Dopplersonographiesignale der myokardialen Bewegung erfassen, während die Signale geringerer Amplitude und hochfrequenter Dopplersignalverschiebungen, die von Blutströmungen reflektiert werden, eliminiert werden. Die Daten der Gewebedopplersonographie können in Form eines Farbdopplersonographie- oder als Spektraldopplersonographiebilds dargestellt werden. Gewebedopplersonographieuntersuchungen kommen insbesondere bei der Beschreibung der diastolischen Funktion des Herzen zur Anwendung.

Fazit für die Praxis

— Sonographie basiert auf Ultraschallwellen mit Frequenzen im MHz-Bereich, die ausgehend von der Schallsonde im Gewebe fortgeleitet, reflektiert und als Echosignale von der Sonde wieder empfangen werden. Das Risiko einer Gewebeschädigung ist durch die technische Begrenzung der Schallausgangsleistung klinisch nicht relevant.
— Die Informationen der Echosignale werden in optische Bildpunkte umgearbeitet, die bei den beiden gängigen Ultraschallverfahren B-Mode und M-Mode zu 2D-Schnittbildern des Gewebes zusammengesetzt werden.
— CW- und PW-Doppler-Sonographie sind Verfahren zur Messung von Blutströmungsgeschwindigkeiten. Mit der CW-Doppler-Sonographie können sehr hohe Geschwindigkeiten z. B. entlang der Aortenklappe gemessen, diese jedoch keiner exakten Lokalisation zugeordnet werden. Dagegen erfasst die PW-Doppler-Sonographie örtlich umschriebene Geschwindigkeiten innerhalb eines Messfensters, z. B. auf Höhe des Mitralklappenrings, ist durch das Aliasing-Phänomen in der Messung hoher Geschwindigkeiten jedoch limitiert.
— Die Dopplersonographie erlaubt durch Anwendung der modifizierten Bernoulli-Gleichung die Bestimmung von Druckgradienten z. B. an einer stenosierten Aortenklappe. Hiermit ist auch eine Einteilung in Schweregrade möglich. Zusätzlich können Schlag-, Herzzeitvolumen oder Klappenöffnungsflächen kalkuliert werden.
— Bei der Farbdopplersonographie, einem Pulsed-Wave-Verfahren mit multiplen Messfenstern, wird über den Messbereich ein Farbfenster gelegt, in dem die mittleren Blutgeschwindigkeiten erfasst und farbcodiert dargestellt werden. Die farbcodierte Visualisierung dient der Identifizierung und der Differenzierung von arteriellen und venösen Blutgefäßen sowie von Regurgitations- bzw. Stenosejets und erlaubt u. a. das Erkennen sowie die Quantifizierung von kardialen Vitien.

Korrespondenzadresse

Prof. Dr. C.-A. Greim
Klinik für Anästhesiologie, Intensiv- und Notfallmedizin
Klinikum Fulda, Pacelliallee 4
36037 Fulda
GREIM@klinikum-fulda.de

Einhaltung ethischer Richtlinien

Interessenkonflikt. F. Einhaus und C.-A. Greim geben an, dass kein Interessenkonflikt besteht.

Dieser Beitrag beinhaltet keine Studien an Menschen oder Tieren.

Weiterführende Literatur

1. Aldrich JE (2007) Basic physics of ultrasound imaging. Crit Care Med 35(5 Suppl):S131–S137
2. Flachskamp FA (2001) Kursbuch Echokardiographie: Unter Berücksichtigung der Richtlinien der Deutschen Gesellschaft für Kardiologie und der KBV. Thieme Verlag, Stuttgart
3. Moltzahn S, Zeydabadinejad M (1994) Dopplerechokardiographie, 2. Aufl. Thieme Verlag, Stuttgart
4. Quiñones MA, Zoghbi WA et al (2002) Recommendations for quantification of Doppler echocardiography: a report from the Doppler Quantification Task Force of the Nomenclature and Standards Committee of the American Society of Echocardiography. J Am Soc Echocardiogr 15:167–184
5. Yu ACH, Johnston KW, Cobbold RS (2007) Frequency-based signal processing for ultrasound color flow imaging. Canadian Acoustics 35:11–23
6. Schmailzl KJG (Hrsg) (1994) Kardiale Ultraschalldiagnostik, Handbuch und Atlas. Blackwell Wissenschaft Verlag, Berlin (ISBN 3-89412-085-1)

Anaesthesist 2015 · 64:887–899
DOI 10.1007/s00101-015-0101-z
Online publiziert: 21. Oktober 2015
© Springer-Verlag Berlin Heidelberg 2015

Redaktion
H. Forst · Augsburg
T. Fuchs-Buder · Nancy
A. Heller · Dresden
M. Weigand · Heidelberg

 CrossMark

A. Seibel[1] · C.-A. Greim
[1] Klinik für Anästhesiologie, Intensiv- und Notfallmedizin, Diakonie-Klinikum Siegen, Siegen, Deutschland
[2] Klinik für Anästhesiologie, Intensiv- und Notfallmedizin, Klinikum Fulda, Fulda, Deutschland

Allgemeine Grundlagen der Sonographie, Teil 2

Systemtechnologie, Basistechniken und Artefakte

Zusammenfassung
Seit der Einführung von portablen Ultraschallgeräten hat die Sonographie sich als Teil der anästhesiologischen und intensivmedizinischen Ausrüstung und des Monitorings fest etabliert. Die Auswahl an Schallsonden, Bildtechniken und Darstellungsmodalitäten ermöglicht eine breite Vielfalt an klinischen Anwendungen. Fundierte Kenntnisse der technischen Aspekte sind entscheidend für den Erhalt dessen, was ein hochwertiges Ultraschallgerät zu bieten hat: sonographische Transparenz des gesamten Körpers sowie valide Informationen über die Struktur und die Dynamik von Organen und der Zirkulation.

Schlüsselwörter
Ultraschall · Ultraschallgerät · Schallsonden · Blutgefäße · Nerven

Lernziele

Nach der Lektüre dieses Beitrags …
- haben Sie Einblick in die Technologie der Ultraschallsysteme erhalten.
- kennen Sie die Vorteile und die Nachteile der verschiedenen Schallsonden.
- wissen Sie um die technischen Möglichkeiten zur Bildoptimerung.
- haben Sie einen Überblick zu den typischen Abbildungsfehlern der Sonographie.
- kennen Sie den klinischen Nutzen von Artefakten.

Einleitung

Der zunehmende Einsatz der Sonographie in der Anästhesiologie, Intensiv- und Notfallmedizin ist v. a. auf die Verfügbarkeit von hochwertigen Schallsonden und portablen Ultraschallgeräten zurückzuführen. Der vorliegende Grundlagenbeitrag informiert über die Prinzipien der Schallsonden- und Gerätetechnologie, zeigt Grundsätze für deren Anwendung und behandelt technische Artefakte, die zu Fehlinterpretationen führen können.

Schallsonden und Sonographiesysteme

Die Qualität der sonographischen Untersuchung ist von der Wahl der Schallsonde, dem eingestellten Programm am Ultraschallsystem (Voreinstellung/„preset") und vom Monitor abhängig. Für die geplante Untersuchung soll der von den technischen Eigenschaften her geeignetste Schallkopf gewählt werden. Am Ultraschallgerät sind es v. a. die folgenden Parameter, die zur **Bildoptimierung** beitragen:
- Empfangsbereich bzw. Empfangsverstärkung („gain"),
- Tiefenausgleich,
- Eindringtiefe,
- Fokusposition und
- Dynamikbereich („dynamic range").

> Für die geplante Untersuchung soll der von den technischen Eigenschaften her geeignetste Schallkopf gewählt werden

Schallsonden

Die Namensgebung einer Schallsonde erfolgt durch die Art und Weise, in der das Untersuchungsgebiet sonographisch abgetastet wird (◘ **Abb. 1**):
- linear,
- konvex oder
- sektorförmig.

Zudem wird die Hauptfrequenz benannt, mit der die Schallsonde sendet (**Nominalfrequenz**). Sie ist für die Eindringtiefe der Ultraschallwellen und die Auflösung entscheidend.

General principles of sonography, part 2 · System technology, basic techniques and artifacts

Abstract

Since the introduction of portable ultrasound systems, sonography has become well established as an integral part of the anesthesiological and critical care equipment and of monitoring. The selection of various ultrasound transducers, sonographic techniques and imaging modes enables a broad variety of clinical applications. In depth background knowledge of the technical aspects is crucial for obtaining what a highly sophisticated ultrasound system has to offer, i.e. sonographic transparency of the complete body and valid information on the structure and dynamics of organs and the circulation.

Keywords

Ultrasound · Ultrasound machine · Transducers · Blood vessels · Nerves

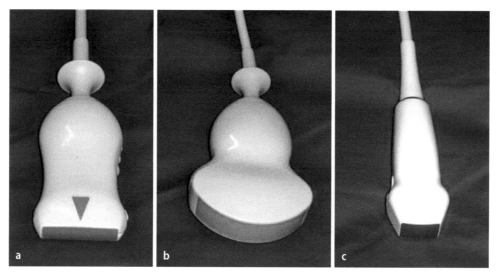

Abb. 1 ▲ Ultraschallsonden für die Standardanwendungen in der Anästhesie: **a** Linearsonde, **b** Konvexsonde, **c** Sektorsonde

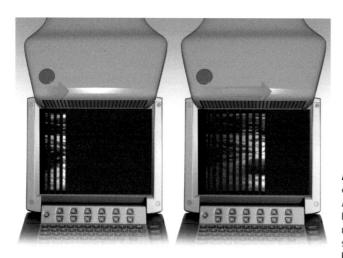

Abb. 2 ◄ Entstehung eines rechteckigen B-Bilds durch die serielle Aneinanderreihung von vertikalen Bildzeilen. (Mit freundlicher Genehmigung von Armbruster et al. Ultraschall in der Anästhesiologie. AEN-Eigenverlag, Unna, 2015)

Je höher die Nominalfrequenz der Schallsonde, desto höher ist die Auflösung, umso geringer aber die Eindringtiefe. Hochfrequente Scanner liefern daher schallkopfnahe Bilder guter Qualität. Für **schallkopfferne Strukturen** sind Schallsonden mit geringerer Frequenz besser geeignet. Ein Schallkopf mit einer Nominalfrequenz von 5 MHz sendet und empfängt darüber hinaus auch im Randbereich von ca. 0,5 MHz (10 %) oberhalb und unterhalb der Nominalfrequenz, bringt hier allerdings nur eine schwächere Schallleistung auf. In der Summe der Informationen erhöht sich jedoch der Bildgewinn.

Der Abtastprozess wird auch als Scan-Vorgang bezeichnet, entsprechend werden die Sonden auch „Scanner" genannt. Physikalisch ist die Sonde u. a. durch ein **keulenförmiges Schallfeld** charakterisiert, das die räumliche Ausdehnung der ausgesendeten Ultraschallimpulse darstellt. Das Schallfeld entsteht durch die Überlagerung zahlreicher Einzelschallfelder, die von den Wandlerelementen aufgebaut werden. Es weist wie das Einzelfeld eine typische Struktur mit Nahfeld, Fokuszone und Fernfeld auf. In der **Fokuszone** haben die Impulse und die Echosignale die höchste Intensität und liefern die beste Bildqualität. Bei den meisten Sonden kann die Fokuszone des Felds elektronisch gesteuert und auf die zu untersuchende Geweberegion eingestellt werden.

Die unterschiedlichen technischen Spezifikationen der Sonden sind auf die klinische Anwendung ausgerichtet (◻ **Tab. 1**). Die Sondenwahl richtet sich vorwiegend nach dem **anatomischen Fenster**, z. B. Interkostalfenster bei transthorakaler Echokardiographie, nach der erforderlichen Breite, in der tief gelegene Strukturen dargestellt werden sollen, und nach der hierfür erforderlichen Eindringtiefe.

Hochfrequente Scanner liefern schallkopfnahe Bilder guter Qualität

Die technischen Spezifikationen der Sonden sind auf die klinische Anwendung ausgerichtet

Tab. 1 Anwendungsgebiete der Schallsonden in Anästhesiologie und Intensivmedizin

Untersuchungsgebiet	Schallsonde	Frequenzbereich
Zentralvenöse Kanülierung	Linearscanner	Z. B. 8–15 MHz für zervikale Jugularispunktion
Regionalanästhesie oberflächlicher Nerven	Linearscanner	Z. B. 10–15 MHz für interskalenäre Plexusdarstellung oder 13–18 MHz für periphere Armnerven
Lungensonographie: Detailbetrachtung der Pleura	Linearscanner	Z. B. 8–12 MHz für Pleuradefekte
Fokussierte Lungensonographie, einschließlich B-Linien-Diagnostik	Konvexscanner Sektorscanner	Z. B. 3–8 MHz für Lungenkonsolidierung
		Z. B. 2–5 MHz für B-Linien-Diagnostik
Echokardiographie	Sektorscanner	2,5 MHz als übliche Grundfrequenz für transthorakale Untersuchung, 5 MHz für transösophageale Untersuchung
Abdomensonographie	Konvexscanner	Z. B. 2–8 MHz für den Ausschluss freier intraabdomineller Flüssigkeit nach Bauchtrauma

Linearsonde („linear array")

In der Linearsonde sind die schallerzeugenden Piezo-Kristalle in einer Linie im Inneren der **geraden Ankopplungsfläche** verbaut. Die Kristalle werden von einer hochfrequent gepulsten elektrischen Spannung in Schwingung gebracht und erzeugen so Ultraschallwellen mit Nominalfrequenzen von 7,5–18 MHz. Aufgrund der Bauart der Sonde ergibt sich ein rechteckiges Schallfenster. Die hochfrequenten Schallwellen werden früh im Gewebe reflektiert; dies führt zu einer detailreichen Darstellung oberflächennaher Strukturen wie Nerven oder Gefäße. Die nutzbare Energie der Wellen wird allerdings durch die starken und häufigen Reflexionen im Nahfeld bereits nach wenigen Zentimetern aufgebraucht. Mit zunehmender **Eindringtiefe** ab ca. 5 cm unterhalb der Haut nimmt die Darstellungsqualität daher deutlich ab. Aufgrund der hohen Detailauflösung im Nahfeld ist eine Linearsonde für folgende Aufgaben sehr gut geeignet:

- regionalanästhesiologische Blockaden oberflächlich verlaufender Nerven und
- Punktionen oberflächennaher Blutgefäße.

Die frühe Reflexion hochfrequenter Schallwellen führt zu einer detailreichen Darstellung oberflächennaher Strukturen

Konvexsonde („curved array")

Die Konvexsonde ähnelt im Aufbau der Linearsonde, da auch hier die Kristalle nebeneinander angeordnet sind. Die Reihung und die Ankopplungsfläche weisen bei diesem Sondentyp jedoch eine konvexe Krümmung auf, woraus ein trichterförmig nach außen erweitertes Schallfenster resultiert. Die Pulsrepetitionsfrequenz der Konvexsonde ist niedriger als bei der Linearsonde. Die Ultraschallwellen breiten sich mit Nominalfrequenzen im Spektrum zwischen 3 und 8 MHz im Gewebe aus und können so auch deutlich tiefer liegende Strukturen bis 30 cm gut zur Darstellung bringen.

Aus der konvexen Krümmung resultiert ein trichterförmig nach außen erweitertes Schallfenster

Im Vergleich zur Linearsonde geht die **Tiefenauflösung** der Konvexsonde jedoch auf Kosten der räumlichen Detaildarstellung. Kompensatorisch kann durch den Einsatz des „tissue harmonic imaging" (THI, s. Abschn. „Tissue harmonic imaging") eine relevante Bildverbesserung erzielt werden. Die häufigsten notfallsonographischen Fragestellungen in der Anästhesiologie (unklare Dyspnoe, unklare Hypotonie, freie intrathorakale oder intraabdominelle Flüssigkeit, Volumenstatus) können mit der Konvexsonde zufriedenstellend beantwortet werden.

Die häufigsten notfallsonographischen Fragestellungen in der Anästhesiologie sind mit der Konvexsonde zufriedenstellend zu beantworten

Sektorsonde („phased array")

Die Sektorsonde unterscheidet sich in Bauart und Technik deutlich von den beiden vorgenannten. Hinter der Ankopplungsfläche kommen nur sehr wenige Piezo-Elemente zur Anwendung, die zeitlich versetzt aktiviert werden, sodass die Hauptachse des Schallimpulses von der Sonde aus über ein **kreissegmentähnliches Feld** geschwenkt wird und diesen Sektor mit niederfrequenten Ultraschallwellen im Bereich von 1–7 MHz abtastet.

Die verhältnismäßig kleine Ankopplungsfläche prädestiniert die Sektorsonde für alle interkostalen Anlotungen. Aufgrund der niedrigen Nominalfrequenz wird zwar eine große Eindringtiefe erreicht, aber es müssen erhebliche Einschränkungen in der räumlichen Auflösung in Kauf genommen werden. Bei der Untersuchung mit dem Sektorschallkopf führt THI ebenfalls zu einer sichtbaren Verbesserung der Bildqualität.

Die verhältnismäßig kleine Ankopplungsfläche prädestiniert die Sektorsonde für interkostale Anlotungen

Der Sektorschallkopf eignet sich aufgrund der Bauart sehr gut für:

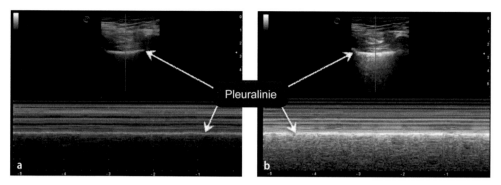

Abb. 3 ▲ „Seashore sign" als Ausdruck regelrechten Lungengleitens. **a** Elektronische Artefaktunterdrückung,
b ohne Artefaktunterdrückung

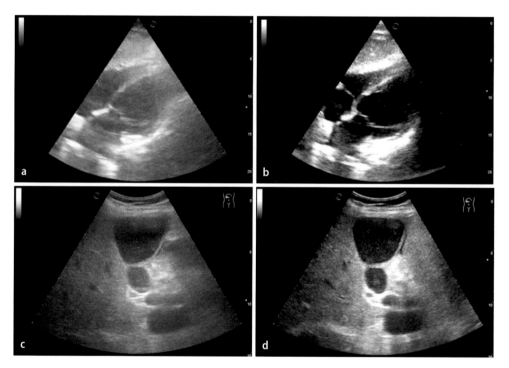

Abb. 4 ▲ Bildoptimierung durch „tissue harmonic imaging" (THI). *Oben* Echokardiographischer subkostaler Vierkammerblick, **a** ohne, **b** mit THI. *Unten* Mit „sludge" gefüllte Gallenblase mit perizystischem Flüssigkeitssaum,
c ohne, **d** mit THI

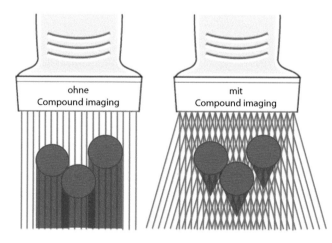

Abb 5 ◄ Wirkungsweise des „compound imaging"

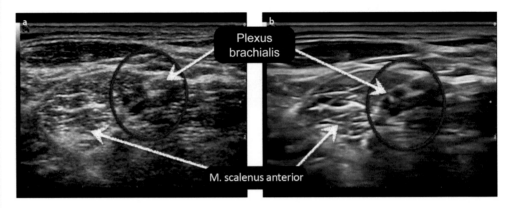

Abb. 6 ▲ Darstellung des interskalenären Plexus brachialis, **a** ohne, **b** mit „compound imaging"

— alle echokardiographischen Untersuchungen und
— die lungensonographische B-Linien-Diagnostik.

Darüber hinaus kann im Notfall mit diesem Schallkopf auch die Suche nach intraabdomineller freier Flüssigkeit durchgeführt werden.

Sektorsonden können durch eine entsprechende Anordnung und spezielle phasische Ansteuerung der Schallwandler im Herstellungsprozess zu sog. **Matrixsonden** erweitert werden. Sie erweitern das Monitorbild neben Eindringtiefe und Breite dann um eine zusätzliche räumliche Komponente und erzeugen 3D-Bilder.

Bildtechniken und -optimierung

Die zahlreichen Echosignale unterschiedlicher Intensität müssen vor der Grauwertumwandlung gefiltert und selektiert werden

Die Erzeugung hochwertiger Ultraschallbilder ist darauf angewiesen, dass die zahlreichen Echosignale unterschiedlicher Intensität vor der Grauwertumwandlung gefiltert und selektiert werden. Das geschieht u. a. durch die Anpassung des Empfangsbereichs bzw. der Empfangsverstärkung („**gain**"), die mit der Empfindlichkeit eines Hörgeräts vergleichbar ist und auch selektiv für unterschiedlich tief gelegene Gewebeareale aktiviert werden kann [„time gain compensation" (TGC) bzw. Tiefenausgleichsregelung]. Darüber hinaus werden die breit gestreuten Frequenzen der Echosignale im Dynamikbereich zu Bündeln komprimiert („dynamic range compression") und die Bilder bei hoher Kompression bzw. hoher Bündeldichte weich, bei niedriger Kompression kontrastreich und hart gezeichnet.

Wichtige Faktoren für die Bildqualität sind:
— Frequenz,
— Eindringtiefe der Schallsonde sowie
— Einstellungen des
  ▪ Empfangsbereichs (Gain) und
  ▪ Dynamikbereichs (Dynamic range).

Native B-Mode-Sonographie

Im Ergebnis entsteht ein 2-dimensionales grauwertskaliertes Schichtbild

Die Amplitude eines einzelnen Signals wird in der nativen B-Mode-Sonographie als **optischer Bildpunkt** mit einem Grauwert zwischen schwarz und weiß codiert. Ein Gewebebereich mit schwacher Reflexion des Ultraschalls, auch hypoechogenes oder echoarmes Areal genannt, generiert ein schwaches Echo und damit einen schwarzen oder dunkelgrauen Bildpunkt, während durch ein sehr intensives Echo ein heller bis weißer Bildpunkt entsteht. Im Ergebnis entsteht ein 2-dimensionales grauwertskaliertes Schichtbild (B-Mode; B: „brightness") mit zahlreichen nebeneinander angeordneten vertikalen Bildzeilen, die im Echtzeitverfahren laufend aktualisiert werden (◻ **Abb. 2**).

Das sonoanatomische Schnittbild des B-Mode ist durch ein axiales und laterales Auflösungsvermögen gekennzeichnet, das durch die Länge und Breite der Ultraschallimpulse, die Schallfeldcharakteristik und die Fokussierung der Schallsonde definiert wird (s. unten). In axialer Richtung beträgt das Auflösungsvermögen in der Fokuszone typischerweise 2 bis 3 Wellenlängen, in transversaler Ausrichtung 4 bis 5 Wellenlängen. Liegt der minimale Abstand zweier gleichartiger Gewebepartikel unterhalb des Auflösungsvermögens, sind diese im Monitorbild nicht mehr getrennt wahr-

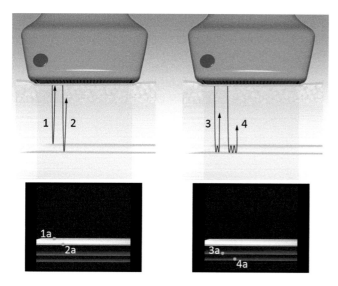

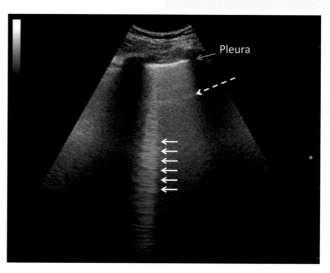

Abb. 7 ▲ Entstehung eines Reverberationsartefakts. (Mit freundlicher Genehmigung von Armbruster W et al. Ultraschall in der Anästhesiologie. AEN-Eigenverlag, Unna 2015)

Abb. 8 ▲ Reverberationsartefakt der Pleura *(gestrichelter Pfeil)* und Kometenschweifartefakt der Lunge *(kleine Pfeile)*

nehmbar. Je höher die Ultraschallfrequenz gewählt wird, desto kleiner ist die Wellenläge der ausgesendeten Impulse und umso höher ist das Auflösungsvermögen im B-Bild. Bei einer Nominalfrequenz von 10 MHz entspricht die Auflösung z. B. in Muskelgewebe ca. 0,5–1,0 mm axial und 1–2 mm transversal. Die **Bildqualität** der konventionellen nativen B-Mode-Sonographie wird durch zahlreiche Streu- und Rauschsignale sowie systemimmanente Artefakte herabgesetzt. Um dieser Qualitätsminderung entgegenzuwirken, unterliegen die Echosignale in der Bildverarbeitung moderner Ultraschallgeräte mehreren Filterprozessen – neben Gain und Dynamic range compression z. B. Compound imaging und THI (s. Abschn. „Tissue harmonic imaging") – was zu einer Glättung des Bilds und einer verbesserten Darstellung der anatomischen Strukturen führt. Da jedoch einige typische systemimmanente Artefakte bei bestimmten klinischen Fragestellungen von entscheidender Bedeutung für die Interpretation sein können, werden manche Filtersysteme bei einer vorwählbaren Einstellung des Geräts (Preset) automatisch inaktiviert oder können manuell abgeschaltet werden. Diesen Vorteil nutzt man z. B. in der Lungensonographie, bei der die Artefakte eine entscheidende Rolle spielen und die Aktivität aller Filterprozesse von Nachteil wäre. Beispielhaft ist in ◘ **Abb. 3** das „seashore sign" als Ausdruck regelrechten Lungengleitens zu erkennen. Die namengebenden, an einen Sandstrand erinnernden Strukturen unterhalb der Pleuralinie werden ohne automatische Bildoptimierung deutlicher dargestellt.

Bei einer Nominalfrequenz von 10 MHz entspricht die Auflösung in Muskelgewebe ca. 0,5–1,0 mm axial und 1–2 mm transversal

Bei vorwählbarer Einstellung des Geräts können Filtersysteme automatisch inaktiviert oder manuell abgeschaltet werden

Tissue harmonic imaging

Ein qualitätsverbesserndes elektronisches Signalverarbeitungssystem ist das Tissue harmonic imaging. Die Wirkungsweise dieser Funktion beruht auf der sog. nichtlinearen Schallausbreitung im Gewebe. Durch den pulsierenden Druck der Ultraschallwellen im Impuls-Echo-Verfahren bleiben die echogebenden Gewebestrukturen mechanisch nicht unbeeinflusst, sondern werden alternierend komprimiert und dekomprimiert. Das führt zu einer Veränderung der Schallleitungsgeschwindigkeit dieser Gewebe hin zu höheren Frequenzen als der Grundfrequenz. Diese neu entstandenen Frequenzen sind mit den aus der Musik bekannten Obertönen vergleichbar und werden als **„harmonische Frequenzen"** bezeichnet. Ihre Wellenlänge entspricht einem Vielfachen der Grund- oder Fundamentalfrequenz.

Beim THI wird die Fundamentalfrequenzgrößtenteils aus der Bildverarbeitung herausgefiltert. Lediglich die harmonischen Frequenzen werden zur Bilderzeugung verwendet, was eine deutliche Verbesserung der Bildauflösung und des Kontrasts bewirkt (◘ **Abb. 4**). Das liegt auch daran, dass harmonische Frequenzen erst unterhalb der obersten Hautschichten entstehen, deren Fundamentalfrequenzen viele störende Bildartefakte erzeugen und im THI-Verfahren eliminiert werden.

Die Wirkungsweise des THI beruht auf der nichtlinearen Schallausbreitung im Gewebe

Beim THI wird die Fundamentalfrequenz größtenteils aus der Bildverarbeitung herausgefiltert

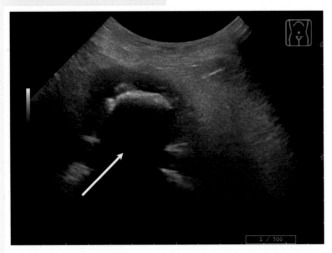

Abb. 9 ▲ Dorsale Schallauslöschung *(Pfeil)*, hier hinter einem großen Blasenstein

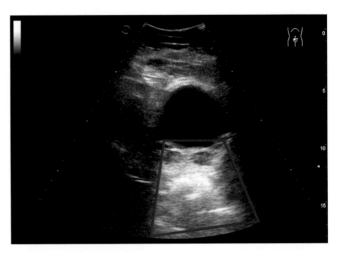

Abb. 10 ▲ Dorsale Schallverstärkung unterhalb der flüssigkeitsgefüllten Harnblase *(Trapez)*

Echosignale ohne den Fundamentalanteil sind sauberer als mit Fundamentalanteil

Im Körpergewebe entstehende harmonische Schwingungen reflektieren mit einem Vielfachen der Frequenz der Ursprungswelle, erzeugen aber weniger Störartefakte. Echosignale ohne den Fundamentalanteil sind daher sauberer. Nach einer geringen Vorlaufstrecke von wenigen Millimetern nimmt die Amplitude der harmonischen Frequenzen zunächst bis zu einer Tiefe von 12–14 cm akkumulierend zu. In größerer Tiefe lässt die Schallintensität jedoch stark nach, sodass Einschränkungen in der Darstellung der anatomischen Strukturen auftreten können.

„Compound imaging"

Bei der konventionellen B-Bild-Sonographie werden die Ultraschallwellen rechtwinklig zur Sondenoberfläche ausgesendet. Anatomische **Grenzflächen**, die parallel zu den Schallwellen verlaufen, erzeugen daher kaum registrierbare Echoimpulse und kommen im Sonogramm nicht gut zur Darstellung. Auch Strukturen, die unterhalb von echoreichen Grenzflächen liegen, zeigen ein ähnlich undeutliches Reflexmuster. Vor allem in der Neurosonographie wirkt sich dieses Phänomen durch die besondere histologische Struktur der Nerven stark mindernd auf die Bildqualität aus.

Beim Compound imaging kommt eine elektronisch gesteuerte Winkelveränderung der Schallebene zur Anwendung

Grundsätzlich gilt: Je mehr optische Grenzflächen zu Streuung von Ultraschallwellen führen, desto unsauberer wird das Bild. Beim Compound imaging kommt eine elektronisch gesteuerte Winkelveränderung der Schallebene zur Anwendung, sodass die Strukturen im Schallfenster aus verschiedenen Richtungen angelotet werden (◻ **Abb. 5**).

Die durch diese Technik erzeugten Echos werden im Ultraschallgerät übereinandergelegt und erzeugen ein Sonogramm, in dem die Echos existenter anatomischer Strukturen aufsummiert, Artefakte dagegen herausgefiltert sind. Im Ergebnis resultieren v. a. bei Anwendung mit einer Linearsonde erhebliche Verbesserungen der Detailauflösung und der Bildschärfe (◻ **Abb. 6**).

Ultraschallgeräte

Die Kassenärztliche Bundesvereinigung hat technische Standards für Ultraschallgeräte festgelegt

Im Rahmen von Qualitätssicherungsmaßnahmen hat die Kassenärztliche Bundesvereinigung eine Reihe von technischen Standards festgelegt, die von den klinisch eingesetzten Ultraschallgeräten gewährleistet und vom Hersteller bescheinigt werden müssen. Sie beinhalten Mindestanforderungen u. a. zur Anzahl der digitalen Grauwerte, zur Sende- und Empfangsleistung und zur Fehlerbreite.

Die typischen Einsatzbereiche des Ultraschalls in der Anästhesiologie und Intensivmedizin stellen weitere besondere Anforderungen an die Ultraschallsysteme, die an den verschiedenen Arbeitsplätzen flexibel einsetzbar und den räumlichen Gegebenheiten angepasst sein müssen. Dem Rechnung tragend, stehen heute vermehrt kompakte akkubetriebene **„Point-of-care"-Systeme** (POC-Systeme) im Laptop-Format zur Verfügung, die sich durch kurze Systemstartzeiten, desinfizierbare Oberflächen und intuitive Bedienung auszeichnen.

Die B-Bildqualität dieser Geräte unterscheidet sich nur noch gering von derjenigen der „Highend"-Maschinen. Bei den meisten Geräten kann unkompliziert zwischen Linear-, Konvex- und Sek-

Tab. 2 Wichtige klinisch relevante Abbildungsfehler in der Sonographie

Artefakt	Korrelat	Sonogramm	Klinische Beispiele
Reverberation bzw. Wiederholungsecho (Abb. 7)	Untereinander liegende breite Grenzflächen mit hoher Impedanz, z. B. Muskelfaszien	Echodichte Parallellinien, deren Abstand dem Ein- oder Vielfachen des Abstands zwischen den reflektierenden Grenzflächen entspricht	A-Linien im Lungensonogramm als Reverberation der Pleura; Duplikationen der aortalen Gefäßwand im transösophagealen Echokardiogramm
Kometenschweifartefakt (Abb. 8)	„Normale" kleine subpleurale Flüssigkeitsansammlungen im Interstitium	Vertikal ausstrahlende Bänder erhöhter Echointensität	B-Linien im normalen Lungensonogramm
Dorsale Schallverstärkung (Abb. 9)	„Normale" Areale unterhalb von Strukturen mit geringer Schallabschwächung	„Anomale" echodichte Regionen unterhalb gering reflektierender Strukturen	Schallkopfabgewandte tiefer liegende „normale" anatomische Umgebung von flüssigkeitsgefüllten Arealen (z. B. Zysten, Gefäße)
Dorsale Schallauslöschung (Abb. 10)	„Normale" Areale unterhalb von Strukturen mit hoher Reflexion, z. B. Knochen	„Anormale" echoarme Regionen unterhalb stark reflektierender Strukturen	Schallkopfabgewandte „normale" echoarme Areale z. B. hinter Knochen, Steinen oder künstlichen Herzklappen etc.
Grundrauschen (Abb. 11)	Niedrigenergetische Echosignale, die bei Überlagerung von echoarmen Strukturen wie flüssigkeitsgefüllten Hohlräumen sichtbar werden	Zahlreiche unstrukturierte Bildpunkte in schallkopfnahen Regionen	Vermeintliche Thromben in Blutgefäßen; vermeintliches Hämatom in der Harnblase

torsonden, ggf. auch Sonden für die transösophageale Echokardiographie (TEE) gewechselt werden, sodass unterschiedliche Untersuchungen mit demselben Gerät nacheinander in kurzer Zeit möglich sind.

Praxisgrundlagen

Handhabung der Schallsonden

Die gängigen Schallsonden für die Bildgebung sind seitlich direkt am Kopf mit einer **Markierung** versehen, die mit einer meist punktförmigen Markierung oder einem Firmenlogo am oberen seitlichen Rand des Monitorbilds korrespondiert. Bei allen sonographischen Untersuchungen und Interventionen kann durch die übereinstimmende links- oder rechtsseitige Ausrichtung dieser Marker die Seitenzuordnung von Situs und Monitorbild synchronisiert werden. Diese Seitenausrichtung von Schallkopf und Monitorbild erleichtert insbesondere bei Interventionen und Punktionen in der Gefäß- und Neurosonographie die räumliche Orientierung und die Nadelführung.

> Die Seitenausrichtung von Schallkopf und Monitorbild erleichtert die räumliche Orientierung

Die Darstellung des Situs erfolgt unter Nutzung der zahlreichen **Freiheitgrade**, mit denen die Schallsonde über die Haut im Untersuchungsgebiet geführt werden kann. Neben Längs- und Querverschiebungen der Sonde über dem Situs werden v. a. Kipp- und Rotationsbewegungen durchgeführt, bei der Differenzierung von Arterien und Venen auch ein leichter intermittierender Andruck vollzogen. Bei den gängigen Gefäß- und Nervenpunktionen kommt der Rotation der Schallsonde um ca. 90° besondere Bedeutung zu, weil sie die Zielstrukturen von einer Kurz- in eine Längsachsendarstellung überführt. Damit werden nicht nur die Identität und der Verlauf der Strukturen gesichert, sondern auch die individuell bevorzugte Punktionstechnik unterstützt.

> Die 90°-Rotation der Schallsonde überführt die Zielstrukturen von einer Kurz- in eine Längsachsendarstellung

Grundsätzlich können Punktionen entweder in der Schallebene oder außerhalb der Schallebene mit Richtung auf das in der Schallebene liegende Ziel durchgeführt werden. Mit dem erstgenannten Verfahren („In-plane"-Technik) verfolgt der Untersucher das Ziel, die Kanüle während des Punktionsvorgangs unter sonographischer Sichtkontrolle vorzuschieben. Wird die Kanüle von außerhalb auf die Schallebene vorgeschoben (**„Out-of-plane"-Technik**), kommt sie erst bei Durchtritt durch die Schallebene zur Darstellung, d. h., die Kanülenspitze kann im ungünstigen Fall bereits tiefer gelegene Strukturen traumatisiert haben. Die Wahl der Technik hängt von der topografischen Lage der Zielstruktur und der Expertise des Untersuchers ab. Belastbare evidenzbasierte Aussagen zu den beiden Optionen liegen nicht vor. Die Verbesserung der Kanülenvisualisierung wird durch die Entwicklung von **Ultraschallnadeln** vorangetrieben, die z. B. durch spezielle Schliffmuster bessere Reflexionseigenschaften aufweisen.

> Bei der „In-plane"-Technik wird die Kanüle während des Punktionsvorgangs unter sonographischer Sichtkontrolle vorgeschoben

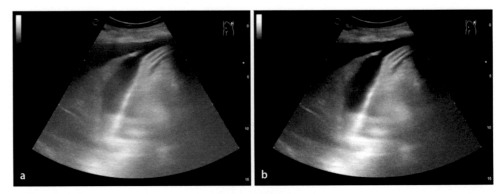

Abb. 11 ▲ Pleuraerguss mit Kompressionsatelektase. **a** Grundrauschen bei hoher Empfangsverstärkung („gain") täuscht Binnenechos im Erguss vor, **b** Reduktion des Grundrauschens durch Anpassung des „gain" und des Bildkontrasts

Artefakte

Anatomische Strukturen werden in einem Sonogramm nur unter idealen Reflexionsbedingungen exakt wiedergegeben, die in der Praxis verfahrensbedingt nie erfüllt sind. Daher bestehen grundsätzlich Diskrepanzen zwischen der real vorhandenen Gewebestruktur und deren sonographischer Abbildung. Die resultierenden Bildfehler beruhen nicht selten auf technischen Gegebenheiten bzw. auf mangelhaften Untersuchungstechniken. Oft sind sie aber auf den speziellen Reflexionscharakter der Gewebestruktur zurückzuführen, z. B. durch sich wiederholende Reflexionen des Ultraschalls an einer besonders echogenen Grenzfläche, die zu deren Mehrfachdarstellung führt (**Wiederholungsartefakt**, ◻ Abb. 7).

Artefakte können:
- vorhandene Strukturen verdecken und
- nichtvorhandene Strukturen vortäuschen.

Die im Lungensonogramm unter physiologischen Verhältnissen sichtbaren B-Linien reflektieren beispielsweise nicht regional vom Lungenparenchym abweichende Gewebemuster, sondern entstehen infolge des pulmonal-interstitiellen Wassergehalts (**Kometenschweifartefakt**, ◻ Abb. 8). Um Artefakte gegen tatsächlich vorhandene Gewebestrukturen sicher abzugrenzen, müssen die Gewebestrukturen in mehreren Schnittebenen untersucht und zudem Fehler in der Untersuchungstechnik eliminiert werden. Diese entstehen beispielsweise durch ungenügende Ankopplung des Schallkopfes an die Haut bei Mangel an Kontaktflüssigkeit oder fehlendem Gel.

Neben den physikalischen Kenntnissen zu den Ursachen der Artefakte müssen auch die anatomischen Strukturen und deren Topografie bekannt sein, um Artefakte richtig einzuordnen. So definiert beispielsweise die sog. dorsale Schallverstärkung unterhalb einer hypoechogenen Struktur diese klar als flüssigkeitsgefülltes Areal, während ebenfalls hypoechogene Rippen nach dorsal eine Schallauslöschung erzeugen. Sonographische Artefakte liefern also in vielen Fällen diagnostisch verwertbare Informationen, müssen aber stets im Kontext mit den anatomischen Strukturen und deren topografischer Zuordnung interpretiert werden.

Perspektiven

Das handliche Produktdesign der Sonographiesysteme ohne nennenswerte Verluste in der Bildqualität hat den Ultraschallverfahren den Weg zu einem flächendeckenden Einsatz in Anästhesiologie und Intensivmedizin geebnet. Zukünftig werden innovative Benutzeroberflächen, eine intelligente, ggf. kabellose Sondentechnologie mit integriertem Navigationssystem und verbesserte Reflexionseigenschaften von Interventions- bzw. Punktionskanülen gefragt sein, um ihren Stellenwert weiter zu steigern. Auch die bereits in der Echokardiographie etablierte **3D-Sonographie** könnte insbesondere der Neurosonographie einen zusätzlichen Schub verleihen.

Die hoch speziellen Details dieser neuen Technologien werden für den Untersucher nur von begrenztem Interesse und deren Kenntnis nicht notwendigerweise Voraussetzung für den klinischen

Zwischen der real vorhandenen Gewebestruktur und deren sonographischer Abbildung bestehen Diskrepanzen

Für die korrekte Einordnung von Artefakten müssen die anatomischen Strukturen und deren Topografie bekannt sein

Einsatz sein. Wichtig bleiben die grundlegenden Kenntnisse um die Möglichkeiten der Sonographie, aber auch um deren Limitationen, um künftig wie heute eine solide Ultraschalluntersuchung mit zuverlässigen Ergebnissen sicherzustellen (◘ Tab. 2).

Fazit für die Praxis

- Die technische Qualität einer Sonographie basiert auf der Wahl der richtigen Linear-, Konvex- oder Sektorsonde, den korrekten Einstellungen des Ultraschallsystems, der fachkundigen Handhabung des Schallkopfes und der Einhaltung qualitativer Mindestanforderungen an das Ultraschallgerät.
- Die sonographische Bildgebung basiert auf der Umwandlung von akustischen Signalen (Echosignale bzw. Ultraschallwellenreflexionen) über elektrische Signale in Bildpunkte einer Grauskala.
- Die Auflösung eines sonographischen Schnittbilds liegt im Bereich weniger Millimeter und ist transversal geringradig höher (schlechter) als axial.
- Zu den wichtigsten Verstärkungs- und Filterungsprozessen der Ultraschallsysteme zählen Gain, Dynamic range compression, Compound imaging und Tissue harmonic imaging.

Korrespondenzadresse

Prof. Dr. C.-A. Greim
Klinik für Anästhesiologie, Intensiv- und Notfallmedizin
Klinikum Fulda, Pacelliallee 4, 36037 Fulda
GREIM@klinikum-fulda.de

Einhaltung ethischer Richtlinien

Interessenkonflikt. A. Seibel und C.-A. Greim geben an, dass kein Interessenkonflikt besteht.

Dieser Beitrag beinhaltet keine Studien an Menschen oder Tieren.

Literatur

1. Armbruster W, Eichholz R, Notheisen T (2015) Ultraschall in der Anästhesiologie. Eigenverlag AEN-Sono GbR, Unna
2. Dössel O (2000) Bildgebende Verfahren in der Medizin. Springer-Verlag, Berlin
3. Flachskamp FA (2001) Kursbuch Echokardiographie: Unter Berücksichtigung der Richtlinien der Deutschen Gesellschaft für Kardiologie und der KBV. Thieme Verlag, Stuttgart
4. Kassenärztliche Bundesvereinigung. Vereinbarung von Qualitätssicherungsmaßnahmen nach § 135 Abs. 2 SGB V zur Ultraschalldiagnostik, in der Fassung vom 18.12.2012. www.kbv.de/media/sp/Ultraschall.pdf
5. Schieb E, Greim CA (2015) Notfallsonographie. Anaesthesist 64:329–344
6. Schuhmacher R, Brzezinska R, Peters H (2003) Sonographische Untersuchungstechnik bei Kindern und Jugendlichen. Springer-Verlag, Berlin, S 187–193
7. Shapiro RS, Wagreich J, Parsons RB, Stancato-Pasik A, Yeh H-C, Lao R (1998) Tissue harmonic imaging sonography: evaluation of image quality compared with conventional sonography. Am J Roentgenol 171:1203–1206

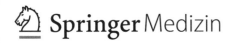
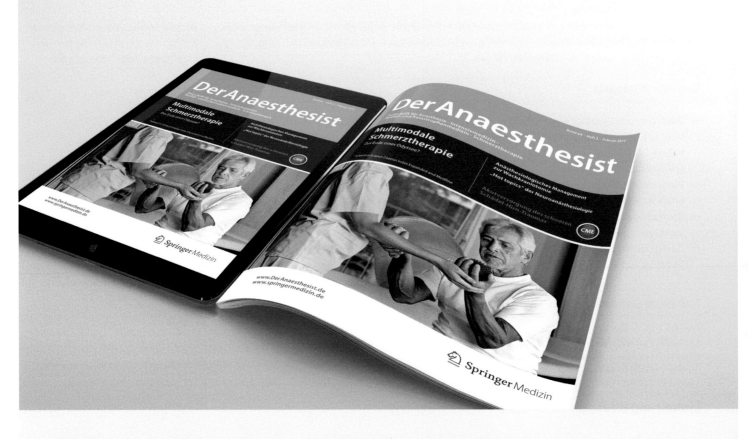

Printed in the United States
By Bookmasters